W. EICKHOFF · DIE SCHILDDRÜSE

DIE SCHILDDRÜSE

Morphologie, Funktion und Klinik

von

WILHELM EICKHOFF

apl. Prof. der Med. Fakultät Münster/Westf.

Leiter des Pathologischen Instituts, Bezirksprosektur Duisburg

mit 87 Abbildungen

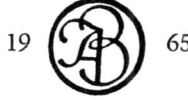

JOHANN AMBROSIUS BARTH · MÜNCHEN

ISBN 978-3-642-86359-2   ISBN 978-3-642-86358-5 (eBook)
DOI 10.1007/978-3-642-86358-5

© Johann Ambrosius Barth, München 1965
Softcover reprint of the hardcover 1st edition 1965

Alle Rechte, auch die des auszugsweisen Nachdrucks,
der photomechanischen Wiedergabe und der Übersetzung, vorbehalten

Satz und Druck: Frühmorgen & Holzmann, München

Vorwort

Bei dem heute sehr weit entwickelten Spezialistentum wäre es fast unmöglich, aus *einer* Feder eine Übersicht unseres gesamten Wissens über die Schilddrüse zusammenzutragen. Eine solche Absicht, sie müßte Aufgabe eines Vielmännerkollegiums sein, hat dem Buch nicht zugrunde gelegen. Es sollten in ihm vielmehr die in vielen Jahren angehäuften Ergebnisse eigener Untersuchungen in übersichtlicher Form zusammengestellt werden. Das Buch soll weiterhin erkennen lassen, welche oft weiten Umwege begangen werden mußten, um dem einen Ziel näher zu kommen: die Reaktionsformen der menschlichen Schilddrüse unter normalen und krankhaften Bedingungen zu erkennen. Die aus der besonderen Situation sich ergebenden Umstände machten es äußerst mühevoll, die Arbeiten auszuführen und die einschlägige Literatur einzusehen. Das sollte der Leser bei den Lücken, die der Verfasser selber nicht verkennt, fairerweise berücksichtigen.

Wie bei jeder wissenschaftlichen Arbeit verschieben die gewonnenen Erkenntnisse auch die Grenzsteine unseres Wissens, wodurch sich die Probleme nur noch vermehren. Es scheint aber etwas gewonnen zu sein, wenn auf der Basis experimenteller Befunde Hypothesen erarbeitet werden konnten, die einen »new look« darstellen. Für einen Teil der Schilddrüsenerkrankungen könnte dies eine wesentlich andere Beurteilung und ein besseres Verständnis bedeuten, gleichzeitig auch der künftigen Forschung neue Anregung geben. Dies ist der Wunsch des Verfassers.

Selbstverständlich wäre die Arbeit nicht möglich gewesen ohne die materielle Unterstützung der Deutschen Forschungsgemeinschaft, die dankbar anerkannt wird, wenn auch manche Wünsche nicht erfüllt werden konnten. Der wohlwollenden Förderung durch die Land- und Forstwirtschaftsministerien der Länder und durch das Bundesministerium für Arbeit und Sozialordnung soll ebenso gedacht werden wie der zahlreichen Hilfen und Materialspenden der pharmazeutischen und optischen Industrie. Ferner muß die Förderung anerkennend hervorgehoben werden, die im Laufe der Zeit ein Teil der Arbeiten durch die Prof. *Freerksen* (Forschungsinstitut Borstel) und *Krauspe* (Pathologisches Institut Hamburg-Eppendorf) sowie durch den leider viel zu früh verstorbenen Prof. *Siegmund* (Pathologisches Institut, Münster, Westf.) erfuhr. Die experimentellen Möglichkeiten ihrer Institute haben diese Herren uneigennützig zur Verfügung gestellt. Solcher Einstellung standen andererseits »Kritiken« gegenüber, die noch von »Dignität« der Darstellung einwandfreier anatomischer Bahnen sprachen zu einer Zeit, als schon ihr Inhalt elektiv entnommen und untersucht werden konnte.

Die Mitarbeiter des Instituts, die infolge häufigen Wechsels über all die Jahre hindurch nicht alle einzeln genannt werden können, sollen bei dieser Aufzählung selbstverständlich nicht übergangen werden.

Besonders dankend erwähnt werden müssen mein ehemaliger Mitarbeiter Dr. *Herberhold* für die Hilfen bei der Durchsicht des Manuskriptes sowie die Kollegen Dr. *Piffert*, Straßburg, und Dr. *Bergmeyer*, New York, die bei der Korrektur meiner französischen und englischen Zusammenfassungen tätig waren. Ein letztes Wort noch zu den Abbildungen: sie stammen, soweit nicht anders vermerkt, aus eigenen Arbeiten.

Duisburg, im Februar 1965　　　　　　　　　　　　　　　　　　　　　　W. Eickhoff

Inhaltsverzeichnis

ABSCHNITT A

Untersuchungen an der Schilddrüse von Laboratoriums- und Haustieren

I. Anatomie	13
a) Warmblüter	13
1. Maus, Ratte, Meerschweinchen, Kaninchen	13
2. Hund, Schwein, Kuh	15
b) Kaltblüter (Frosch, Fisch)	16
c) Erfahrungshinweise	18
II. Histologie	19
a) Parenchym	19
1. Follikelwand	19
2. Follikellichtung	21
b) Stroma	21
1. Bindegewebe	21
2. Blutgefäße	24
3. Lymphgefäße	25
4. Nerven	26
III. Physiologie und Biochemie	27
a) Jodaufnahme und Hormonbildung	27
b) Hormonabgabe und -transport	29
c) Stimulierung und Hemmung	29
IV. Morphokinese	31
a) Schichtwechsel (Formationswechsel) oder Formwandel (Funktionswechsel) des Follikelepithels	31
b) Erscheinungswechsel als Funktionsfolge, Arbeitsrhythmus der Follikel	33
c) Endogene schilddrüsenprägende Faktoren	34
1. Endokrine Faktoren	34
2. Nicht endokrine Faktoren	36
α) Lebensalter 36 / β) Konstitution 36 / γ) Rasse 37	
d) Exogene schilddrüsenprägende Faktoren	37
1. Nicht endokrine Faktoren	37
α) Hunger, Ernährung 37 / β) Temperatur 38 / γ) Licht (Strahlung) 42 δ) Schreck, Psyche 44 / ε) Verwilderung 46 / ζ) Grenzstrang-, Vagusresektion 46	
2. Endokrine Faktoren (Hormongaben)	46

e) Erscheinungswechsel als Proliferationsfolge 47
f) Zellerhöhung und Mitose als Grundlage von Regeneration und
Proliferation 48
V. Schlußfolgerungen 49
VI. Zusammenfassung — Résumé — Summary . . . . 52—54

ABSCHNITT B
Untersuchungen an Wildschilddrüsen

I. Allgemeinbetrachtungen 55
   Bedingungen und Vorteile der Wildschilddrüsenforschung 55
II. Spezielle Vorbemerkungen 56
   a) Anatomie 56
   b) Histologie 57
   c) Größen- und Gewichtsrelationen 57
      1. Makroskopische Ergebnisse 57
      2. Mikroskopische Ergebnisse 59
   d) Gewebsrelationen 60
III. Eigene Untersuchungen 62
   a) Jahreszyklisches Verhalten von Wildschilddrüsen 62
      1. Niederwild 63
         α) Haarwild 63 / β) Federwild 69
      2. Hochwild 70
         α) Schalenwild 70 / β) Wasserwild 72
   b) Schilddrüsenbilder unter natürlicher Faktorenauswahl 72
      1. Temperatur 73
         α) Heimisches Biotop; Kältebiotop; allmählich eintretender
         Wechsel 73 / β) Schnell einsetzender Wechsel 76
      2. Mauser; Leistung 78
      3. Paarung; Schwangerschaft; Geschlecht 78
      4. Geburt; Jugend 81
      5. Licht (Strahlung) 81
   c) Wildschilddrüsenbilder unter experimentellen Einflüssen 82
      1. Wildkaninchen 83
      2. Andere Wildarten 86
   d) Vergleichende Pathologie der Menschen- und Wildschilddrüse . . 87
      1. Aktivierung 87
      2. Entzündung 88
      3. Tumoren 88

	IV. Ergebnisse der Wildschilddrüsenforschung	90
	V. Bedeutung der Wildschilddrüsenforschung	95
	VI. Zusammenfassung — Résumé — Summary	96—98

ABSCHNITT C
Untersuchungen an der menschlichen Schilddrüse

	I. Allgemeine Bemerkungen	99
	II. Der Feinbau der Schilddrüse	100
	a) in der Fetalzeit	100
	b) in der Perinatalzeit	103
	c) in der Wachstums- und Reifezeit	109
	d) im Alter	112
	III. Das Lymphgefäßsystem der Schilddrüse	114
	a) Darstellung an der Leiche	114
	1. Technik der Lymphbahndarstellung	114
	2. Begründung der elektiven Lymphbahnfüllung	115
	3. Die intrathyreoidalen aufnehmenden Lymphkapillaren	115
	4. Topographie des Follikels und seiner Umgebung	116
	5. Die intrathyreoidalen ableitenden Lymphgefäße	117
	6. Die Röntgendarstellung	119
	b) Darstellung in vivo	121
	IV. Die extrathyreoidalen und zervikalen Lymphbahnen	122
	a) Darstellung an der Leiche	123
	1. Art und Ort der austretenden Schilddrüsenlymphbahnen	123
	2. Zuflußbahnen zum zervikalen Lymphbahnsystem	124
	3. Die zervikalen Lymphbahnen	125
	4. Lympho-venöse Anastomosen	126
	b) Darstellung am Lebenden	127
	1. durch Röntgen-Kontrastmittel	127
	2. durch operative Freilegung	128
	V. Der Feinbau der Lymphbahnen	129
	a) Schilddrüse	129
	b) Hals	130
	VI. Der Inhalt der Lymphbahnen	131
	a) Schilddrüse	131
	b) Hals	132
	VII. Die Bedeutung der Lymphuntersuchungen am Hals	134
	VIII. Hämokrinie oder Lymphokrinie der Schilddrüse	136
	IX. Zusammenfassung — Résumé — Summary	140—144

ABSCHNITT D
Probleme der menschlichen Schilddrüsenpathologie und -klinik

- I. Ursachen der Problematik 145
- II. Morphokinese. Störung des Normalbaus 146
  - a) makroskopisch 146
  - b) mikroskopisch 147
- III. Schwierigkeiten der histologischen Diagnostik 151
  - a) Alterbestimmung 151
  - b) Ortsbestimmung 152
  - c) Malignitätsbestimmung 159
- IV. Störung der Funktion 164
  - a) intrathyreoidal 164
  - b) extrathyreoidal 166
  - c) kombiniert 167
- V. Einzelprobleme 168
  - a) Echte Hyperthyreosen 170
    1. Die klinische Erfahrung 171
    2. Die Erfahrung mit Laboratoriumstieren 172
    3. Die Lehren des Wildkaninchenexperiments 173
    4. Die Lehren der Wildschilddrüsenforschung 173
    5. Die Erfahrung an operierten Patienten 174
    6. Die besondere histopathologische Form der Schilddrüse . 174
    7. Die Unabhängigkeit vom Bau der Schilddrüse 174
    8. Der Mangel an degenerativen Veränderungen 175
    9. Die Progredienz der Erkrankung 175
    10. Die Unübertragbarkeit der Erkrankung 175
  - b) Pseudohyperthyreose 179
- VI. Versorgungsrechtliche Beurteilung kriegsbedingter Schilddrüsenerkrankungen 188
  - a) Zur Frage der Anerkennung einer Struma 188
  - b) Zur Frage der Anerkennung einer Funktionsstörung 191
  - c) Zur Frage der Anerkennung der Überfunktionskröpfe . . . 191
  - d) Abschlußbemerkungen zur Schilddrüsenbegutachtung 192
- VII. Zusammenfassung – Résumé – Summary . . . . 194—199
  - Literaturverzeichnis 201
  - Autorenverzeichnis 218
  - Stichwortverzeichnis 224

Abkürzungen und Begriffe

ACTH	=	Adreno-Corticotropes Hormon
Atrophie	=	formerhaltende Gewebsrückbildung
BEI	=	Butanol-extrahierbares Jod (butanol extractable iodine)
DIT	=	Dijodtyrosin
Degenerative Veränderungen	=	formauflösende Gewebsrückbildung mit Gewebsneubildung
EPF	=	Exophthalmus produzierender Faktor
EPS	=	Exophthalmus produzierende Substanz
Follikelgröße	=	Äquatorialdurchmesser des Follikels von Basal- zu Basalmembran des Epithels
Funktionsaktivität	=	strukturelle Umwandlung des Epithels mit hypersekretorischer Tätigkeit
ICD	=	Intercornealdistanz
J	=	elementares Jod
J$^-$	=	Jodid, anorganisches Jod, Jodion
J^{131}	=	Radioaktives Jodisotop, Atomgewicht^{131}
J^{132}	=	Radioaktives Jodisotop, Atomgewicht^{132}
Jodination	=	erste Phase des Hormonaufbaus
Jodisation	=	zweite Phase des Hormonaufbaus
Kahle nackte Schilddrüse	=	Follikel mit flachem Epithel und weitgehendem Kolloidverlust
Lichtungsgröße	=	Äquatorialdurchmesser des Follikels von Scheitel zu Scheitel des Epithels
MIT	=	Monojodtyrosin
PBI	=	Proteingebundenes Jod (protein bound iodine)
Proliferationsaktivität	=	strukturelle Umwandlung des Epithels mit Gewebsneubildung
Scheinaktivität	=	strukturelle Umwandlung ohne sekretorische Tätigkeit (taubes Organ)
T$_3$	=	Trijodthyronin
T$_4$	=	Tetrajodthyronin, Thyroxin
TBG	=	Thyroxin bindendes Globulin (thyroxine binding globulin)
TBPA	=	Thyroxin bindendes Präalbumin (thyroxine binding prealbumin)
TSH	=	Schilddrüse stimulierendes Hormon (thyroid stimulating hormone)
Thyreogene Follikulose	=	Gutartige Verschleppung von Schilddrüsengewebe in andere Organe

ABSCHNITT A

Untersuchungen an der Schilddrüse von Laboratoriums- und Haustieren

I. ANATOMIE

a) Warmblüter

Die Beschäftigung mit Problemen der Schilddrüse, insbesondere die experimentelle Forschung, setzt die Kenntnis gewisser Grundtatsachen voraus, zu denen in erster Linie die anatomischen Verhältnisse gehören. Einfachheit und Übereinstimmung der Anatomie dieses Organs bei den verschiedenen gebräuchlichen Laboratoriumstieren stellen aber eine willkommene Erleichterung dar.

1. *Maus, Ratte, Meerschweinchen, Kaninchen*

Lage und Form der Schilddrüse weichen bei diesen Laboratoriumstieren kaum voneinander ab. Die Schilddrüse liegt seitlich eng an der Trachea (peritracheal) und ist in Höhe des Kehlkopfes zu finden (Abb. 1a u. b). Die beiden Seitenlappen stellen platte

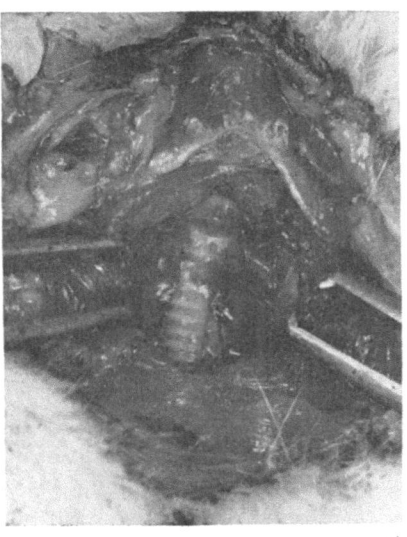 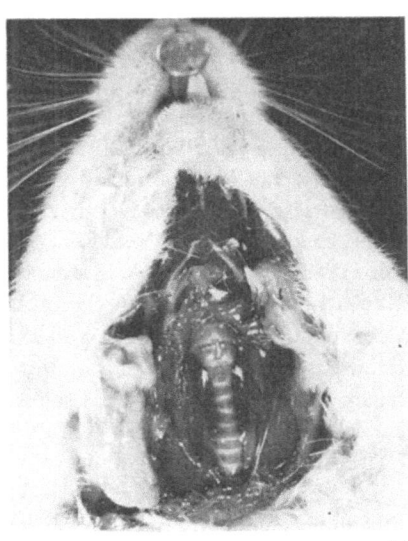

a) b)

Abb. 1   Urazil-Struma: a) bei der Ratte; b) bei der Maus

Körper dar, die oberhalb ihres unteren Pols eine über die Trachea verlaufende Querverbindung, den Isthmus, aufweisen, so daß eine H-Form des Organs gegeben ist (*Kolmer*). Je älter die Tiere sind, desto häufiger kann der Isthmus fehlen oder bindegewebig verödet sein. Die Maus, deren Schilddrüsenlappen mehr eine plump-ovale Form aufweisen, läßt noch am ehesten diese antetracheale Querverbindung vermissen. Bedeutung dieser grobanatomischen Fakten siehe unter c).

Die Größe der Schilddrüsen ist innerhalb einer Spezies nur wenig variabel, umsomehr aber bei den verschiedenen Arten. Bei der Maus ist sie im Vergleich zu den anderen genannten Arten am kleinsten und liegt an der Grenze der makroskopischen Sichtbarkeit. Die Größe der Schilddrüse ist also weitgehend arteigen, sie hat Beziehungen zu Körpergröße und -gewicht und steht in Abhängigkeit von verschiedenen äußeren Bedingungen, besonders auch von der Ernährung. Soweit erkennbar, finden sich keine Hinweise oder Untersuchungen in der Literatur darüber, daß aberrierende Schilddrüsenformationen, die mehr oder weniger zahlreich bei allen genannten Arten vorkommen und funktionstüchtig sein können, einen Einfluß auf die Größe des ortsgerecht liegenden Organs haben, obschon dies theoretisch durchaus denkbar wäre.

Die Farbe der Schilddrüse kann wechselnd sein, von fahlbraun bis dunkelrot. Sie hebt sich dadurch deutlich vom übrigen Gewebe ab. Die Farbe ist außer vom Kolloidgehalt noch weitgehend abhängig vom Blutgehalt.

Der operative Zugang zur Schilddrüse ist nicht schwierig, wenn man dafür Sorge trägt, daß das Tier vollkommen gerade und gestreckt auf dem Rücken liegt und an den Vorderpforten gefesselt ist. Eine entsprechend große Nackenrolle gewährleistet die Spannung der Halshaut. Dabei soll der Kopf nach hinten durch einen quer durch die Schnauze laufenden Faden fixiert sein. Geht man jetzt genau in der Mittellinie dicht unterhalb des Kehlkopfes ein, kommt man auf die Muskulatur, die ebenfalls in der Mittellinie gespalten werden muß. In der sich öffnenden Muskeltasche erscheint die Trachea mit der anliegenden Schilddrüse. Bei derartigem Vorgehen erreicht man praktisch unblutig die Schilddrüse, und auch die Exstirpation gelingt fast ohne Blutstillung, vorausgesetzt, daß es sich um ein normales Organ mit normaler Gefäßentwicklung und normalem Blutgehalt handelt.

Die Schilddrüse wird arteriell versorgt durch die Aa. thyreoideae sup. und inf. aus der A. carotis communis bzw. dem Tr. thyreocervicalis, wobei Kommunikationen zwischen links und rechts bestehen. *Reilly* weist auf eine konstante Anastomose zwischen den Trachealästen der A. thyreoidea inf. und der Bronchialarterie hin, welche beim Kaninchen aus der rechten oberen Interkostalarterie entspringt (Abb. 2).

Die Venen der Schilddrüse sind klappenlos. Ihre feinsten Äste liegen im perifollikulären Bindegewebe. Sie sammeln sich intraparenchymatös zu größeren Gefäßen und treten dann in variabler Zahl selbständig oder parallel zu den Arterien aus der Organkapsel aus, die den ganzen Schilddrüsenkörper als Doppelblatt umgibt.

Das abführende Lymphgefäßsystem der Schilddrüse ist makroskopisch nicht ohne weiteres erkennbar. Auch nach ein- oder doppelseitiger Unterbindung der großen, abführenden Halslymphgefäße wurden sie in eigenen Versuchen nicht sichtbar. Die Wirkung der Unterbindung mit Sichtbarwerden der Lymphgefäße reichte nur bis zum submandibulären Sammellymphknoten des Halses und nicht darüber hinaus bis zurück an die Schilddrüse. Das spricht für einen reichlichen und schnell funktionierenden Kollateralabfluß (*Eickhoff* et al.).

Die Organnerven entsendet der Grenzstrang mit Fasern über die Ganglia cervicalia sup., med. und inf. sowie der Vagus. Außerdem treten der Ramus cardiacus des N. laryngeus sup. und Fasern des N. glossopharyngeus in die Schilddrüse ein (über Gefäßnerven siehe unter II b 4).

Neben den beschriebenen ortsgerechten Schilddrüsenkörpern kommen noch sogenannte akzessorische oder aberrierende Gewebskörper vor. Sie sind nach *Bargmann* Abkömmlinge des Ductus thyreoglossus und finden sich demnach hauptsächlich in dessen Bereich, aber auch weiter herab bis zum Perikard *(Develey)*. Auf die Existenz von aberrierendem Schilddrüsengewebe beim Meerschweinchen weisen *Kochakian* et al. hin. Bei *Lechner* findet sich eine erweiterte Zusammenfassung dystopischer Fundorte.

2. *Hund, Schwein, Kuh*

Der Hund nimmt eine Mittelstellung zwischen Laboratoriums- und Haustier ein. Er wird häufig zu Experimenten an der Schilddrüse herangezogen. Die plumpen und gedrungenen ovalen Schilddrüsenlappen liegen paratracheal in Höhe des Kehlkopfes

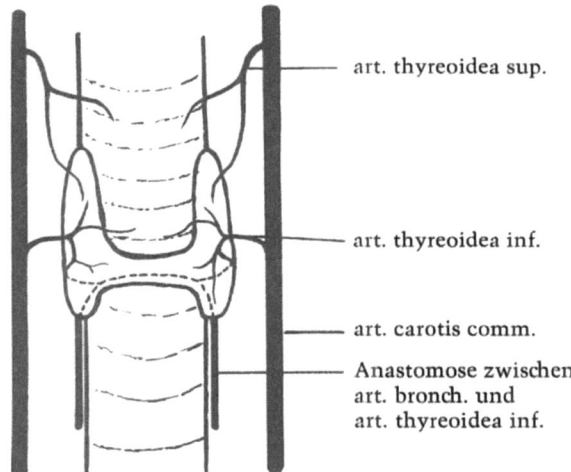

Abb. 2 *Gefäß- und Anastomosenschema, abgewandelt nach Reilly*

und sind voneinander isoliert, d. h. sie besitzen keinen verbindenden Isthmus. Die beiden Organteile sind von einer derben Bindegewebskapsel allseitig umgeben. An der Dorsalfläche der Lappen zeigt sich ein deutlicher Hilus als Pforte für ein- und austretende Nerven und Gefäße. Selbst bei experimenteller Stauung sind beim Hund an dieser Stelle makroskopisch keine Lymphgefäße zu entdecken. Die Schilddrüsenlymphe fließt nicht direkt, sondern über den Sammellymphknoten des Halses in den Truncus cervicalis (Abb. 3).

Die fahle bis dunkelbraune Farbe der Hundeschilddrüse schützt vor einer Verwechselung des Organs mit dem oft gleichgroßen und in derselben Höhe liegenden Sammellymphknoten am Halse oder mit den Speicheldrüsen, da diese eine hellere Farbe besitzen. Die Schnittfläche der Schilddrüse ist ebenfalls fahl bis dunkelbraun gefärbt.

Sind die Verhältnisse beim Hund noch von besonderem experimentellem Interesse, so sei auf die anatomischen Gegebenheiten beim Schwein und beim Rindvieh nur kurz hingewiesen, da bei ihnen einige Untersuchungen von grundsätzlicher Art stattgefunden haben und weil der akute Herztod der Schweine möglicherweise mit der Schilddrüse in Verbindung gebracht werden muß *(Cohrs, Griem)*. Beim Schwein findet sich ein größerer, zusammenhängender Schilddrüsenkörper vor der Trachea liegend, beim Rind zeigt sich dagegen die übliche H-Form. Da die Grobanatomie keinerlei Schwierigkeiten bereitet und keine besonderen Probleme bietet und diese Haustiere gewöhnlich wohl nicht als Experimentaltiere in Frage kommen, verweisen wir auf die einschlägigen Lehrbücher, die ausreichend Auskunft geben *(Ellenberger — Baum)*.

b) Kaltblüter (Frosch, Fisch)

Über die Veränderungen von Lage, Form und Gestalt der Schilddrüse in den einzelnen Stadien der Entwicklung, angefangen von der Kaulquappe bis zum ausgereiften Frosch, sei auf *Saxen* et al. sowie *Wurmbach* et al. hingewiesen.

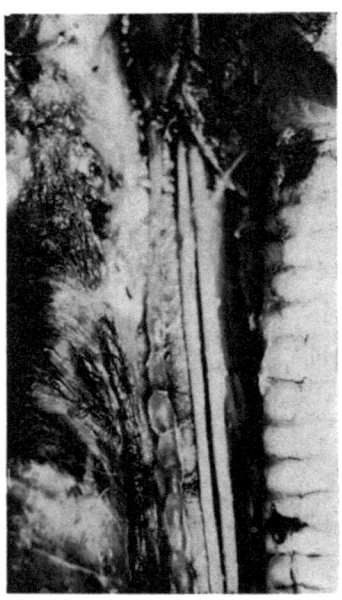

Abb. 3 *Gestauter Truncus lymphaticus mit zervikalem Sammellymphknoten (Hund)*

Die Schilddrüse des Frosches ist paarig angeordnet und jenseits der makroskopischen Sichtbarkeit. Das macht ihr Auffinden umständlich, da sie nicht operativ, sondern nur durch Opferung des Versuchstieres gewonnen werden kann. Man findet sie nur auf histologischen Stufenschnitten eines Gewebes, das unter der Lupe in weitem Bereich um das Zungenbein herauspräpariert wurde (Abb. 4a u. b). Folgen wir der Beschreibung von *Bargmann*:

Beim Frosch liegt die Schilddrüse beiderseits nahe dem Zungenbein und in dem Winkel zwischen hinteren Zungenbeinhörnern und Zungenbeinkörper. Man kann sie leicht finden, wenn man zwischen dem Ansatz des M. sternohyoideus am Zungenbein und dem medial von ihm befindlichen M. hyoglossus etwas in die Tiefe geht *(R. Krause 1922, Situsbild bei Gaupp 1904, Biedl 1922)*.

Was bezüglich der Sichtbarkeit von der Froschschilddrüse gesagt wurde, gilt in erhöhtem Maße für die Fischschilddrüse. Ihre Auffindbarkeit wird dadurch noch erschwert, daß sie kein geschlossenes Organ, sondern nur eine lose Follikelgruppe darstellt. *Kemper* und *Loeser* töteten durch Urethangabe zum Lebewasser ihre Versuchsfische. Nach Formalinfixierung wurde eine etwa 1 cm breite Region in Orbitahöhe präpariert und in üblichen histologischen Verfahren aufgearbeitet. Die nur wenige Follikel umfassenden Schilddrüsen sollen sich bei dieser Technik als (nicht regelmäßig) paarige Organe in einigen wenigen Schnittebenen darstellen.

In den letzten Jahren gewannen Fische an Interesse, weil sie zur Prüfung der Exophthalmus produzierenden Substanz *(EPS)* herangezogen wurden *(Albert, Dobyns* und *Steelmann, Dobyns* et al.). Neben verschiedenen, hier weniger gebräuchlichen Arten (Fundulus heteroclitus) benutzten *Börner, Der Kinderen* et al. den Karpfen (Cyprinus carpio), *Wernze* den gewöhnlichen Goldfisch (Carassius auratus). *Kemper* und *Loeser* benutzten den Karpfen, weil er am wenigsten jahreszeitlichen Zyklusschwankungen in seiner Schilddrüse unterworfen sein soll. Die zu prüfende Substanz wurde teils subkutan, teils durch die Kloake in die Zölomhöhle gespritzt, ihre Wirkung durch

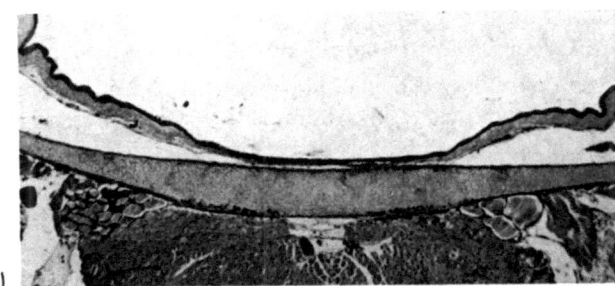

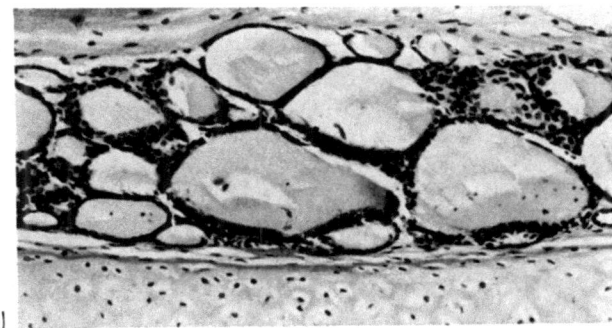

Abb. 4 a) Paarig angelegte Schilddrüse am Zungenbein (Frosch); b) Vergrößerung eines Schilddrüsenlappens (Frosch)

Bestimmung der Interkornealdistanz (ICD) vor und nach der Gabe gemessen. Parallel dazu liefen die histologischen Kontrollen der Schilddrüsenbilder. Bei *Canadell* findet sich eine tabellarische Zusammenstellung aller Fische, an denen sich die exophthalmische Reaktion erfolgreich durchführen läßt. Über die klinische Ausnutzung dieser Reaktionen berichteten in letzten Zeit *Horster* und *Klein* sowie *Wernze* und *Dhom*.

c) Erfahrungshinweise

Manchmal kann es von Vorteil sein, den Isthmus der Schilddrüse aufzusuchen und für bestimmte Experimente zu benutzen. Je dünner er ist, umso weniger vielschichtig sind die Follikellagen. Das ist von besonderer Bedeutung für Lebendbeobachtungen in situ unter dem Mikroskop, wie es *Eickhoff* und *Schümmelfeder* bei der Verfolgung des Kolloidinhalts der Follikel unter dem Einfluß injizierter TSH-Mengen praktizierten. Selbstverständlich lassen sich auch andere Vitalvorgänge, wie Veränderung des Epithels oder Anfärbung von Mastzellen, im Interstitium erkennen.

Bestehen Schwierigkeiten, sich mit den anatomischen Verhältnissen der angeführten Warmblüter vertraut zu machen, gleichgültig, ob es sich um die Erkennung der Seitenlappen, des Isthmus oder der Gefäßversorgung handelt, empfiehlt es sich, zuvor einige Tiere zu studieren, denen man über eine Zeit lang bis zur Grenze der Verträglichkeit Urazilpräparate verabreicht hat. Es entwickelt sich dabei eine Struma, bei der sich die anatomischen Verhältnisse so vergröbern, daß sie wesentlich besser und leichter schon mit dem bloßen Auge wahrgenommen werden können. Besonders zu empfehlen ist dieses Vorgehen, wenn an der Maus zu experimentieren beabsichtigt ist, da bei ihr die Schilddrüse gerade an der Sichtbarkeitsgrenze liegt. Nicht nur durch ihre Größe, auch durch die Farbe infolge der erheblichen Hyperämie sticht das Organ gegenüber der Umgebung sofort ab. Seine anatomischen Gegebenheiten sind leichter verfolgbar.

Zur Darstellung der Lymphbahnen der Schilddrüse eignet sich am besten der Hund. Die Methode der Darstellung ist die der Unterbindung der größeren kaudalen zervikalen Lymphbahnen, wodurch eine intraparenchymatöse Stauungserweiterung erzielt wird, die die Lymphgefäße mikroskopisch erkennbar werden lassen. Mit den beim Hund vorliegenden anatomischen Eigenarten (isolierte Seitenlappen, Ausbildung eines Hilus), erklärt sich die leichtere Darstellbarkeit der Lymphgefäße (*Eickhoff* et al. 1956, *Kracht* et al.). Bei den anderen Laboratoriumstieren sind durch die zahlreichen Kollateralen derart schnell und reichlich Abflußmöglichkeiten gegeben, daß der beabsichtigte Stau nicht so weitgehend zustande kommt. Diese Kollateralen entwickeln sich natürlich auch beim Hund, wenn die Stauung länger liegt. Der Effekt wird dann zwar paralysiert, aber erst nachdem sich bereits Ödemsklerose mit Veröldung und Schwund des lymphatischen Gewebes in den Lymphknoten eingestellt haben (*Kirschner* et al., *Rusznyák* et al.). Das Auffinden der Halslymphgefäße kann durch Injektion von Farblösung in den großen Halslymphknoten im Bereich des Unterkieferwinkels erleichtert werden. Dieser Knoten ist ein Sammellymphknoten, von dem die Lymphe des Kopfes und des Halses gefiltert wird. Von ihm geht der Truncus cervicalis direkt ab und mündet meist ohne weitere Einschaltung von Lymphknoten oder Lymphgefäßzuflüssen in den Venenwinkel ein. Durch Unterbindung am Venenwinkel wird eigenartigerweise nur der Hauptlymphstamm des Halses bis zum Sammellymphknoten makroskopisch sichtbar, weiter rückwärts nicht. Histologisch ist aber die rückwärtige Stauung einwandfrei nachweisbar, und es erscheinen an und in der Schilddrüse die Lymphbahnen, die sonst nicht erkennbar sind. Sie sind erweitert, optisch leer oder mit homogenem bis vakuoligem Inhalt gefüllt, der färberisch kolloidartiges Verhalten aufweisen kann (siehe auch *Rusznyák* et al.).

Knoten, die man makroskopisch schon auf der Schilddrüsenoberfläche oder am Schnitt subkapsulär entdecken kann, die meist heller gefärbt sind als die Umgebung und oft symmetrisch auftreten, sind keine Adenome, sondern Epithelkörperchen. Dunklere Knötchen sind überwiegend Zysten des Ultimo-Bronchialkörpers, die oft kolloidähnlichen Inhalt aufweisen. Echte Follikelzysten sind meist makroskopisch nicht erkennbar. Knoten mit gleicher Beschaffenheit wie die Umgebung, nur umschrieben und abgegrenzt, sind Adenomknoten. Der häufigere Nachweis geschieht mikroskopisch.

Die Farbe der Schilddrüse ist wesentlich abhängig vom Blutgehalt, d. h. der Durchströmungsgröße. Diese wird weitgehend zentralnervös reguliert. Daher haben Schilddrüsen durch Nackenschlag getöteter Tiere ein ganz anderes Aussehen als die von spontan verendeten. Einigermaßen konstante Blutfülle erzielt man durch Tötung der Tiere mit intravenös injizierten Luftmengen (Luftembolie).

Durch noch so ausgedehnte Nervenresektionen ist keine Entnervung der Schilddrüse zu erreichen, weil einerseits doppelseitige, hohe Vagusresektionen nicht verträglich sind und andererseits die intramuralen Nervenplexen der Gefäße nicht zerstört werden können.

Selbst nach totaler Schilddrüsenexstirpation ist noch keine Gewißheit dafür gegeben, daß kein funktionierendes Schilddrüsengewebe mehr vorhanden ist. Erst durch ausreichende Radiojod-Gaben können Kontrolle und Ausschaltung von funktionierendem Schilddrüsengewebe, auch von aberriertem, mit absoluter Sicherheit erreicht werden.

II. HISTOLOGIE

Eine Unterteilung der genannten Tiere in Spezies oder besondere Gruppen ist bei der Besprechung des feingeweblichen Schilddrüsenbildes nicht notwendig, weil es kaum Unterschiede im Aufbau der Schilddrüse geben dürfte. Es erscheint aber vorteilhaft, Parenchym und Stroma getrennt voneinander zu besprechen.

a) Parenchym

Zum Parenchym zählen die Follikel samt ihrem Inhalt. Das histologische Bild besteht aus einem Nebeneinander von Bläschen, die keine Anordnung in Läppchen (Lobuli) erkennen lassen. Der Bläscheninhalt besteht aus Kolloid.

1. *Follikelwand*

Die Wand des Follikels wird von einer elektronenoptisch sicher nachgewiesenen Basalmembran begrenzt (*Dempsey, Roos, Waller, Wissig*). Nur durch einen schmalen Spalt getrennt liegt ihr außen die Blutkapillarwand an. Die Follikelwand weist eine einschichtige Auskleidung mit Epithelien auf, deren Plasmawände der Basalmembran direkt aufsitzen.

Das Follikelepithel ist in Form und Aussehen sehr variabel. Es kann flach sein, endothelartig oder auch hochzylindrisch. Zwischen diesen beiden Extremen gibt es alle Übergangsformen. Im flachen Zustand sieht man keine Zellgrenzen, der Kern ist dunkel, chromatinreich und platt. Wird die Zelle höher, so wird der Kern rundlicher, aufgelockerter und durchsichtiger und kann schließlich im schaumigen Zytoplasma mehr basal als apikal schweben. Die Zelle hat nur einen Kern mit deutlicher, sich abgrenzender Kernmembran. Mitotische Figuren sind in ruhenden und aktiven Schilddrüsen selten anzutreffen, sie sind vermehrt in experimentellen Urazilkröpfen (*Eick-*

hoff 1949). Nach *Eggert* sind im Kern verschieden geformte Nukleolen vorhanden, die Nukleinsäuren enthalten und mit zunehmender Aktivität an Zahl abnehmen. In Chromatingerüst und Nukleolen soll Eisen enthalten sein. Im Kern finden sich gelegentlich Eiweiß-Kristalle.

Der Zelleib zeigt an der Oberfläche eine Begrenzung, die im niedrigen Zustand linear erscheint, mit zunehmender Zellhöhe sich wellt und körnig auflockert. Ähnlich wie die sogenannten Schlußleisten *(Ludwig)* oder Kittleisten *(Zimmermann)* verhält sich auch die Interzellularmembran. Diese Veränderungen stehen mit der Zellfunktion in Zusammenhang *(Wahlberg, Uotila* et al.). Das Plasma wird mit zunehmender Zellhöhe ebenfalls dünner, durchsichtiger, bis es bei hochzylindrischer Form schaumig ist. In diesem Zustand ist der Golgi-Apparat als ein verschlungenes Fadenwerk am besten sichtbar, der zu der Funktion enge Beziehungen hat, ohne daß man aus ihm die Art der Tätigkeit, Stapelung oder Ausschwemmung ablesen könnte *(Selye)*. Der Zell-Leib ist oft so durchsichtig, daß man von wasserhellen Zellen *(Eickhoff* 1949) sprechen kann, die von den neuro-hormonalen Zellen (nh-Zellen) abzugrenzen sind. Ihre Gegenstücke, die flachen, dunklen Epithelzellen, werden auch Thyreozyten genannt *(Sunder-Plassmann*; siehe auch unter IVa).

In letzter Zeit skizziert die Elektronenmikroskopie Morphologie und Morphokinetik der Schilddrüse in den feinsten strukturellen Einheiten. *Wissig* gibt einen Überblick über den derzeitigen Stand der Kenntnisse. Intraepithelial lassen sich Kolloidtröpfchen erkennen, die nach einer Größenzunahme bis in lichtmikroskopische Dimensionen ins Follikellumen übergehen sollen. Während der Tätigkeitsphase bildet der Thyreozyt Mikrovilli aus, die die sezernierende oder resorbierende Zelloberfläche wirksam vergrößern. Veränderungen des Golgi-Apparates verlaufen auffallend parallel zur Entwicklung der intraepithelialen Kolloidtropfen. Die Befunde bedürfen noch der endgültigen Bestätigung.

In den hochzylindrischen, wasserhellen Zellen findet man lichtmikroskopisch häufig apikal gelegene, dunkle Körnchen. Diese werden teils als Prosekretgranula, teils als den Mitochrondrien zugehörig angesehen *(Ludwig)*. Nach *Okkels* sind die Mitochrondrien als Katalysatoren an der Bildung des Sekretes beteiligt. In Gegenwart von TSH schwellen sie an *(Tapley)*, durch Adenosintriphosphat schrumpfen sie *(Lehninger)*. Außerdem finden sich Lipoidtröpfchen, die nach *Arndt* Phosphatide sein sollen und bei Funktionssteigerungen sich vermehren *(Dempsey, Neumann)*.

Bei dem Nachweis von Fermenten treten in den Epithelien in Anlehnung an die Mitochrondrien sonst nicht wahrnehmbare Zellstrukturen auf, die sich verschieden anfärben. Diese Tüpfelchen gehören Fermentsystemen an, so z. B. den Zytochromoxydasen, Perjodasen, alkalischen und sauren Phosphatasen, Proteinasen und muzinolytischen Fermenten *(De Robertis, Dempsey* und *Singer)*. Nicht weniger als 21 Fermente wurden von *Lindsay* und *Jenks* in Schilddrüsen von normalen und Versuchsratten durch histochemische Methoden demonstriert. *Lindsay* und *Arico* berichten über 19 Fermente in der menschlichen Schilddrüse, die zu den Gruppen der Dehydrogenasen, Oxydasen, Diaphorasen, Esterasen, Phosphatasen wie Peptidasen gehören. Die sauren Phosphatasen sollen im Golgi-Apprat, die alkalischen im follikelbenachbarten Kapillarepithel verankert sein. Enzymaktivitäten treten im Plasma des Epithels auf, niemals in den Zellkernen oder im Kolloid *(Wollmann* et al.). Allerdings gelang *Diezel* in jüngster Zeit erstmalig der Nachweis von Fermentaktivitäten im Kolloid. Bei hormonell stark aktiven Follikeln ergaben die Prüfungen auf Alpha-Naphthyl-Esterase und Proteasen stets positive Befunde. Damit findet die Ansicht Unterstützung, daß im Follikellumen die Synthese der Jod-Eiweiß-Verbindungen abläuft.

2. *Follikellichtung*

Die Lichtung der Follikel ist mit einem viskösen Eiweißprodukt, dem Kolloid, mehr oder weniger reichlich ausgefüllt. Nach *Grab* stellt es in ruhenden Schilddrüsen zwei Drittel bis drei Viertel des Gesamtorgangewichts dar. Der Hauptbestandteil des Kolloids ist ein Glukoproteid, zusammengesetzt aus hochmolekularem Eiweiß und Kohlenhydratanteilen. Das Kolloid ist verschieden stark anfärbbar, es kann azidophil und basophil sein, je nach Alter *(Eggert)* oder Konzentration sowie Ablagerung von Salzen *(Wegelin)*. Organisch gebundenes Jod, Kohlenhydrate und Lipoide können in ihm nachgewiesen werden. Das Kolloid ist ein Schilddrüseneigenprodukt, das in der färberischen Erscheinungsform ebenso variabel sein kann wie das Epithel. Es ist eine Substanz, die bewegt wird, die in den Follikeln abgelagert, aber auch wieder ausgeschwemmt werden kann. Der Viskositätsgrad ist wechselnd. Manchmal ist die Lichtung frei von Kolloid, manchmal finden sich nur blasse, schaumige Reste. Vakuolen sind nach *Gersh* und *Caspersson* Kunstprodukte der Fixation, nach *Diezel* sind sie aber auch in Kryostatschnitten von unfixiertem Material zu finden. Das Kolloid enthält nach *De Robertis* ein proteolytisches Ferment, das an seiner Verflüssigung beteiligt ist. Die neuen Befunde von *Diezel* wurden oben bereits erwähnt.

Dem Kolloid beigefügte korpuskuläre Substanzen sind offenbar sekundärer Natur. Epithelien sind die Folge von Abschilferungen nach progressiven oder regressiven Vorgängen. Sind sie vereinzelt, können sie als intravitale Vorgänge aufgefaßt werden. Gruppen- oder verbandsweise Abschilferungen sind offensichtlich postmortaler Natur. Kristalloide Ablagerungen, Blutungen oder Blutungsreste sowie Entzündungsprodukte können gefunden werden. Gelegentlich sieht man geschichtete Konkremente. Diese Psammomkörper werden auch als Kalkospheriten bezeichnet, da sie vorwiegend aus Kalk bestehen sollen *(Sauter)*.

b) Stroma

Zum Stroma zählen alle extrafollikulären Gewebselemente der Schilddrüse: Bindegewebe, Blut- und Lymphgefäße, Nerven.

1. *Bindegewebe*

Perifollikulär findet sich ein feinfaseriges, vornehmlich kollagenes Bindegewebe, das sich besonders schön mit Azan hervorheben läßt. Es ist überall gleichmäßig verteilt und geht strahlig in das Bindegewebe des viszeralen Blattes der äußeren Organkapsel über. Intrathyreoidal verdichtet es sich nirgends und zeigt im Gegensatz zur menschlichen Schilddrüse keine Anordnung zur Abgrenzung verschiedener Follikelgruppen im Sinne von Läppchenbildungen. Elastische Fasern werden wenig gefunden. Fettgewebe, das gelegentlich in menschlichen Schilddrüsen als Vakatwucherung bei Alters-, Amyloid- oder Druckatrophie gefunden wird *(Bargmann, Heyn)*, wurde im eigenen tierischen Material nie gesehen.

Im Bindegewebe finden sich nun Zellen, die von *Nonidez* gesehen und beschrieben und von ihm als parafollikuläre Zellen bezeichnet wurden. Die Ansichten über diese

Zellen sind sehr geteilt (*Yoshimura* et al., *Ludwig*). Es handelt sich um helle Zellen mit aufgelockertem Kern. *Baber* bezeichnet sie als parenchymatöse Zellen, *Hürthle* als protoplasmareiche Zellen. *Sunder-Plassmann* hält die extra- wie intrafollikulär vorhandenen hellen Zellen als *einem* System zugehörig und bezeichnet sie als nh-Zellen. *Altmann, Steiner* rechnen diese Zellen zum diffusen endokrinen epithelialen Organ *(Feyrter)*. *Ludwig* bezeichnet sie schlicht als Kunstprodukte der histologischen Technik, als Zellen tangential angeschnittener Follikelwandungen, die häufig Ausstülpungen zeigten. Nach *Altmann* sind die dunklen Varianten dieser hellen Zellen schwer oder gar nicht von Follikelepithelien zu unterscheiden. Von *Sandritter* und *Klein* sowie *Selye* wird hervorgehoben, daß sich die parafollikulären Zellen durch argyrophile Granula auszeichnen, die die Follikelepithelien nicht aufweisen. *Hamperl* konnte sogar parafollikuläre argentophile Zelladenome nachweisen. *Ludwig* meint dagegen, daß Versilberbarkeit kein Anhaltspunkt für die Klassifizierbarkeit sei. Er bezeichnet diese Zellen nach *Zechel* als Makrothyreozyten. In der Schilddrüse gebe es keine vom Follikelepithel unabhängigen Epithelzellen. Er hält die Makrothyreozyten für frühe Stadien einer beginnenden indirekten Zellteilung. Dieser Meinung möchte man sich wohl

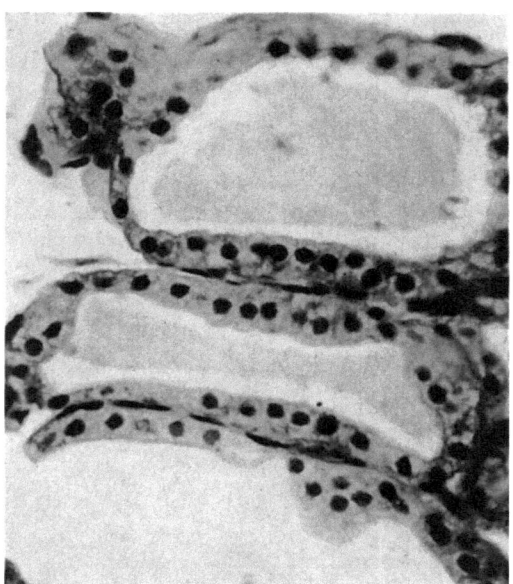

Abb. 5 Zellstreckung unter Einfluß von *Urazil* mit Zellhügeln und Knospenbildung (Wildkaninchen)

am ehesten anschließen, wenn man sich die Bilder einer experimentellen Urazilstruma mit Streckung der Epithelien und Hügelbildung ansieht und sich Quer- oder Tangentialschnitte hiervon vorstellt (Abb. 5). In aktivierten Schilddrüsen sollen die Makrothyreozyten ja auch häufiger vorkommen als in ruhenden *(Sandritter)*. *Young* und *Leblond* halten, nach dem sie die Theorien und verschiedenen Vorstellungen über die hellen Zellen zitiert haben, auf Grund elektronenmikroskopischer Feststellungen die Existenz von hellen Zellen, die keine Kolloid-Tröpfchen aufweisen, keinen Kontakt mit dem follikulären Kolloid haben und zwei Typen Plasmakörnchen besitzen, als zweiter Epithelart der Schilddrüse für gesichert. Auch *Tashiro* sieht auf Grund verschiedener licht- und elektronenmikroskopischer Feststellungen die parafollikulären Zellen als eine besondere Zellform in Herkunft, Bau und Funktion an, die keine Übergänge zu den Follikelepithelien aufweisen und nicht auf TSH reagieren. *Luciano* und *Reale* halten die parafollikulären Zellen für lebhaft sezernierende Elemente der Follikelwand, die sich elektronenmikroskopisch von den Follikelepithelien unterscheiden und wie folgt charakterisiert werden: lichtungwärts gut entwickelter Golgi-Apparat, basalwärts zahlreiche Vesikel (Granula), Nucleolus des Kerns, zytoplasmatisches granuliertes endoplasmatisches Retikulum, Mitochondrien, Zentriolen, Lyosomen, Filamentbündel und entlang dem Plasmolemm Desmosomen.

Eine andere Zellart konnten nun *Eickhoff* und *Schümmelfeder* an der lebenden Rattenschilddrüse darstellen. Im Vitalfluorochromierungsversuch mit Akridinorange zeigten sich rot aufleuchtende, polygonale, grobgranulierte, plasmareiche Zellen längs der Blutgefäße und an deren Winkeln zwischen den Follikeln. Im Frischpräparat sowie am toten, fixierten Material ließen diese Zellen metachromatische, blau-violett verfärbte Granula erkennen, die sich als saure Mukopolysaccharide erwiesen (Abb. 6). Diese Gra-

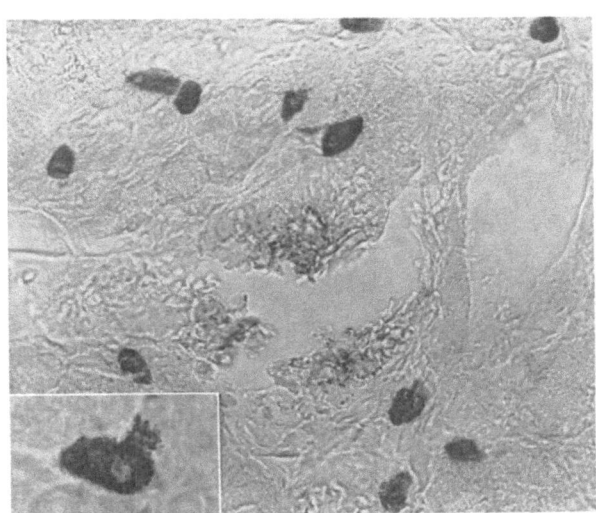

Abb. 6 *Metachromatisch granulierte Stromazellen (Mastzellen) der Rattenschilddrüse*

nula sind oft so reichlich, daß sie aus dem Zellplasma in die Einbettungsflüssigkeit ausschwärmen. Der morphologischen Beschreibung nach könnten diese Zellen mit den von *Sandritter* und *Klein* gefundenen, ganglienzellartigen, interstitiellen Zellen Beziehung haben. Auf Grund des histochemischen Verhaltens aber muß diese Zellart zu den Mastzellen gerechnet werden. Diese immer isoliert vorkommenden Mastzellen der Schilddrüse sind vollkommen unabhängig vom jeweiligen Funktionszustand des Organs. Weder ihre Form noch ihre Zahl änderten sich unter Gabe von thyreotropem Hormon oder Methylthiourazil.

Wenn nach obiger Definition die extrafollikulären Gewebselemente zum Stroma gehören, so muß hier noch jener Formationen gedacht werden, die Überreste des Ultimobranchialkörpers darstellen (Abb. 7). Der ultimobranchiale Körper ist eine temporäre

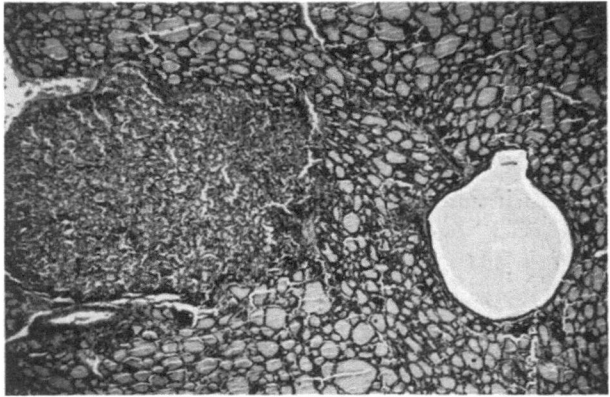

Abb. 7 Zystischer Ultimo-Branchialkörper in Nachbarschaft eines Epithelkörperchens (kolloidreiche Seehundschilddrüse)

Erscheinung der Embryonalzeit und verschwindet bei Albinoratten bei einer Fötallänge von 25 mm, wenn die Follikelbildung einsetzt. Er soll keinen Anteil an der Schilddrüsenparenchymbildung haben (ausführl. Lit. s. *Sugiyama*). Bei jeder der in Frage stehenden Spezies kann der ultimobranchiale Körper in wechselndem Prozentsatz *(Watzka)* persistent bleiben. Seine Überreste sind verschieden große Zysten mit oder ohne Inhalt, die mit flachem, kubischem oder auch flimmerndem Epithel ausgekleidet sein können (Abb. 8). Sie liegen ubiquitär intrathyreoidal und sind häufig dem Epithelkörperchengewebe eng benachbart.

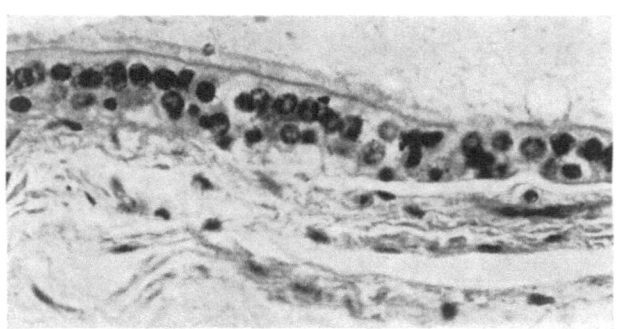

Abb. 8 Flimmerepithel in zystischem Ultimo-Branchialkörper (Hase)

2. Blutgefäße

An der Follikelwand außen findet sich ein dichtes, durch Gomori-Reaktion vollständig darstellbares, dichtes Kapillarnetz. Die endothelialtragende Kapillarmembran ist nur durch einen sehr dünnen, elektronenoptisch nachweisbaren Spalt von der Basalmembran getrennt, so daß praktisch engste Nachbarschaft zwischen Blutstrom und Follikelepithel gegeben ist. Nicht alle Kapillaren sind blutgefüllt und somit sichtbar. Der Grad der Sichtbarkeit ist vom Füllungszustand abhängig. Gelegentlich zeigen Kapillaren kleine Ausstülpungen, Varikositäten, die sich zwischen die Follikelepithelien vorschieben. Diese interepithelialen, »amöboiden« Fortsätze sind besonders gut in den experimentellen Urazilstrumen zu verfolgen. Sie sind maximal hyperämisch, reichen aber nie bis an die Epitheloberfläche, sondern maximal bis zur Höhe des apikal gelegenen Kerns *(Eickhoff* 1949). In solchen hyperämischen Strumen sind die Kapillaren nicht gleich weit. Sie weisen neben kleinen, seeartigen Erweiterungen wie mit Schnürringen gezogene Verengerungen auf. Möglicherweise ist die raumbeanspruchende, plötzliche Kapillarüberfüllung im Zusammenhang stehend mit Einstülpungen an den Follikelwänden. Die Ungleichmäßigkeiten des Blutkapillarbildes werden deshalb hervorgehoben, weil sie noch ausgeprägter am Lymphbahnsystem zu finden sind. Weiterhin fällt am Blutgefäßsystem auf, daß die intrathyreoidalen Bahnen und sogar die Gefäße am Hilus im histologischen Schnitt fast immer quer, vielleicht einmal schräg, aber selten längs getroffen sind. Das Gegenteil ist beim Lymphbahnsystem der Fall. Die abführenden Blutgefäße weisen keine Klappen auf. Arterio-venöse Anastomosen sollen nach *Bargmann* nicht vorkommen.

3. Lymphgefäße

Die Lymphbahnen sind im normalen histologischen Schnitt regelmäßig kollabiert und daher nicht zu sehen. Sie stellen lediglich abführende Bahnen dar und treten daher in vivo erst nach einem Kunstgriff hervor, wie er von *Kaiserling* an der Niere erstmalig praktiziert wurde. In Übertragung dieser Methode auf die Verhältnisse an der Schilddrüse füllen sich nach Abklemmung der großen zervikalen Lymphgefäße durch Rückstauung die intrathyreoidalen Lymphbahnen (Abb. 9). Ihre Auffüllung und

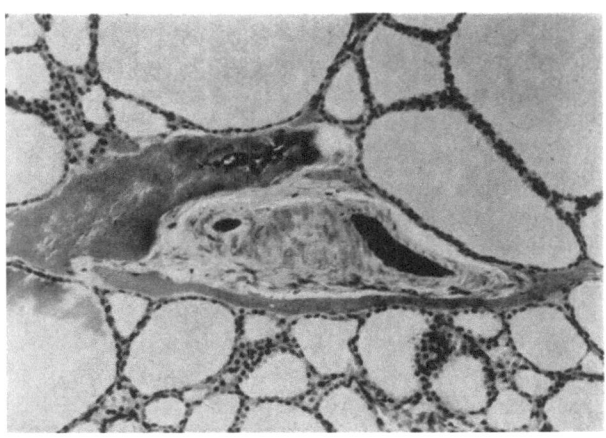

Abb. 9 *Intrathyreoidaler Lymphstau nach Unterbindung des zervikalen Lymphstammes (Hund)*

Darstellung ist aber keineswegs gleichmäßig, sondern herdförmig, möglicherweise als Ausdruck eines Gleichgewichtszustandes zwischen Organspannung und Stauungsdruck oder als Folge von Kollateralabflüssen *(Eickhoff* et al. 1956). Aus dieser wechselhaften Füllung der Lymphgefäße und -kapillaren ist aber nicht der Schluß zu ziehen, daß das Lymphbahnsystem nicht überall entwickelt sei. Nach *Ottaviani, Földi* et al. bildet es sogar ein sehr dichtes, geschlossenes und dreidimensionales Gefäßnetz, das der üppigen Blutkapillarverzweigung in nichts nachsteht. Im histologischen Schnitt werden die Lymphkapillaren meist längs getroffen. Sie erreichen nicht die Follikelwand, so daß die intrathyreoidale Topographie am Follikel wie folgt angegeben werden muß: Epithel, Basalmembran, elektronenoptisch kleiner Spalt, Blutkapillare,

Bindegewebsfasern mit Lymphkapillare *(Eickhoff 1965, Herberhold, Mazza et al., Shdanow)*. Die Lymphkapillaren beginnen interfibrillär als endothelial ausgekleidete Spalten im perifolliculären Raum, die in besonderem Maße fähig sind, Stoffe zum Abtransport aufzunehmen. Beweise für einen lymphogenen Abtransport auch von Hormonjod konnten *Eickhoff* et al. 1956, *Kracht* et al. einwandfrei erbringen (Abb. 10).

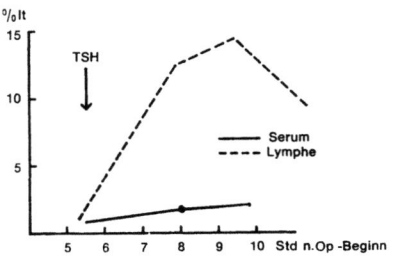

Abb. 10 *Proteingebundenes J¹³¹ (PBI¹³¹) in Blut und Lymphe des Halses nach TSH-Gaben*

Daniel et al. bestätigten in letzter Zeit diese Ergebnisse und bauten sie weiter aus. In Lymphportionen, die in unmittelbarer Nähe der Schilddrüse verschiedener Tiere gewonnen wurden, war der Gehalt an organischem Jod immer beträchtlich höher als im venösen Schilddrüsenblut. Nach TSH-Gaben stieg der Jodgehalt in Lymphe und Blut etwa gleichsinnig an. Die Autoren weisen ausdrücklich drauf hin, daß die Lymphe im Truncus cervicalis durch verschiedene Zuflüsse beträchtlich verdünnt sei. Ohne Berücksichtigung dieser Tatsache sind für diese Bahnabschnitte daher die Hormonkonzentrationen in Blut- und Lymphgefäßen nicht als Unterlagen zur quantitativen Beurteilung eines lymphogenen oder hämatogenen Inkretabflusses zu verwerten. Die intrathyreoidalen Lymph*kapillaren* erhalten nach Übertritt in die von der Kapsel ausgehenden und in das Organ einstrahlenden Trabekel Klappen, sind also erst jetzt Lymph*gefäße*. Diese Lymphgefäße haben nur noch fortleitenden Charakter und keine aufnehmende Funktion mehr. Am Hilus, z. B. der Hundeschilddrüse, strömen die Gefäße zusammen und ziehen dann zum höher gelegenen zervikalen Sammellymphknoten, der die Lymphe in den Truncus cervicalis abgibt (s. Abb. 3). Dieser enthält somit immer Schilddrüsenlymphe. Thyreotropes Hormon wirkt als Lymphagogum infolge vermehrter Schilddrüsentätigkeit. Nach Hemithyreoidektomie war der Anstieg der Lymphmenge nur auf der intakten Seite, nicht auf der anderen nachweisbar *(Kracht, Horst, Eickhoff)*.

4. Nerven

Über nervöse Organversorgung wurde schon unter Ia 1 berichtet. Hier sollen nur die Gefäßnerven noch Erwähnung finden. Die sympathischen und parasympathischen Endausläufer, die das Terminalretikulum bilden, sind von den anderen nichtvegetativen Endausläufern nicht zu unterscheiden. Nach den Vorstellungen der »Retikularisten«, die durchaus nicht von allen Neuro-Histologen geteilt werden, findet sich ein terminales Netzwerk, das von der Gefäßwand kontinuierlich von Zelle zu Zelle zieht und intraplasmatisch verläuft. Es endet nirgends, sondern bildet ein peripheres, alles verbindendes, feines Netz, das eine funktionelle, neuroplasmatische Einheit bildet. Auf die Streitfragen der »Retikularisten«, »Antiretikularisten« und Leugner jeglicher derartiger nervöser Endstrukturen kann hier nur verwiesen werden *(Stöhr, Sunder-*

Plassmann, Boeke, de Castro, Herzog, Ludwig). *Laßmann* behauptet, mit der Osmium-Zinkjodid-Methode die afferenten und efferenten Nervenfasern gleichzeitig darstellen zu können. In der Wand größerer Gefäße ließen sich zahlreiche rezeptorische, traubenförmige Gebilde erkennen, besonders an den Gefäßgabelungsstellen. Die gleichen Bildungen waren im interstitiellen Bindegewebe mit Beziehung zur Kapillarwand festzustellen. Nach *Bargmann, Legait* und *Legait* treten im Interstitium vereinzelt, nach *Kladenko* regelmäßig Ganglienzellen auf. *Laßmann* sah Ganglienzellen weder einzeln noch in Gruppen. Abgesehen von der Frage der Existenz oder Nichtexistenz des Terminalretikulums besteht auch sonst technisch nicht die Möglichkeit einer totalen Entnervung der Schilddrüse. Dies kann immer nur eine Teilentnervung sein. Zentrale Reize kommen an der denervierten Schilddrüse immer noch an und bleiben sogar länger wirksam als sonst *(Amiragova)*.

III. PHYSIOLOGIE UND BIOCHEMIE

a) Jodaufnahme und Hormonbildung

Die Schilddrüse ist das Hauptorgan der Jodspeicherung. Durch Anwendung von Thyroxin und Radiojod konnten aber noch andere Jodablagerungsorte, vorzüglich im Hypothalamus, festgestellt werden *(Schittenhelm* und *Eisler, Sturm)*. *Greer* hat eine Thyreotroparea der vorderen und mittleren Hypothalamuskerne beschrieben, wobei allerdings ein Zusammenhang dieser Felder mit einer TSH-Funktion nicht bewiesen werden konnte. Bei bilateraler Zerstörung dieser Region übernahmen keine anderen Kerne deren thyreotrope Funktion *(Bachrach* et al.). In Radiojodstudien konnte *Sturm* jüngst seine älteren Befunde bekräftigen. Es stellte sich aber heraus, daß die hypothalamischen Felder sowie die Hirnrinde weniger an der Jodidphase als an der Hormonphase beteiligt waren. Die hypothalamischen Zentren treten aber gegenüber der Schilddrüse quantitativ für die Jodspeicherung an Bedeutung zurück. Das aus der Nahrung, dem Wasser und der Luft zugeführte Jodid wird aus dem Blut entgegen einem erheblichen Konzentrationsgefälle (Konzentrationsgradient) in der Schilddrüse fixiert. Es liegt also eine elektive, epitheliale Leistung der Schilddrüse vor, die unter fermentativer Hilfe abläuft. Diese Leistung variiert, je nachdem, ob Jod im Überfluß angeboten wird oder Jodmangel vorliegt. Nach einer gewissen Sättigung wird zunächst kaum noch Jod aufgenommen, woraus sich die allbekannte Wirkungsverminderung längerer therapeutischer Jodgaben erklärt. Die Paralysierung oder gar Umkehr der beabsichtigten Jodwirkung bei längerer »Plummerung« ist eine klinische Erfahrungstatsache.

Der Hormonjodaufbau geschieht in mehreren Phasen. Die erste besteht in der Jodspeicherung der Epithelzelle *(Blum* und *Grützner)*, bewirkt durch das Ferment Jodinase. Diese erste Phase des Hormonaufbaus wird nach *Salter* als Jodination bezeichnet. Der weitere Aufbau ist etwas komplizierter. Er wird in seiner Gesamtheit Jodisation genannt. Das in der ersten Phase fermentativ zellgebundene Jodid wird zunächst durch ein weiteres Ferment, die Jodase *(Blum)*, zu elementarem Jod oxydiert. Dieses sog. »aktivierte Jodid« wird überwiegend in die zyklische Aminosäure Tyrosin eingebaut, wobei zunächst Mono-, dann Dijodtyrosin entsteht *(Pitt-Rivers* und *Tata)*. In Gegenwart von Sauerstoff *(Dempsey* 1944), werden jeweils zwei der Jodtyrosine unter Abspaltung eines Alaninrestes zu den Jodthyroninen verkoppelt *(Harrington)*. Dabei entstehen zwar alle möglichen Kombinationen, weitaus überwiegend aber 3-3′-5-Trijodthyronin und Thyroxin *(Groß et al.)*. Diese Thyronine werden nun in das Thyreoglobulin eingebaut, das getrennt von der Hormonsynthese vom Schilddrüsenepithel produziert wird *(Grab)*. Neben Thyroxin wird nach *Klein* auch Trijodthyronin im Blut an bestimmte Eiweißkörper gebunden, und zwar im Verhältnis 93:7 (Mittelwerte in %). Das hat nicht unbedingt zur Voraussetzung, daß die Schilddrüsenhormone allein über den Blutweg die Schilddrüse verlassen. In eigenen Untersuchungen *(Herberhold* und *Neumüller)* wurden in der Lymphe, die die Schilddrüse verläßt, die gleichen Jodverbindungen wie im venösen Schilddrüsenblut gefunden. Als Vehikel für die Hormonjodverbindungen dienen im Blut verschiedene Eiweißfraktionen. Nach *Gordon* et al., *Horst* und *Rösler* erfolgt die reversible Bindung vornehmlich an die sog. Interalpha-Fraktion der Globuline, die eine besondere Affinität zum Thyroxin besitzt (TBG-Thyroxin bindendes Globulin). Als weitere Transportkörper wurden von *Ingbar* das Thyroxin-Bindende-Präalbumin (TBPA) und von *Robbins* et al. das Serum-Albumin beschrieben. Nach *Horster* und *Klein* liegt nur ein kleiner Hormonanteil frei vor. Das Verhältnis von Thyroxin zu Trijodthyronin kann sich unter bestimmten Bedingungen verändern. Innerhalb des Thyreoglobulinmoleküls sollen Mono- und Dijodtyrosin erhalten bleiben und nicht alles Jod zur Hormonsynthese verbraucht werden *(Kühnau)*.

Das Thyreoglobulin wird als Sekret in die Follikellichtung ausgeschieden und verdichtet sich dort zum histologisch erkennbaren sogenannten Kolloid. Seit langem datieren die Versuche, die chemischen Funktionsvorgänge auch morphologisch in der Zelle zu verfolgen (Morphokinetik der Hormonsynthese). Nach neueren Untersuchungen von *Nadler* et al. erfolgt der Aufbau in mehreren Stufen. Im Ergastoplasma wird die Proteinhälfte synthetisiert, die zur Golgizone wandert, wo die Kohlenhydrathälfte angebaut wird. Das Glykoprotein wandert dann ins Follikellumen, wo es jodiniert und aus den Formationen von Jodthyrosol und Jodthyronyl zum Thyreoglobulin wird. Es lassen sich intraepithelial und vorzüglich apikal schon Granula erkennen, die als Sekret- oder Prosekretgranula angesehen werden. Aus der Lage solcher Granula, apikal oder basal, auf produktiven oder resorptiven Tätigkeitszustand der Epithelzelle schließen zu wollen, erscheint noch ein wenig verfrüht. Das Elektronenmikroskop bestätigt intraepitheliale Kolloidtropfen. Ob sie aber Sekretionsprodukte oder phagozytierte Kolloidteile darstellen, kann noch nicht endgültig entschieden werden *(Wissig 1963)*.

Enzymatische Untersuchungen scheinen die Kenntnisse einen Schritt weiter bringen zu können (Histochemie der Hormonsynthese). *Wollmann* et al. fanden heraus, daß nach TSH-Gaben Kolloidtröpfchen intraepithelial erscheinen, wenn auch Kolloid in der Follikellichtung vorhanden ist. Die PAS-positiven Tröpfchen werden als Zellorganellen, Phagosome, bezeichnet, die apikal liegen und ihr Kolloid aus der Lichtung beziehen. Geraume Zeit nach dem Auftreten der Tröpfchen gibt es eine Fusion mit den im Zelleib zunächst basal gelegenen Enzymgranula, die hochwandern. Tröpfchen und Granula sind also zwei verschiedene Gebilde, die nacheinander auftreten. Erstere sind kurzlebig, abhängig vom Grad der Stimulierung, letztere reichern sich nach deren Verschwinden deutlich an. Bei aller Feinheit der Technik solcher Untersuchungen kann aber über den näheren Mechanismus des Überganges von intrafollikulärem Kolloid in die Epithelzelle noch nichts ausgesagt werden. Es ist wahrscheinlich, daß die

Zellorganellen im Sinne einer Hydrolyse des Thyreoglobulins mit Abgabe von Thyroxin tätig sind. Die hydrolysierenden Fermente liegen somit intraepithelial und nicht intrafollikulär (vgl. aber IIa).

b) Hormonabgabe und -transport

Das hochmolekulare Thyreoglobulin (MG etwa 700 000) wird durch intrathyreoidalen Jodeinbau stufenweise zur Hauptspeicherform von Schilddrüsenhormon. Bei Hormonbedarf des Organismus kann es selbstverständlich nicht in dieser Speicherform den Follikel verlassen. Es muß daher wieder abgebaut werden. Dieser Abbau geschieht durch Fermente, die das Thyreoglobulin verflüssigen. Vornehmlich Hyaluronidase und Proteasen bewirken ein Hydrolysat, in dem Mono- und Dijodtyrosin und Trijodthyronin sowie Thyroxin freigesetzt werden *(Reinwein)*. Aus erstgenannten Verbindungen kann das Jod abgespalten und intrathyreoidal zum Wiederaufbau verwandt werden. Nach *Kühnau* bewirkt die Proteolyse eine Erhöhung des intraepithelialen Druckes, der die Hormonabgabe beschleunigt. Nach *Nadler* et al. können im Kolloid oder in den Epithelien vorhandene proteolytische Enzyme hier wie dort Thyreoglobulin abbauen und verflüssigen, so daß freie Moleküle von Thyroxin und Trijodthyronin entstehen, die die Zirkulation erreichen. Alle Follikelepithelien beteiligen sich sowohl am Aufbau wie Abbau der Stoffe gleichmäßig, so daß ein kontinuierliches Ein- und Ausströmen vor sich geht. Thyreoglobulinsynthese und -spaltung stehen unter normalen Verhältnissen im Gleichgewicht. Über die Tagesausschüttung von Schilddrüsenhormon s. *Grab, Hillmann*.

Zur Frage des Transportweges gab es längere Zeit nur die Meinung, daß dieser allein in der Blutbahn zu sehen sei. Manches sprach für diese Ansicht: die reichliche Entwicklung des Blutkapillarnetzes, der enge, fast unmittelbare Kontakt der Blutbahn mit dem Follikel und die Hyperämie in aktivierten Schilddrüsen. Der Ausschließlichkeit des Bluttransportweges kann man jedoch in dieser Form nicht beipflichten. In eigenen Versuchen konnte nachgewiesen werden, daß nach Gaben von thyreotropem Hormon der Gehalt an proteingebundenem Jod^{131} in der Lymphbahn des Halses kräftig anstieg und bedeutend höher lag als im Jugularisblut. Damit ist grundsätzlich erwiesen, daß Hormonjod die Schilddrüse bevorzugt auf dem Lymphwege verlassen kann. Den lymphogenen Hormonjodtransport aus der Schilddrüse bestätigten auch die Untersuchungen von *Dobyns* und *Hirsch*, und erst jüngst berichteten *Daniel* et al., daß bei verschiedenen Tieren (Kaninchen, Katze) in der Lymphe der Schilddrüse eine wesentlich höhere Konzentration des Thyroxins als im Schilddrüsenvenenblut gefunden wurde. Das gilt im Normalfall und im steigenden Maße nach Gaben von TSH (siehe auch unter C VI, VIII).

c) Stimulierung und Hemmung

Da die Schilddrüse im Organismus nicht isoliert, sondern dem koordinierenden Faktor des Zentralnervensystems unterworfen ist und in besonders enger Verbindung mit den übrigen Drüsen der inneren Sekretion steht, ist es selbstverständlich, daß es Steuerungsimpulse geben muß, die sowohl stimulierend als auch hemmend auf sie einwirken. Die Verbindung zum Nervensystem kann durch entsprechende Reizung demonstriert werden, wobei die Schilddrüse ihre Tätigkeit ändert *(Comsa)*. Auffälliger

ist die Wechselbeziehung von Schilddrüse und Hypophyse. Das Sinken des Thyroxinspiegels des Blutes wird mit vermehrter Sekretion des thyreotropen Hormons von der Hypophyse beantwortet. Das TSH reizt wiederum die Schilddrüse zur Hormonabgabe. Der steigende Thyroxinspiegel bremst zunehmend die TSH-Ausschüttung (Rückkoppelungs-Effekt). Durch diesen Antagonismus von Schilddrüsen- und tropem Hypophysenhormon wird im Normalfall der Bedarf des Organismus geregelt. Durch zahlreiche experimentelle Untersuchungen ist erwiesen, daß es zusätzlich eine ganze Reihe von schilddrüsenstimulierenden und -hemmenden Stoffen gibt. (Zusammenfassende Literaturangaben: *Grab, Kühnau, Kopf, Hillmann.*)
Es ist bei dem komplizierten Prozeß der Jodination, Jodisation und Hydrolyse verständlich, daß in allen diesen Teilphasen sowohl Spontanstörungen mit nachfolgender Erkrankung auftreten, als auch künstliche Eingriffe gezielt angebracht werden können. Damit sind selbstverständlich nur die Störungsmöglichkeiten innerhalb der Schilddrüse angedeutet, wie die folgende Zusammenstellung von *König* et al. zeigt:

Defekte der Hormonproduktion

  I. Störung der Jodaufnahme (Stanbury und Chapman)
 II. Fehlerhafte Oxydation von anorganischem zu organischem Jod (Stanbury u. Hedge)
III. Defekt der Koppelung von Jodtyrosinen zu Jodthyroninen (Stanbury; Ohela und Pitt-Rivers)
 IV. Fehlerhaftes Dejodieren der Jodtyrosine (Mc Girr und Hutchinson)
  V. Abgabe hormonal inaktiver Jodeiweißverbindungen ins Blut (Di George und Paschkis; Reinwein und Klein).

Außerhalb des Organs sind Störungen ebenfalls zahlreich möglich: durch Hormonfehlverwertungen der Peripherie, durch Störungen der hypophysären Regulation sowie durch Versagen gewisser Transportfunktionen im Blut *(Bennhold)*. Das thyreotrope Hormon der Hypophyse regt die Schilddrüsentätigkeit an. Es beschleunigt die Jodination als zweite Phase des Hormonaufbaus. Gleichzeitig fördert es auch die fermentative Proteolyse des Kolloids. Das Hydrolysat wird in Blut bzw. Lymphe abgegeben. Thyreotropes Hormon wird verbraucht. Die Follikelepithelien erhöhen sich und aus den Thyreozyten werden die wasserhellen Zellen: Eine anderweitige Proliferationstendenz wird nicht oder nicht in nennenswertem Maße ausgelöst. Es treten im Gegenteil unter experimentellen Bedingungen bei länger dauernder Anwendung von TSH Gegenregulationen auf, die eine weitere anregende Einwirkung des TSH paralysieren *(Loeser)*. Das Organ wird refraktär und in zunehmendem Maße wieder inaktiviert *(Eickhoff* 1939). Antihormon *(Collip* und *Anderson)*, antithyreotrope Schutzstoffe *(Eitel* und *Loeser)* sind nicht bewiesen *(Sunder-Plassmann* und *Eickhoff)*. Es schwächt sich also auf die Dauer die stimulierende Wirkung von TSH ab, und im histologischen Bild stellt sich wieder der initiale Ruhezustand ein.
Die wichtigsten Hemmstoffe der thyreoidalen Hormonsynthese werden von *Pitt-Rivers* und *Tata* in zwei Kategorien eingeteilt, und zwar in solche, die durch kompetitive Verdrängung des Jods wirken (Rhodanide, Thiocyanate, Perchlorate) und in solche, die die Bildung organischer Jodverbindungen verhindern (Sulfonamide, Thioharnstoffe). Als Pseudo-Halogen konkurriert das Rhodanid mit dem Jod und verdrängt es aus seinen Stellungen an der Jodinase (kompetitive Verdrängung). Dieser Vorgang erinnert an die Festsetzung von Kohlenmonoxyd an das Hämoglobin, an dem es be-

deutend schneller und fester als Sauerstoff anhaftet. In Gegenwart von Rhodanid kann also Jodid nicht mehr aufgenommen werden. Das Jodkonzentrationsvermögen der Schilddrüse kann bis zum Nullpunkt absinken, d. h. die Jodination ist gestört. Zusätzlich wird das bereits gespeicherte Jodid aus seinen Bindungen an der Jodinase verdrängt, und zwar in dem Maße, wie die Konzentration des Rhodanids im Blut dies verlangt. Als Folge des resultierenden Hormonmangels erhöht sich das Schilddrüsenepithel, und es kommt zur Wucherung, zur Strumabildung. Schwefelharnstoff besitzt ebenfalls eine strumigene Wirkung. Er greift in die zweite Phase der Hormonbildung ein und verhindert die Oxydation des Jodids und die Jodierung des Tyrosins. Eine Hemmung der Schilddrüsentätigkeit ist ebenfalls auf grundsätzlich anderen Wegen möglich. Hohe Joddosen verhindern u. a. die thyreotrope Funktion der Hypophyse und unterbinden die Proteolyse des Kolloids (*De Robertis*, 1941). Weiterhin vernichten größere Radiojodgaben durch Strahlung das Schilddrüsengewebe und erzielen auf diese Weise dosisabhängig partielle oder totale Funktionseinstellung.

Mit der Stimulierung der Schilddrüse ist die Wirkung des TSH nicht abgetan. *Dobyns* und *Steelmann* nehmen zwei verschiedene Komponenten im hypophysären Wirkstoff an, eine thyreotrope und eine exophthalmische. Der endokrine Exophthalmus beruht auf dem eigentümlich lokalisierten Ödem des orbitalen Fettgewebes, wie *Rundle* und *Pochin* bei Basedowkranken nachgewiesen haben. Die exophthalmusproduzierende Substanz (EPS) oder ein exophthalmusproduzierender Faktor (EPF) konnten allerdings noch nicht isoliert werden. *Canadell* weist darauf hin, daß der Exophthalmus mit Sicherheit nicht auf die erhöhte Schilddrüsenfunktion zurückgeführt werden kann, sondern hypophysär bedingt ist. Dabei ist die Anwesenheit von natürlichen oder substituierten Nebennierenrindenhormonen zusätzliche Bedingung. *Horster* und *Klein* fanden im Serum von Patienten mit endokriner Ophthalmopathie durchweg EPF-Aktivität, die an Fischen geprüft wurde. Nicht nur bei den Fischen, auch bei Warmblütern, Kaninchen, Hamstern und Meerschweinchen konnte experimentell der Exophthalmus produziert werden.

IV. MORPHOKINESE

a) Schichtwechsel (Formationswechsel) oder Formwandel (Funktionswechsel) des Follikelepithels

Es kann keinem Zweifel unterliegen, daß in der Schilddrüse zwei Zelltypen zu sehen sind, die dunklen und die wasserhellen Zellen. Sind sich darüber alle Untersucher einig, so bestehen doch Meinungsverschiedenheiten über Herkunft und Art dieser Zellen. Nach *Bargmann* finden sich schon im vierten Fetalmonat dunkle und wasserhelle Zellen, wobei letztere in der Überzahl sind. Von *Loeschke* werden die dunklen als Kolloidzellen, die anderen als Hauptzellen bezeichnet. *Sunder-Plassmann* teilt ein in Thyreozyten, die in der ruhenden Schilddrüse, und in helle Zellen, die in der aktivierten Schilddrüse vermehrt vorhanden sind. Die hellen Zellen werden nh-Zellen genannt, weil sie besondere Beziehung zum Nervensystem und eine vermehrte Reaktionsbereitschaft gegenüber Hormonen aufweisen sollen. Durch Silberimprägnation zeigt sich ein feines, nervöses Terminalretikulum, dem alle hellen Zellen angeschlossen sind und das endoplasmatisch verläuft, so daß ein nh-Zellplasmodium vorliegt.

Bei den nh-Zellen soll es sich um indifferente, junge Zellen handeln mit embryonaler Polyvalenz. Es seien Primitiv-Zellen, die sich je nach Anforderung zu spezifischen Zellen mit spezifischen Aufgaben ausdifferenzieren könnten. Dunkle und helle Follikelzellen seien verschieden ausdifferenzierte Zellen einer gemeinsamen Mutterzelle, der jungen, undifferenzierten nh-Zelle. Als ein entscheidendes Kennzeichen der nh-Primitivzelle wird die sogenannte neuroplastische Fähigkeit, d. h. die neurofibrilläre Plasmadifferenzierung als aktive Zellplasmaleistung angesehen.

Die Konsequenzen dieser Auffassung sind weitgehend. Der Thyreozyt, die dunkle Zelle also, ist demnach eine bereits voll ausdifferenzierte Organzelle, die nicht mehr die Fähigkeit zu weiterer Differenzierung oder Redifferenzierung besitzt. Sie kann sich also nicht mehr in eine helle Zelle umwandeln. Das Gleiche gilt in umgekehrter Weise für die helle Zelle. Da aber erfahrungsgemäß helle und dunkle Zellen sich in den Follikeln abwechseln, ergibt sich zwangsweise, daß es sich bei jedem Wechsel um neue Zelltypen handelt, das heißt, daß ein Schichtwechsel vorliegen muß, eine fortdauernde, getrennte Regeneration neuer Epithelien, der hellen Zellen und der Thyreozyten. Zur Unterstützung dieser Schichtwechseltheorie führt *Sunder-Plassmann* noch an, daß bei experimentellen Aktivierungszuständen besonders am Schilddrüsenhilus regelrechte Schwärme von nh-Zellen anzutreffen wären. Diese sollen aus dem einschmelzenden Thymus aus- und in die Schilddrüse einwandern auf einer sogenannten Thymus-Straße.

Gegen diese Auffassung läßt sich nun manches ins Feld führen. Im Experiment ist die funktionelle Umwandlung von Thyreozyten in wasserhelle Zellen so allgemein und gleichmäßig in Form und Höhe und dabei so rasch, daß eine Neubildung infolge Aussprossung und Immigration in die vorgebildeten und kolloidhaltigen Bläschen unwahrscheinlich ist. Auch könnte man mit Recht verlangen, daß im histologischen Schnitt die Immigrationsstraßen zu sehen seien, kenntlich an wandernden Zellmassen, die noch nicht ihr Ziel, den Epithelverband des Follikels, erreicht haben. Aber weder extra- noch intrathyreoidal sind diese Straßen sonst gesehen worden, und Zellzählungen im Paratrachealgewebe *(Sandritter* und *Klein)* hatten ein negatives Ergebnis. Weiter wären auch Spuren des raschen Verschwindens von Thyreozyten zu fordern. Es ist schlecht erklärlich, wohin sie so schnell verschwunden sein könnten. Eine Immigration ist wohl auszuschließen. Degenerierende Thyreozyten sind nicht zu finden. Dagegen sind Zelldegenerationen von wasserhellen Zellen aber sehr wohl zu sehen (Onkozyten *Hamperls*). Weiterhin zeigen die Beobachtungen an der lebenden Rattenschilddrüse, daß man die Erhöhung des Epithels unter dem Einfluß von thyreotropem Hormon unmittelbar mit dem Auge verfolgen kann. Eine Einwanderung von Zellen ist nicht zu erkennen, nur die Umformung der niederen Epithelformen in höhere *(Eickhoff — Schümmelfeder)*. Huldigt man der Einwanderungstheorie, so möchte man noch fragen, warum nach Schilddrüsenexstirpation das Organ sich nicht neubildet.

Die Argumente gegen die Einwanderungstheorie erscheinen überzeugender und haben ebenfalls entsprechend weite Konsequenzen. Die dunklen Zellen, Thyreozyten, sind ausdifferenzierte Organzellen. Unter nervöser oder hormonaler Beeinflussung können sie sich zu wasserhellen Zellen umwandeln. Die wasserhellen Zellen sind der Rückwandlung fähig. Sie werden zu dunklen Zellen oder im Falle der Erschöpfung zu Onkozyten *(Eickhoff* 1949). Es gibt in der Schilddrüse also einen eindeutigen Formwandel des Epithels, eine progressive und regressive Transformation. Die Schichtwechsel- und Einwanderungstheorien, d. h. Abwechslung einer Formation durch eine andere, sind unbewiesen. Thyreozyten und wasserhelle Zellen sind vielmehr ein und dieselbe Zellart und nur infolge hormonaler oder anderweitiger Beanspruchung unterschiedlich tätig und dementsprechend dunkel oder hell aussehend. Demnach besteht also nur ein Formwechsel mit Funktionswechsel ein und derselben Follikelepithelien.

b) Erscheinungswechsel als Funktionsfolge, Arbeitsrhythmus der Follikel

Es kann keinem Zweifel unterliegen, daß die Schilddrüse fortlaufend tätig ist. Sie reguliert den täglichen Jodstoffwechsel des Normalverbrauches und bietet dabei histologisch das Bild einer vollkommenen Ruheschilddrüse. Ein Ruhebild bedeutet daher nicht absolute Untätigkeit, es ist vielmehr das morphologische Äquivalent der Normaktivität. Der Jodstoffwechsel des Euthyreoten kann also auch von den niedrigen Epithelzellen, den Thyreozyten, bewältigt werden. Wenn man die Schilddrüse von Versuchstieren genau durchmustert, fällt allerdings auf, daß das Bild nicht ganz gleichmäßig ist. Man findet fast immer, vorwiegend in den Randpartien von Ruheschild-

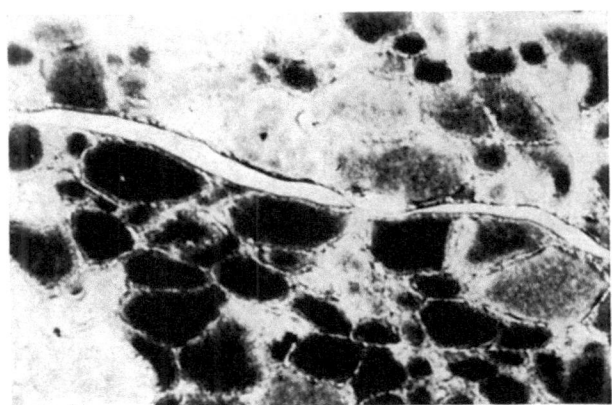

Abb. 11 *Arbeitsrhythmus der Follikel.*
Unterschiedliche Radio-Jod-Speicherung der Follikel im Autoradiogramm

drüsen, Follikelgruppen, deren Epithel erhöht ist (nach Aron sind dagegen die zentralen Partien aktiviert). Das erweckt den Verdacht, daß vorzüglich diese Follikelgruppen den Normaljodstoffwechsel bewerkstelligen, und läßt auf eine Arbeitsteilung in der Schilddrüse schließen. Die Richtigkeit einer solchen Auffasung unterstellt, ergibt sich die nahestehende Frage, ob nun immer dieselben Follikel tätig sind oder ob sie sich abwechseln. Abgesehen davon, daß ein Funktionswechsel der Follikel rationeller erscheint, sprechen Radiojod- und autoradiographische Untersuchungen wegen der unterschiedlichen Jodanreicherung in den Follikeln im Sinne einer Arbeitsteilung. Rhythmus und Reihenfolge im Follikelfunktionswechsel müssen natürlich vollkommen offen bleiben. Selbst bei künstlicher Stimulierung durch TSH konnten *Eickhoff* und *Schümmelfeder* im intravitalen Fluoreszenzversuch eine Helligkeitsdifferenz der Follikel beobachten, die nur auf ungleichmäßige Kolloidausschwemmung, d. h. also auf unterschiedliche Aktion in Follikeln, zurückzuführen ist (Abb. 11). Auch *Kulenkampff* ist der Ansicht, daß Follikelgruppen in ihrer Tätigkeit sich gegenseitig ablösen.

Levitus und *Aubar* sprechen auf Grund fleckenhafter Aufnahme radioaktiven Jods von fluktuierender Aktivität, die im Wechsel Phasen von Ruhe und Tätigkeit der Follikel entspricht. Schließlich und endlich sprechen die jedem Histologen geläufigen Beobachtungen an der geplummerten Basedow-Schilddrüse für eine unterschiedliche Funktion umschriebener Follikelgruppen. Anders wären die fleckförmigen Einlagerungen und Anreicherungen von Kolloid sowie die herdförmigen Erniedrigungen des Follikelepithels kaum zu erklären!

Die Schilddrüse ist kein ruhendes, statisches Organ. Ihr Erscheinungsbild im histologischen Schnitt ist sehr variabel. Epithel wie Kolloid können sich vollkommen ändern und einen erheblichen Formwandel durchmachen. Dabei spricht höheres Epithel für vermehrte Tätigkeit. Dies gilt nur für unbehandelte Schilddrüsen. Thyreostatika erzeugen zwar histomorphologisch das gleiche Bild, doch liegt im Sinne der Funktion ein taubes, eben funktionsuntüchtiges Organ vor bei Erhaltung bzw. Stimulierung der Proliferationskraft der Epithelien. Das Kolloid ist verbraucht und geschwunden. In unvorbehandelten Schilddrüsen verbindet sich hohes, funktionstüchtiges Epithel nur mit einer Kolloidverminderung. Hier ergibt sich in etwa ein umgekehrt proportionales Verhalten von Epithelhöhe und Kolloidreichtum der Follikel.

Selbstverständlich finden sich von dieser Regel Ausnahmen. Man kann bei unbehandelten Tieren auch hohes, also aktives Epithel und gleichzeitigen Kolloidreichtum sehen. Sind diese Zusammenhänge nicht ganz klar, so ist das gegenteilige, allerdings spontan nicht vorkommende, zumindest unbewiesene Bild schon eher verständlich: der vollkommene Kolloidschwund bei niedrigem, ruhendem Epithel im Schreckexperiment (*Eickhoff* 1949), über das später berichtet werden soll. Zunächst aber sollen der angegebenen Reihe nach die wichtigsten steuernden Einflüsse auf das Schilddrüsenbild Erwähnung finden, in erster Linie die endogenen, mehr oder weniger spontan wirksamen. Sie sind durch zahlreiche Experimente und Erfahrungen geprüft und in der Literatur niedergelegt, die aus naheliegenden Gründen nur gestreift werden kann. Unübersehbar sind die zahlreichen Experimente, die zur Klärung des histologischen Verhaltens angestellt wurden, um die Einflüsse zu erkennen, die schilddrüsenprägenden Charakter haben. Die Zahl dieser Faktoren ist nach Angaben der Literatur erheblich. Sie sind, ohne sie einzeln aufzuführen, generell so weit zu definieren, als man ihnen den Charakter körperlicher Belastung zusprechen kann. Ob das Belastungsmoment nun aktivierend oder hemmend sich auswirkt, ist nicht in gleicher Weise allgemeingültig auszusagen. Im folgenden werden nur die wichtigsten Faktoren mit ihrem Einfluß auf das histologische Schilddrüsenbild kurz behandelt.

c) Endogene schilddrüsenprägende Faktoren

1. *Endokrine Faktoren*

Die Schilddrüse hat eine zentrale Stellung im Bereich der inneren Sekretion und liegt im Schnittpunkt neurohumoraler Regulationen, die sie steuert und von denen sie gesteuert wird. Diese gegenseitige Beeinflussung der innersekretorischen Leistungen in synergistischem oder antagonistischem Sinn ist eine allseitig anerkannte Tatsache. In erster Linie wirkt die Hypophyse auf die Schilddrüse ein. Durch das TSH der basophilen Zellen des Hypophysenvorderlappens wird die Schilddrüse in ihrer Funktion angeregt und ihr Bild in der Reihenfolge Kolloidausschwemmung, Epithelerhöhung,

Follikellichtungsverengerung verändert. Da sich das TSH einerseits verbraucht und andererseits das ausgeschüttete Thyroxin die TSH-Produktion in der Hypophyse bremst, kann das Bild wieder in die Ausgangslage zurückgehen *(Griesbach* und *Purves).* Höchstwahrscheinlich ist der Hypothalamus der Hypophyse noch vorgeschaltet. *Bargmann* fand in der nervösen Substanz stoffliche Produkte, die für Neurosekret gehalten und in Ganglienzellen und Leitungsbahnen auf der Wanderung zum Hypophysenhinterlappen gefunden wurden. Diese Befunde waren beim Kalt- und Warmblüter einschließlich des Menschen zu erheben. Dem Nachweis der Neurosekretion und der dienzephalen Jodspeicherung kommt sicherlich eine hohe Bedeutung zu, die noch durch die enge anatomische Nachbarschaft und Verquickung von Hypophyse und Zwischenhirn unterstrichen wird.

Die Aktivierung der Schilddrüse kann sehr schnell erfolgen, wie sich im Vitalfluoreszenz-Versuch zeigen läßt. 10 Minuten nach TSH-Injektion kommt dieser Prozeß nach vorher einsetzender Hyperämie in Gang. Nach etwa 1 Stunde kann man dann auch den Beginn der Epithelveränderung verfolgen *(Eickhoff* und *Schümmelfeder).* In anderen Experimenten konnte *Eickhoff* (1949) nachweisen, daß bereits nach etwa 80 Minuten weitgehende Kolloidverarmung der gesamten Schilddrüse eingetreten sein kann. Die Wiederauffüllung eines Follikels geht ebenfalls rasch vor sich. Nach künstlicher Entleerung eines Einzelfollikels durch gezielte Punktion war dieser nach 10 Minuten wieder gefüllt *(De Robertis). Williams* berichtet von einer Lebendbeobachtung über die Wiederauffüllung eines entleerten Follikels erst innerhalb von 12 Stunden. Nach alledem ist es überraschend, wie schnell die Schilddrüse reagieren und sich auch morphologisch verändern kann.

Sind diese wechselseitigen Beziehungen zwischen Schilddrüse und Hypophyse gesichert, so sind die zu anderen endokrinen Organen noch weniger klar *(s. Grab-Oberdisse).* Nach *Tonutti* sollen die Wechselbeziehungen von Schilddrüse und Nebenniere indirekter Natur sein und über die Vermittlerstation der Hypophyse laufen. Nach *Grab* macht Thyroxin den Organismus für Adrenalin empfindlicher. Weiterhin legen gleichzeitige Notfallsreaktionen der Nebenniere, Schreckreaktionen der Schilddrüse und die mit diesen beiden verbundene Blutzuckererhöhung einen Synergismus von Schilddrüse, Nebenniere und Pankreas nahe. Da es sich nicht um Dauersituationen handelt, ist eine Schilddrüsenprägbarkeit der Nebennieren- und Pankreasreize unsicher.

Wenig gut fundiert sind die Beziehungen zwischen Schilddrüse und Thymus. Bei experimentellem Hyperthyreoidismus war der Thymus vergrößert *(Eickhoff),* ebenso beim Fütterungskropf *(Blum).* Umgekehrt soll nach Thymusgaben eine Aktivierung der Schilddrüse auftreten *(Downs* und *Eddy; Capelle* und *Bayer).* Das gleiche wird aber auch nach Thymektomie berichtet *(Uno; Klose* und *Vogt; Comsa).* Nach *Aschkenasy* folgt auf Thyreoidektomie bei Ratten eine Involution von Milz und Thymus. *Tesseraux* hält die Verhältnisse für noch unbefriedigend geklärt.

Ähnliches ist von den Wechselbeziehungen zwischen Schilddrüse und Keimdrüsen zu berichten. Nach zusammenfassenden Übersichten bei *Eggert, Bargmann, Brands* und *Montag, Grab* und *Oberdisse* ist ein Synergismus dieser Drüsen anzunehmen. Eigene Befunde, allerdings an Wildtieren, von denen im Abschnitt B noch die Rede sein wird, bestätigen in keiner Weise diese Aussagen.

2. Nichtendokrine Faktoren

α) *Lebensalter* Als endogener Faktor, der außerhalb des Regelkreises der Drüsen der inneren Sekretion mitbestimmend ist für das histologische Erscheinungsbild der Schilddrüse, muß das Lebensalter gelten. Während der fetalen Entwicklung und besonders auch in der perinatalen Zeitspanne findet sich bei Säugern eine hochaktive Schilddrüse. Wenn dies wahrscheinlich durch mütterliche Hormone, deren diaplazentare Passage ebenso sicher vor sich gehen kann wie umgekehrt die der fetalen Hormone, bedingt sein kann, so scheidet diese Möglichkeit bei Brütern aus. Dennoch konnte vor dem Schlüpfen eine Schilddrüsenaktivierung sicher nachgewiesen werden *(Eickhoff 1961)*. Postnatal ist die Aktivierung noch für einige Zeiten erhalten. Ihr Rückgang ist nicht bei allen Spezies gleich. Aron hat diese Entwicklung genauer untersucht und mit dem Körpergewicht in Beziehung gebracht. Meerschweinchen von 220—260 g sollen ein Ruhebild der Schilddrüse aufweisen, bei 600 g Körpergewicht seien aktive und inaktive Follikel zu sehen. Mit dem Alter würde die Schilddrüse dann zunehmend ruhiger. Eine ähnliche Entwicklung wird auch für Kaninchen angegeben, während bei Ratten hohe Aktivität in der Jugend und während der Geschlechtsreife bestehen bleiben.

β) *Konstitution* Neben den zahlreichen Beeinflussungsmöglichkeiten bestimmt aber letztlich die Konstitution des Organismus das Ausmaß der Faktorenwirksamkeit. Sie bestimmt sowohl die Ausgangslage, das art- bzw. individualeigene Dauerbild als auch

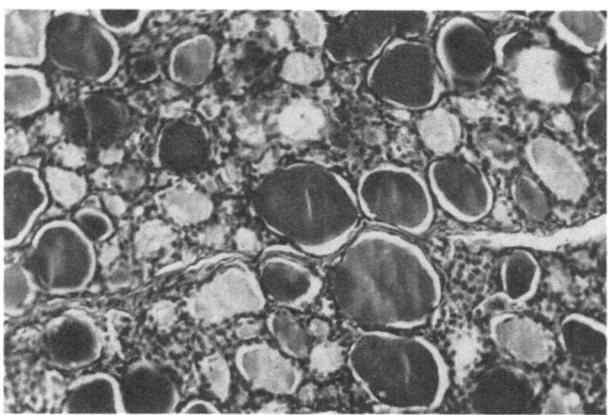

Abb. 12 *Ruheschilddrüse nach Hungertod (Stallkaninchen)*

die Wechselbilder. Alle beeinflussenden Faktoren können erst dann nachhaltig schilddrüsenprägend sich auswirken, wenn der Konstitutionsfaktor überwunden wurde. Das zeigten mit besonderer Deutlichkeit die Schreckversuche *(Eickhoff 1949)*. Während bei den vegetativ-stigmatisierten Wildkaninchen ein progredienter, tödlicher Basedow hervorgerufen werden konnte, war dies bei der Maus nicht möglich, weil eine Gewöhnung an den Schreckzustand eintrat und die Schilddrüse sich wieder beruhigte. Erst das endogene Moment, der artspezifische und individualeigene Konstitutionsfaktor entscheidet darüber, ob der exogene Reiz zum tödlichen Dauerschaden wird oder nicht *(Eickhoff 1957)*. Die verschiedenartige Verträglichkeit und Reaktion auf Gaben schilddrüsenreizender Stoffe kann ebenfalls in hohem Maße als konstitutionsabhängig angesehen werden. Das Refraktärwerden der Schilddrüse nach längeren Gaben von TSH bei Meerschweinchen und Kaninchen und das Auftreten von Degenerationsvorgängen in der nach Belichtung zunächst progressiven Transformation der Entenschilddrüse *(Radnót* und *Orbán)* sind weitere Beispiele für den wichtigen, auf die Dauer kaum zu überwindenden Regulationsfaktor Konstitution. In besonders eindrucksvoller Weise tritt die überragende Rolle des Konstitutionsfaktors für das Schilddrüsenbild in den Untersuchungen und Erfahrungen an der Wildschilddrüse (s. Abschnitt B) zutage.

γ) *Rasse* Neben der Konstitution ist die Rasse als schilddrüsenprägender Faktor von Bedeutung. Diese beiden Faktoren sind aber so eng miteinander gekoppelt, daß sie kaum entflochten werden können. Bei Stallkaninchen ist die Variabilität des Schilddrüsenbildes nicht so groß wie bei der verwandten wildlebenden Art. Die belgischen Riesenkaninchen haben eine ruhigere Schilddrüse als die kleineren Rassen.

d) Exogene schilddrüsenprägende Faktoren

1. *Nichtendokrine Faktoren*
Äußere Einflüsse wie Milieu, Lebensumstände und -gewohnheiten sind Faktoren, die ebenfalls einen Einfluß auf die Schilddrüse ausüben. Die von diesen Faktoren ausgehenden Reizeinwirkungen sind aber keineswegs so durchschlagend, daß man sie als vorherrschende schilddrüsenprägende Beeinflussungen ohne weiteres wahrnehmen könnte. Sie sind vielmehr in einem Bündel von Reizmöglichkeiten versteckt. Um dennoch ihre Wirkung und Reichweite im einzelnen zu erfassen, ist es notwendig, sie im Experiment unter gezielten und weitgehend isolierenden Bedingungen zu überprüfen.

α) *Hunger, Ernährung* Die Reglertätigkeit der Schilddrüse im Energiehaushalt läßt von vornherein vermuten, daß der Hunger einen Einfluß auf das Schilddrüsenbild haben wird. Nach *Traina* stellt sich bei fastenden Kaninchen eine Ruhigstellung der Schilddrüse ein. *Missiroli* sah Kolloidansammlungen und Erniedrigung des Follikelepithels nach 7- bis 11tägigem Hunger. *Reichlin* fand schon nach 24stündigem Hunger eine Abnahme der Schilddrüsenaktivität. Sehr eindrucksvoll sind auch die menschlichen Bilder von Hungerschilddrüsen, die den tierexperimentellen entsprechen *(Gerhartz)*. In eigenen, von *Suerbaum* 1949 durchgeführten Hungerversuchen ließ sich erkennen, daß nach völliger Nahrungskarenz in den ersten zwei bis drei Tagen sich der Stallkaninchen eine Unruhe bemächtigt mit erheblichem Gewichtssturz und einer überaus aktiven Schilddrüse. In den darauffolgenden Hungertagen und nach dem spontanen Inanitionstod der Tiere, deren Gewichtskurve immer flacher wurde, zeigten sich vollkommene Ruheschilddrüsen, die nicht anders als hungerbedingt angesehen werden können (Abb. 12). Beim Tod durch chronische Unterernährung zeigt sich das gleiche Schilddrüsenbild wie bei Tieren, die im absoluten Hunger verenden. Ausreichendes Nahrungsangebot spielt für das normale Schilddrüsenbild also eine wichtige Rolle. Es ist nicht beabsichtigt, dem ganzen Komplex der Kost in seinen quantitativen wie qualitativen Einzelheiten hier nachzugehen. Es genügt, für die schilddrüsenprägende Kraft der Kost die Kohlkropfbildung *(Chesney, Clawson* und *Webster* 1928) bei Kaninchen, die strumigene Schilddrüsenaktivierung *(Hess, Kopf* und *Loeser* 1949) durch einseitige Fütterung mit Steckrüben, Wirsing, Weiß-, Rot- und Blumenkohl (Kreuzblütler) bei

Meerschweinchen kurz zu vermerken. Wegen der Bedeutung der pflanzlichen thyreostatischen Substanzen sei auf *Astwood, Griesbach* und *Purves* verwiesen. Auch über die Vitamineinflüsse soll nicht weiter berichtet werden. Es sei nur darauf hingewiesen, daß einseitige Ernährung positiv oder negativ schilddrüsenwirksam sein kann, auch ohne Beteiligung strumigener Substanzen. *Watson* konnte nach Verfütterung von Ochsenfleisch, *Marine* nach einseitiger Schweineleberfütterung an Ratten Schilddrüsenaktivierung beobachten. *Paal* und *Kleine* berichten von histologischer Aktivierung bei Anwendung einer Kostform mit Vorherrschen einer der drei Grundnährstoffe Eiweiß, Fett oder Kohlenhydrate. Bei Verfütterung von Runkelrüben (Beta vulgaris, L. var. rapa Dum., aus der Familie der Chenopodiaceae), die 5,5% Kohlenhydrate, 0,9% Eiweiß und 0,1% Fett durchschnittlich enthalten, entstand eine Schilddrüsenaktivierung (*Suerbaum* 1949), die auf den vorwiegenden Gehalt der Kost an Kohlenhydraten zurückgeführt wurde. *Salter* (1950) gibt eine Zusammenstellung von Pflanzen, in denen kropfbildende Substanzen nachgewiesen wurden. Dazu gehören die Familien der Chenopodiaceae, Compositae, Cruciferae, Cupuliferae, Juglandaceae, Leguminosae, Rosaceae und Umbelliferae. Bei derartig weit verbreiteten, möglicherweise noch nicht sämtlich erfaßten pflanzlichen Arten mit strumigenen Substanzen ist es nach dem Stand unserer heutigen Kenntnisse wohl berechtigt, nur dann der Einseitigkeit einer Kost eine schilddrüsenprägende Eigenschaft zuzuschreiben, wenn ausdrücklich Kropfnoxen ausgeschlossen sind. *Blum* empfahl eine antistrumigene Mischkost aus Salat, Hafer, Heu und Karotten.

β) *Temperatur* Eine ausgedehnte Literatur beschäftigt sich mit der Wirkung von Temperatureinflüssen auf die Schilddrüse. Die Zahl der einschlägigen Arbeiten macht schon augenfällig, daß einheitliche Resultate nicht vorliegen. Es wird sowohl von Aktivierung wie Ruhigstellung der Schilddrüse durch Kälte berichtet. Nur z. T. liegen aber bei derartigen Berichten einheitliche Voraussetzungen vor. Es fällt auf, daß die verwendete Spezies wechselt, geographische Unterschiede vorliegen, die Dauer der Experimente erheblich schwankt, der Akklimatisationsfaktor wenig in Rechnung gestellt und der nicht unwichtige psychische Faktor überhaupt nicht berücksichtigt wurde. In diesen aufgeführten Umständen erscheinen die widersprüchlichen Aussagen größtenteils begründet zu liegen. Nachfolgend hierfür einige Beispiele:

Mit ausschließlich morphologischen Methoden fand *Mills* (1918), daß niedrige Außentemperaturen Schilddrüsenaktivität hervorrufen. *Adler* (1920) zeigte eine Vergrößerung und Wucherung von Schilddrüsen der Grasfroschlarven unter Kälteeinwirkung, eine Verkleinerung nach Hitzeapplikation. Wenn *Ludford* und *Cramer* (1928) epilierte Ratten für 24 Stunden in den Eiskasten steckten, sahen sie eine deutlich erhöhte sekretorische Aktivität der Schilddrüsenzellen und erhebliche Kapillarblutfülle. Wenn Versuchstiere bei einer Temperatur von 0–3º C für 6–24 Stunden gehalten wurden, fand sich nichts Besonderes. Erst nach 10–25 Tagen konnte *Kenyon* (1933) Hypertrophie, Hyperplasie, Kolloidverlust und vermehrte Vaskularisierung feststellen. Auch *Kuschinsky* (1955) berichtete erst über Aktivierungszeichen an Rattenschilddrüsen nach 25 Tagen unter Temperaturen von 4 Grad C. Nach 10 Tagen waren die Schilddrüsen noch ruhend mit Kolloidanreicherung. Dabei wird noch auf Unterschiede der Schilddrüsenbilder von Ratten in Shanghai und Berlin hingewiesen (Klimafaktoren!). Der Wärmeeinfluß war der Kälte ähnlich. Kurze Wärmeeinwirkung zeigte keine deutliche Veränderung, auch wenn die Tiere kalt gehalten worden waren. Bis zu 11 Tagen fand sich kein Unterschied durch diesen Temperaturwechsel. Bis zu 26 Tagen zeigte sich zunehmende Inaktivität, nach 33 Tagen war die Hälfte der Schilddrüsen wieder aktiv.

Woitkewitsch (1935) berichtete, daß 2⁰ C nach 7 Tagen keine mikroskopische Veränderung hervorruft, diese erst nach 27 Tagen eintritt. Nach *Brolin* (1945) führt der Kältesturz bei Ratten zu vermehrter Schilddrüsenaktivität und zellulärer Hypertrophie. *Sellers* et al. (1950, 1951) beobachteten erst nach einigen Kältetagen Hyperplasie der Schilddrüse. Nach *Toutain* produziert schlagartig einsetzende Kälte Aktivität von Froschschilddrüsen, die nach 11 Tagen erst wieder ruhiger wird. *Dempsey* und *Peterson* fanden bei Kälteratten Epithelerhöhung und bei elektronenoptischer Untersuchung in dem aufgelockerten Zellplasma Erweiterung des ergoplasmatischen Retikulums.

Im Gegensatz zu diesen Autoren fanden *Starr* und *Roskelly* (1940) nach kurzer Kälteeinwirkung eine Epithelhypertrophie der Rattenschilddrüse. Nach 45—56 Tagen war das Epithel dem der Kontrolltiere ähnlich. *Pichotka* (1952) verfolgte an Meerschweinchen in den ersten Tagen der Kälte zunehmenden Kolloidschwund mit Follikelverkleinerung, deren Höhepunkt nach 21 Tagen überschritten war. Es folgte dann wieder langsame Rückbildung, wobei die Anpassung an den Ausgangspunkt nach 3 Monaten vollendet war. *Catz* et al. (1953) sahen nach kurzem Kältereiz schon Schilddrüsenaktivierung mit Epithelerhöhung. *Neumann* (1955) will bei Ratten schon nach 15 Minuten eine mäßige Aktivierung gesehen haben. Kolloidausschwemmung und -speicherung traten in länger dauernden Zyklen von 1—21 Tagen auf.

Diese Proben widersprüchlicher experimenteller Befunde mögen genügen. Die Unverläßlichkeit morphologischer Befunde war mit ein Grund, nach anderen Kriterien der Schilddrüsenaktivität zu suchen, und so wurde z. B. auch das Organgewicht überprüft.

Rand et al. (1952) konnten eine Gewichtsvermehrung der Schilddrüse nach kurzer Wärmeexposition vermerken, und *Pichotka* (1952) fand bei solchen Versuchen das Schilddrüsengewicht am höchsten nach 4 Wochen und nach 10 bis 14 Wochen den Kontrollen wieder angeglichen. *Dietrich* und *Schwiegk* (1932) zeigten, daß die Durchblutung der Schilddrüse bei Abkühlung der Tiere steigt, bei Erwärmung sinkt, ein Mechanismus, der bei Aufhebung der Wärmeregulation durch Narkose unterbleibt. *Cottle* et al. (1956) behaupteten, daß weder Schilddrüsengewicht noch -gehalt an J^{131} empfindliche Gradmesser der Schilddrüsensekretion seien.

Auch die Forschungen über das Verhalten des Grundumsatzes, des O_2-Verbrauches und der Regulation der Körpertemperaturen sind in ihren Ergebnissen nicht einheitlich.

Hildebrandt (1922) fand keinen Unterschied in der Grundumsatzregulierung bei normalen und thyreoidektomierten Ratten, die der Kälte ausgesetzt waren. Ein qualitativer oder quantitativer Unterschied bei niederen Außentemperaturen von normalen und schilddrüsenlosen Tieren wurde nicht gefunden. Die chemische Wärmeregulation sei nicht an das Vorhandensein der Schilddrüse geknüpft. *Cori* (1922) beobachtete, daß nach Abkühlung Kaninchen mit oder ohne Schilddrüse gleich schnell die Körpertemperatur erhöhten. Das Vorhandensein von Schilddrüsengewebe sei für die Aufrechterhaltung der Körpertemperaturen nicht wesentlich. Nach *Ring* (1939) beweist Kälteeinwirkung noch nicht vermehrten Ausstoß von Hormon und Stimulation des Grundumsatzes. Es wird die Bedeutung des Schilddrüsenhormons für vermehrte Wärmebildung der Ratte, um in kalter Umgebung zu überleben, hervorgehoben. *Sellers* et al. wiesen nach dem O_2-Verbrauch einen erhöhten Grundumsatz bei Aussetzung von Warmblütern in kalte Umgebung nach (1950 und 1951). Schilddrüsenaktivität sei nicht unerläßlich für die Anhebung des Grundumsatzes, wohl aber die Anwesenheit von Schilddrüsenhormon. Ratten zeigten bei 1,5⁰ C erhöhte Muskelaktivität und vermehrten O_2-Verbrauch. Auch nichtmuskulöses Gewebe sei an der Wärmebildung beteiligt. Das nach 2 Wochen erreichte Stoffwechselmaximum würde 3 Monate aufrechterhalten. Thyroxin gibt nach Thyreoidektomie die gleiche Erhöhung des O_2-Verbrauches in

Kälte. Thyreoidektomierte Ratten konnten nur dann länger überleben, wenn sie vorher an die Temperaturen gewöhnt waren (Akklimatisationsfaktor!). Thyreoprive Ratten besaßen eine Körpertemperatur in der Kälte, die nahe den Werten athyreoter Tiere in normaler Umgebung lagen. Der für diesen Ausgleich notwendige vermehrte Energieverbrauch wird durch Stoffwechselsteigerung zunächst teilweise aus der Nahrung gedeckt, wie *Weiss* (1957) an einer vermehrten Nahrungsaufnahme der Kälte ausgesetzter Ratten nachweisen konnte. Nach *Boatman* und *Addison* (1959) spielt die Schilddrüse bei intakten Katzen eine Rolle zur Aufrechterhaltung eines Temperaturgleichgewichts und einer schnellen Kälteanpassung. Thyreoidektomierte — allerdings anästhesierte — Tiere wiesen u. a. schnellere Abkühlung und größeren extravaskulären Austritt von J^{131} auf. Nach *Grab* kommt nur ein geringer Teil der Grundumsatzsteigerung durch Kälte auf das Konto der Schilddrüsentätigkeit. Hauptverantwortlich ist das ausgeschüttete Adrenalin, dessen kalorigene Wirkung durch Thyroxin gesteigert wird.

Je mehr nun zur Klärung der Fragen neuere, spezifischere Funktionsprüfungen und auch Isotopen verwandt wurden, um so geringer wurden die Widersprüche in den Befunden und um so eindeutiger erscheint die Kälteaktivierung der Schilddrüse. Auch hierfür kurz nur einige Beispiele:

Schenk (1922) erzielte mit Serum von abgekühlten Kaninchen Stoffwechselsteigerungen bei thyreopriven Tieren, nicht bei normalen. Thyreoidektomierte Kältetiere hatten in ihrem Serum keinen solchen wirksamen Stoff. *Vallesi* (1934) konnte bei Meerschweinchen keinen Zusammenhang zwischen Jodgehalt der Schilddrüse und Außentemperatur feststellen. *Leblond* et al. (1944) prüften Kälteeinfluß und Jodumsatz bei Ratten, die 40 Tage bei einer Temperatur von 0—4° C gehalten waren. Zwei Stunden nach der Injektion glich der Radiojodgehalt der Schilddrüse dem der Kontrollen. *Slingerland* (1955) untersuchte Jodidkonzentration und O_2-Verbrauch an frischen Schilddrüsenschnitten von Schafen unter anaeroben Verhältnissen und verschiedenen Bedingungen. Extreme Temperaturen verminderten die Jodidakkumulation. Nach *Cottle* und *Carlson* (1954) ist der O_2-Verbrauch zwischen dem 45. und 90. Tag niedriger Temperaturen (1,5° C) vermindert, die Wärmeproduktion zwischen dem 25. und 60. Tag bei 5° C graduell abnehmend. Die Akklimatisation Homoiothermer an niedere Umgebungstemperaturen setzt die Fähigkeit, Stoffwechselwärme zu vermehren und auf großer Höhe zu halten, voraus. Schneller als bei Kontrollen erschien bei Kältetieren J^{131} in Thyroxin und PBJ. Diese Umsatzbeschleunigung ist ein sicherer Beweis für die Kälteaktivierung der Schilddrüse, die auch noch über 60 Tage bei der Ratte anhält. Mittels Aktivitätsmessung und Autoradiographie nach J^{131}-Applikation konnten *Jentzer* sowie *Cahn* et al. feststellen, daß diese Kälteaktivierung der Schilddrüse nach pharmakologischer Hibernation unterdrückt wird.

Um alle Widersprüche nun auszuschließen, schlugen *Woods* und *Carlson* (1956) die Methode des Thyroxinersatzes vor. Wenn auch alle Indikatoren der Schilddrüsenfunktion so gedeutet werden könnten, daß sie eine Verminderung der Schilddrüsenaktivität bei länger dauernder Kälteexposition anzeigten, so seien sie doch nicht beweisend. Bei der Thyroxinersatz-Methode wird einmal die Menge exogenen Thyroxins gemessen, die bei Kältetieren notwendig ist, um die Propylthiourazilhypertrophie der Schilddrüse zu verhindern; dann wird die Menge exogenen Thyroxins festgestellt, die notwendig ist, um den O_2-Verbrauch bei thyreoidektomierten Ratten auf die Norm zu steigern. Die erhaltenen Werte sollen eine deutlich vermehrte Schilddrüsensekretion mit Thyroxinverbrauch bei Tieren mit Kälteexposition auch über lange Zeit anzeigen. Unter Hinweis auf die verschiedensten Untersuchungen, die von einer wieder normalisierten Schilddrüse nach mehr als 30 Tagen Kältedauer sprechen, wird über die immer noch vermehrte Aktivität auch nach 60 Tagen berichtet. Schon vorher hatten *Dempsey* und *Astwood* (1943) mit der Thyroxinbestimmung bei Anwendung von Kälte und antithyreoidalen Substanzen ähnliche Resultate erzielt.

Da sich mit nur wenigen Ausnahmen die Experimente auf Warmblüter beziehen, wurden eigene Versuche an Winter- und Sommerfröschen angestellt, die stundenweise Eisschrank- und Wärmeschranktemperaturen abwechselnd ausgesetzt wurden. Trotz schlagartiger Temperaturwechsel, gleich in welcher Reihenfolge, konnte eine histomorphologische Aktivierung der Froschschilddrüse nicht erzielt werden (Abb. 13a–c).

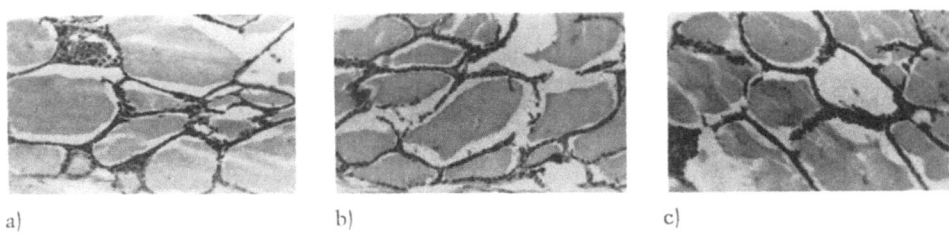

Abb. 13a–c *Reaktionslose Schilddrüsen nach Applikation von Wechseltemperaturen (Frosch):*
a) Wechsel Zimmertemperatur – Eisschrank; b) Wechsel Zimmertemperatur – Brutschrank;
c) Wechsel Eisschrank – Brutschrank

Die Verhältnisse änderten sich etwas, wenn für den Versuch männliche Frösche genommen wurden, die über längere Zeit zu Schwangerschaftstesten verwendet worden waren, also zweifellos belastenden Hormonalwirkungen ausgesetzt gewesen waren. In Abb. 14a–c glaubt man doch eine gewisse Aktivierung zu erkennen. Gegenüber dem Aus-

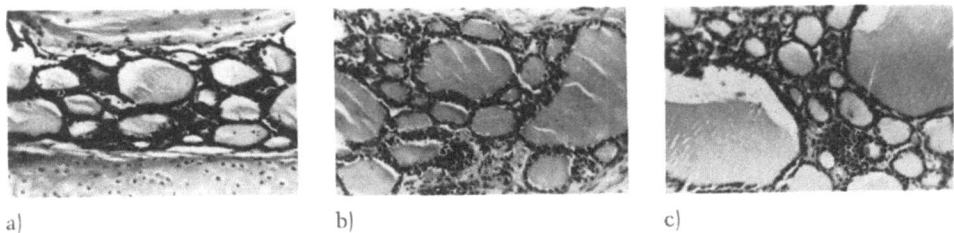

Abb. 14a–c *Angedeutete Epithelaktivierung nach Applikation von Wechseltemperaturen (Schwangerschaftstest-Frösche). Temperaturreihenfolge wie in Abb. 13*

gangsbild a) ist sowohl der Kältesturz b) als auch die Wärmeeinwirkung c) in geringer Weise schilddrüsenverändernd tätig gewesen. Möglicherweise ist diese Froschgruppe durch die Vorbehandlung in der Reaktionsfähigkeit mobiler geworden. Dieses Beispiel sowie das der kältebedingten Stoffwechselsteigerung durch Thyroxin über den Umweg des Adrenalins weisen auf eine Verwobenheit körperlicher Reaktionen hin. *Suomalainen* zeigte dies auch bei der Erwärmung des winterschlafenden Igels, der zunächst nur den Vorderkörper vermehrt durchblutet bei gleichzeitiger arterieller Abriegelung des übrigen Körpers. Die Quelle der aufweckenden Eigenwärmeproduktion stellt das

vermehrt schlagende Herz und die Vorderkörpermuskulatur dar. Nach allem würde man es sich wohl zu einfach machen, für Kälte- oder Wärmereaktion des Organismus der Schilddrüse ausschließlich die Verantwortung zuzuschieben, ohne andere Regulationsmöglichkeiten zu beachten. In diesem Zusammenhang kann auch auf die Wildschilddrüsenuntersuchungen verwiesen werden (s. Abschnitt B).
Da die Schilddrüse als primärer Temperaturregler des Organismus angesehen werden kann, wird sie diese Funktion nicht nur der Kälte, sondern selbstverständlich auch der Wärme gegenüber ausüben. Die Elritze (Phoxinus phoxinus L) stirbt unvorbehandelt nach einer Erhöhung der Umgebungstemperatur auf 23° bis 24° C, während die mit Thioharnstoff vorbehandelten Exemplare noch in einer Wärme von 33°C lebensfähig sind *(Fortune)*. *Dodd* und *Dent* konnten sich aber in Kontrollversuchen am gleichen Objekt unter verschiedensten Bedingungen nicht davon überzeugen, daß Hypofunktion der Schilddrüse in auffälliger Weise den absoluten tödlichen Wärmegrad, der nach ihren Angaben zwischen 29° und 31°C liegt, weiter nach oben verschöbe. Ähnlich waren die Verhältnisse bei Kaulquappen, die 34° bis 36° nicht überlebten, gleichgültig, ob sie medikamentös vorbehandelt oder thyreoidektomiert waren. Nach *La Roche* und *Leblond* wird die Widerstandskraft gegenüber steigenden Temperaturen durch radiologische Thyreoidektomie beeinträchtigt, durch Gabe von Schilddrüsensubstanz wieder hergestellt. Fische mit spontanen Kröpfen oder solche, die mit Thyroxin vorbehandelt waren, starben ohne Unterschied beim gleichen Wärmegrad. *Dodd* und *Dent* ziehen daraus den Schluß, daß weder Hypo- noch Hyperfunktionen die Temperaturtoleranz beeinflußt. *Gorbmann* ist daher voll zuzustimmen, der eine thyreoidale Wärmeregulation bei Kaltblüter-Vertebraten als noch weitgehend unbekannt bezeichnet. Man kann mit Fug und Recht noch hinzufügen, daß ganz allgemein die Rolle der Schilddrüse bei Temperatureinflüssen, gleichgültig ob Kälte oder Wärme, noch nicht eindeutig genug aufgeklärt ist.

γ) *Licht (Strahlung)* Wie schon die Angaben über die Temperatureinflüsse, sind auch die Berichte über die Lichteinwirkung auf die Schilddrüse uneinheitlich.

Bergfeld (1930) erzielte durch Bestrahlung mit ultraviolettem Licht eine Hypertrophie der Rattenschilddrüse. Eine gewisse Adapation mit Abflachung des zunächst aktivierten Epithels sah *Dempsey* (1943) nach längerer Belichtung. Der Adaptationsfaktor fehlte aber in den Ergebnissen der Dauerbelichtungen von *Kenyon* (1935). *Radnót* und *Orbán* (1955) belichteten Enten mit dem Erfolg einer laufend sich steigernden Schilddrüsenaktivierung, die mit körperlicher Gewichtsabnahme einherging. Erst nach einer Belichtungszeit von über 400 Stunden zeigte sich eine Umkehr mit Degenerationsvorgängen an der Schilddrüse. *Hollwich* und *Tilgner* sahen bei Anwendung monochromatischen, langwelligen Lichtes bei Erpeln eine Zunahme der Kernvolumina und schlossen daraus auf eine thyreotrope Wirkung des Lichtes, wobei die Frage des Zustandekommens dieses Effektes offen gelassen wurde. Grundsätzlich sprechen Beobachtungen an solchen Tieren, die sich eine andere Hautfarbe durch Lichteinfluß zulegen können, für eine gesonderte Reizleitung auf der optischen Bahn vom Augenhintergrund zum Nukleus supraopticus und von dort zur Hypophyse. Letztere kann das Melanophorenhormon auf dienzephale Erregung hin ausschütten. *Becher* wies beim Menschen neuro-vegetative Zentren der Retina und weiter zentral leitende Bahnen nach. Damit ist theoretisch die Unterlage gegeben, daß auch glandotrope Hormonausschüttung über den Lichtreiz erfolgen kann. Vegetative oder neurohormonale Reaktionen werden aber wohl meist in Kombination mit anderen optischen Wahrnehmungen ausgelöst, seltener durch isolierte Lichtreize. Unsere Kenntnisse harren hier weiter der Vervollkommnung.

Eigene Belichtungsversuche wurden an Maulwürfen vorgenommen (1949). Die Ergebnisse waren ebenso wenig einheitlich wie die Versuchsbedingungen. Immerhin fiel auf, daß Maulwürfe schon nach 30 Minuten Sonnenbestrahlung eingehen und eine Schilddrüsenaktivierung aufweisen konnten (Abb. 15). Gerade diese Maulwurfversuche aber scheinen uns ein sprechendes Beispiel einer Kombination von Reizen zu sein, wo-

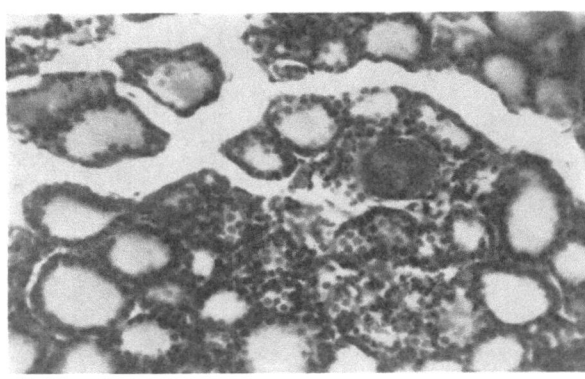

Abb. 15 *Angedeutete Epithel-Aktivierung nach 30 Min. Sonnenbestrahlung (Maulwurf)*

bei der akzidentelle, nicht sicht- und meßbare psychisch-nervöse Reiz sehr wohl ausschlaggebend sein könnte. In noch laufenden Untersuchungsreihen über das Schilddrüsenbild von Schnellzuchthähnchen, die bei standardisiertem Futter aufgezogen, nie das Tageslicht gesehen und bei konstanter Umgebungstemperatur nur Rotlicht ausgesetzt waren, läßt der Überblick eine vorwiegend ruhige, mehr zur Inaktivität neigende

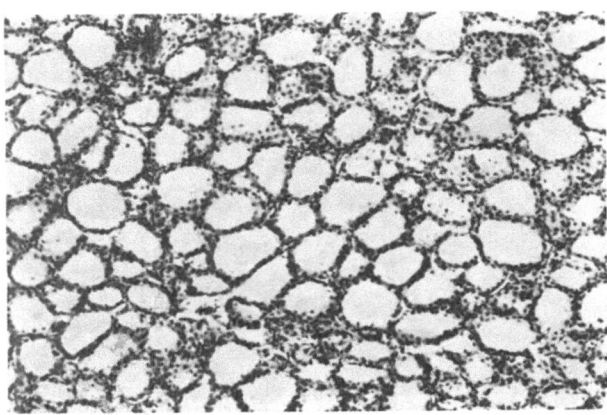

Abb. 16 *Gleichmäßig aktivierte, kolloidarme Schilddrüse (Freizuchtkücken)*

Schilddrüse erkennen gegenüber den in üblicher Weise frei aufgezogenen Tieren *(Löhning)* (Abb. 16–19). Bei diesen industriellen Aufzuchtmethoden spielt mit großer Sicherheit der psychisch-nervöse Reiz keine Rolle. Bei Untersuchungen von Stall- und Weidekühen *(Eickhoff* 1962) dagegen, die keinerlei typische Bilder, weder für die Dunkel- noch für die Lichtserie, ergaben, könnte der psychische Faktor (Schlachthof!) wie-

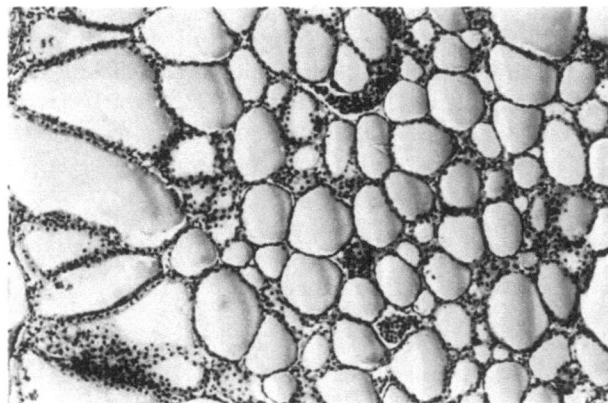

Abb. 17 Peripher aktivierte, zentral ruhiggestellte Schilddrüse mit höherem Kolloidgehalt (Schnellzuchtkücken)

der mit im Spiele sein. Ganz allgemein können nach *Cehovic* je nach Tag- oder Nachtgewohnheit der Tiere sowohl Licht wie Dunkelheit die Schilddrüse stimulieren.

δ) *Schreck, Psyche* Die große Bedeutung des meist vernachlässigten psychisch-nervösen Faktors wurde erstmalig durch die Schreckversuche an verschiedenen Tierarten herausgestellt. Ausschlaggebend waren dabei neben den Befunden an Wildkaninchen, über die im nächsten Abschnitt noch näher berichtet wird, die Ergebnisse bei der frei lebenden, grauen Hausmaus (Eickhoff 1949). Setzte man gefangene Exemplare in einen durchsichtigen, aus Fliegendraht hergestellten Behälter einer Katze vor, so war diese Exposition mit Schreck und Todesangst verbunden, obgleich die Maus von der Katze nicht berührt werden konnte. Das Opfer machte zunächst Fluchtversuche, die aber bald eingestellt wurden. Die Bewegungen wurden immer langsamer und hörten schließlich ganz auf. Es stellte sich allgemeines Zittern und später eine Muskelschwäche ein, die so erheblich war, daß nach Beendigung des Versuches freigesetzte Mäuse die Flucht nicht mehr ergreifen konnten. Gelegentlich trat sogar ein Erschöpfungstod ein. Die untersuchten Schilddrüsen waren bei niedrigem Epithel weitgehend an Kolloid verarmt. Dieses in der Schilddrüse sonst nicht vorkommende Bild der Epithelinaktivi-

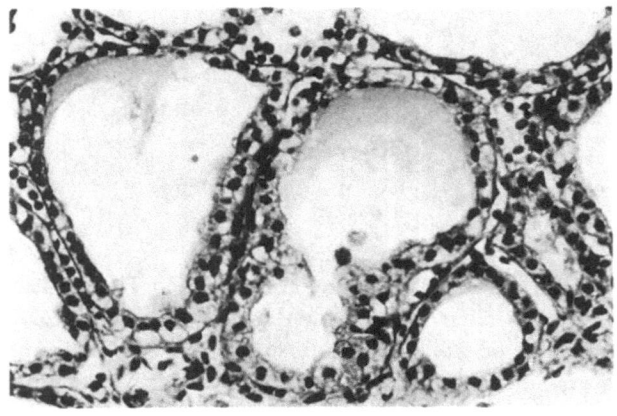

Abb. 18 *Ausschnitt aus aktivierter Randzone (Schnellzuchtkücken)*

tät bei ausgeschwemmtem Kolloid ist eine spezifische Versuchsfolge. Dieses einmalige, strukturelle Gepräge wurde mit *kahle, nackte Schilddrüse* bezeichnet. Ohne irgendeinen körperlichen Eingriff (Operation, Injektion) wird also ein Reiz appliziert, der in kurzer Zeit (Minuten) erhebliche und eindeutige Veränderungen in der Schilddrüse hervorruft. Dieses überraschende Ergebnis ist nur als Folge eines überdosierten psychisch-nervösen Reizes zu deuten. Alle dem Organismus verfügbaren Möglichkeiten zur Gegenregulation werden durch diesen Stress unwirksam. Es sind keine anderen Versuchsanordnungen bekannt, die bei der Maus zu korrespondierenden Schilddrüsenveränderungen führen können.
Ob auch noch andere Laboratoriumstiere, wenn sie ähnlichen Reizen ausgesetzt würden, gleichartig reagieren können, ist noch nicht sicher erwiesen. Immerhin genügen die vorhandenen Erfahrungen, dem psychischen Faktor bei allen, insbesondere die Schilddrüse betreffenden Experimenten mehr Beachtung zu schenken. Man gibt sich offenbar noch zu wenig Rechenschaft darüber, welche spontanen psychischen Reaktionen, z. B. bei einer Ente ablaufen, der in Zwangshaltung ein Lichtstrahl ins Auge

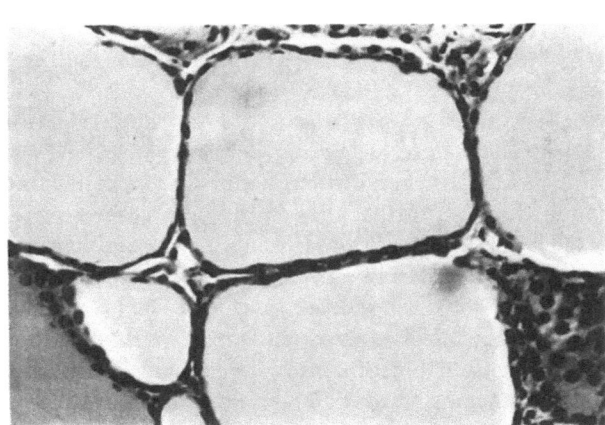

Abb. 19 *Ausschnitt aus ruhiggestelltem Zentrum (Schnellzuchtkücken)*

gesandt wird. Man wird kaum ermessen, was in einem Maulwurf, der frisch ausgegraben und seinem Milieu entnommen wird, vor sich geht. Beim Großvieh ist schon eher zu ahnen, daß beim Auftrieb zur Schlachtbank psychische Reaktionen ablaufen. Dafür zeugen oft genug die temperamentvollen Abwehr- und wilden Fluchtversuche. Mehr oder weniger wird jedes Tier in milieufremder Umgebung der Angst konfrontiert. Dadurch werden psychisch-nervöse Reaktionen ausgelöst, die sehr wohl ein möglicherweise reizspezifisches Erfolgsbild in der überaus fein reagierenden Schilddrüse verwischen können. *Gorbman* und *Berg* stellten lediglich durch Versetzung von Fischen in ein anderes, fremdes Wasser fest, daß der Hormongehalt der Schilddrüse sich verschob. Nerze seien sehr empfindlich gegen Schreckeinwirkungen, Hausschweine seien durch Transporte sehr gefährdet. *Cohrs* weist bei Schweinen auf plötzliche Todesfälle mit Schilddrüsenaktivierung nach Überanstrengung hin. Weiterhin weiß man, daß in modernen Hühnerhaltungsbetrieben schon bei einer geringfügigen Veränderung der Umgebung, z. B. bei einem Neuanstrich der Stallung, die Legeleistung deutlich abnimmt.

ε) *Verwilderung* Hier soll kurz von Versuchen berichtet werden, die in den Jahren 1949 bis 1951 durchgeführt, aber nicht veröffentlicht werden konnten, weil aus äußeren Gründen die Versuchsprotokolle verlorengingen. Ein Pärchen Belgischer Riesenkaninchen wurde auf einem mit Gras bewachsenen, großen Fabrikdach ausgesetzt und sich selbst überlassen. Nach einer gewissen Zeit, nachdem Junge geworfen waren, wurde das Elternpaar getötet. Aus dem Wurf wurden neue Pärchen zusammengestellt und auf drei verschiedene Dächer verteilt. Die aus der ersten Filialgeneration folgenden Würfe, aus denen immer wieder nur ein Pärchen zurückgelassen wurde, konnten bis zur vierten Generation beobachtet werden.

Das Verhalten des »Urpaares« war insofern interessant, als es sich sofort nach Art der wilden Vettern einen Bau in den etwa 50 cm hohen Erdbelag des Fabrikdaches grub. $F_1 - _4$ folgten natürlich diesem Verhalten. Sie wiesen eine zunehmende Scheu auf. Das Körpergewicht nahm zwar laufend deutlich ab, hielt sich aber bei einer bestimmten Grenze, die unterhalb der artgleichen Stallgefährten, aber noch über der der Wildkaninchen lag. Leider sind die Zahlen durch Verlust der Protokolle nicht erhalten. Auch die leichte Aktivierung der Schilddrüse von F_1 und $_4$ muß notgedrungen eine Gedächtnisangabe bleiben. Im Ganzen erscheinen die Versuche aber mitteilungswert, weil sie im großen und ganzen auf das Milieu als wahrscheinlich schilddrüsenprägenden Faktor hinweisen.

ζ) *Grenzstrang-, Vagusresektion* Aus den Literaturangaben (*Zukschwerdt*) ist bekannt, daß elektive Reizung der sympathischen Schilddrüsennerven eine Stimulierung des Organs hervorrufen kann. Andererseits konnte in eigenen, mit *Sunder-Plassmann* durchgeführten Untersuchungen gezeigt werden, daß nach einseitiger, hoher Vagusresektion das Schilddrüsenbild von Stallkaninchen inaktiv wurde. Diese schilddrüsenhemmende Einwirkung durch Ausschaltung parasympathischer Impulse war so stark, daß sonst schilddrüsenprägende TSH-Gaben histomorphologisch nicht erkennbar wurden. Nicht ganz so eindeutige Wirkungen wurden nach doppelseitiger Grenzstrangresektion einschließlich der hohen Halsganglien gesehen. Die sonst deutliche Schilddrüsenaktivierung durch Sensibilisierung (Serum-Allergie-Versuch) war bei den operierten Kaninchen ebenfalls herabgesetzt. *Comsa* dagegen berichtet von intensiver Anregung der Rattenschilddrüse nach Sympathektomie, die allerdings nach einiger Zeit wieder zurückgehen soll, wenn auch nicht ganz bis auf den ursprünglichen Ruhezustand.

2. endokrine Faktoren (Hormongaben)

Auf die Wirkung exogener TSH-Zufuhr soll hier nur kurz hingewiesen werden. Die Hormone der übrigen endokrinen Drüsen bleiben unberücksichtigt. Über die Wechselbeziehungen endokriner Organe zur Schilddrüse siehe oben (IV c 1).

Durch zahlreiche Experimente ist erwiesen, daß TSH-Injektionen die Schilddrüse stimulieren, allerdings nur für beschränkte Zeit. Die schilddrüsenprägende Wirkung besteht in sichtbarem Kolloidverlust mit nachfolgender Epithelerhöhung (Abb. 20). Der Grad der histologischen Veränderung in einem bestimmten Zeitablauf gilt als Unterlage zur Bestimmung von TSH-Einheiten. Eine *Junkmann-Schöller*-Einheit ist die Menge TSH, die bei 100—150 g schweren Meerschweinchen nach drei Tagen eine histologische Reaktion ergibt (Documenta Geigy; Wissenschaftliche Tabellen, 6. Auflage).

Oben wurde schon darauf hingewiesen, daß die Schilddrüse nach längerer TSH-

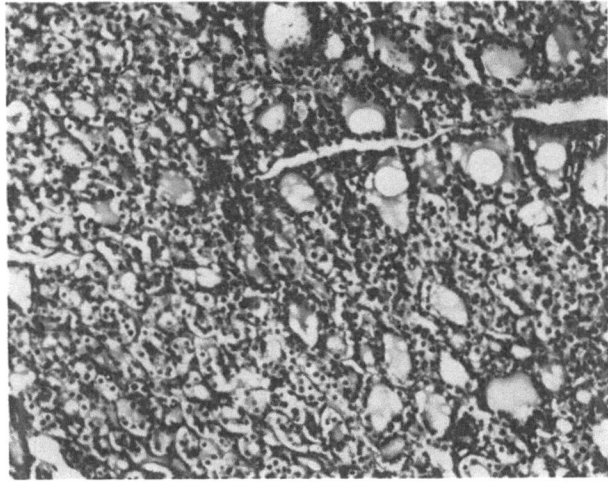

Abb. 20 *Aktivierte Schilddrüse nach 100 MSE von TSH (Kaninchen)*

Behandlung refraktär wird. Durch steigende Dosen kann dies eine Weile hinausgeschoben werden. Dann allerdings kehrt das Schilddrüsengewebe trotz Weiterbehandlung zum Ruhebild zurück. *Okkels* fand, daß am Schilddrüsenexplantat ein Refraktärwerden überhaupt nicht zustande kommt. *Friedgood* sowie *Werner* geben an, daß das Refraktärstadium der Schilddrüse jederzeit durch Artwechsel des TSH durchbrochen werden kann. Wenn also durch Rinder-TSH nach anfänglicher Aktivierung die Schilddrüse refraktär wird, so kann dies jederzeit durch Pferde-TSH verhindert werden, mit der Einschränkung allerdings, daß auch dann bei längerer Dauer ein Ruhebild sich wieder einstellt. *Benoit* und *Aron* fanden nach Verfütterung oder Injektion von Thyroxin eine Stimulation der Schilddrüse, nach Thyreoidektomie eine Hemmung der Hodentätigkeit. Auf die Dauer verwischten sich aber auch hier die Wirkungen, weil sich ein neues Gleichgewicht einspielte.

e) Erscheinungswechsel als Proliferationsfolge

Die stark wandlungsfähige Schilddrüse wurde als ein fein reagierendes Organ für die verschiedenen endogenen und exogenen Einflüsse geschildert. Den berichteten einzelnen histomorphologischen Erscheinungsformen wurde entweder gesteigerte oder verminderte Tätigkeit unterlegt. Diese Korrelation zwischen Funktion und Morphe trifft nicht zu, wenn die Schilddrüse unter dem Einfluß von Thyreostatika steht. Diese Stoffe bewirken eine Hemmung der Hormonsynthese und bedingen dadurch auf indirekte Weise eine echte Proliferation. Diese betrifft das ganze Organ, wobei die Form der Proliferation des Follikelepithels den Formen der Hyperaktivität des Follikelepithels gleicht. Proliferation und Hyperfunktion bieten also eine derart identische Erscheinungsform, daß histologisch den Zellen in keiner Weise anzusehen ist, ob sie lediglich proliferierend oder ob sie auch noch funktionell tätig sind. Auf Grund dieses Sachverhaltes stellt *Greer* bereits seit längerem begrifflich die Doppelwirksamkeit des Thyreotrophormons durch die Termini Thyreoproliferin und Thyreosekretin heraus. Für die Beurteilung von Proliferations- und Funktionsaktivität oder Taubheit einer

Schilddrüse sind daher unter gewissen Umständen die histomorphologischen Untersuchungsmethoden unverläßlich. Hier können nur Radiojoduntersuchungen weiterhelfen. Diese Unverläßlichkeit histologischer Methoden bezieht sich in gleicher Weise auf Umbaubilder, die sowohl durch Injektionen von Thyreostatika als auch durch strumigene Kost ausgelöst werden. Das läßt sich bei allen domestizierten Tieren zeigen, die neben artefizieller Strumabildung auch anfällig für Spontankropfbildung sind. Die spontanen Schilddrüsenvergrößerungen sind diffuser, seltener aber auch knotiger Natur. Auch diese spontanen Wucherungen laufen unter dem Bild der Epithelaktivierungen ab, d. h. man findet vorwiegend helle, hohe Zellen. *Kolmer* wies auf die Parallelität des Vorkommens menschlichen und tierischen Kropfes hin. Es fällt in diesem Zusammenhang auf, daß besonders Schweizer Autoren über spontane Kröpfe bei Ratten *(Wegelin)*, Mäusen *(Langhans* und *Wegelin)* und Hunden *(Huguenin)* berichtet haben. Die genannten Tierarten sind aber Verwerter von Küchenabfällen. Es ist nicht verwunderlich, daß sie, wie die Menschen, Kröpfe bekommen müssen. Es wäre unter diesem Gesichtswinkel daher nicht uninteressant zu erfahren, ob die Häufigkeit dieser »spontanen« Kröpfe nach der erfolgreichen Jodsalzprophylaxe gesunken ist. Etwaige Feststellungen dieser Art waren im zugänglichen Schrifttum bisher nicht zu finden.

f) Zellerhöhung und Mitose als Grundlage von Regeneration und Proliferation

Auf einen Tatbestand im Erscheinungsbild der Proliferation soll zum Schluß noch hingewiesen werden. In der Schilddrüse sind auch während des Aktivierungsvorganges selten Mitosen zu finden. *Kracht* und *Kracht* sahen sie hier allerdings vermehrt. In spontanen gutartigen Strumen diffuser oder knotiger Art hat man ebenfalls Mühe, Mitosen zu finden. *Lauche* sah in Schilddrüsen mit gesteigerter Tätigkeit und in den Randpartien von Schilddrüsengeschwülsten Mitosen in einer Anzahl, die er als hinreichend bezeichnet, die Gewebsvermehrung zu erklären. *H. Müller* hingegen nahm ein vornehmlich an die Gefäßwand gebundenes, synzytiales Keimgewebe an, aus dem Follikelepithel, Kapillarendothel und Adventitiazellen aussprossen sollten. Eigene

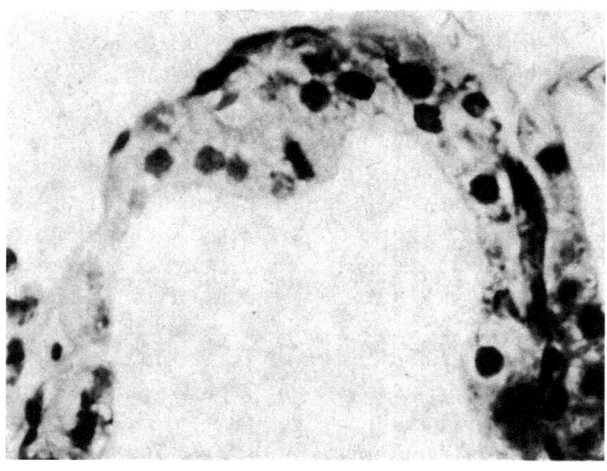

Abb. 21 *Mitose in einer Urazil-Schilddrüse (Kaninchen)*

histologische Befunde schienen diese Auffassung zunächst zu stützen, die offensichtlich der Keimblatttheorie nicht entsprachen. Nach späteren, eigens dafür angesetzten und von *Bungart* (1956) durchgeführten Kontrolluntersuchungen ließen sich diese Ansichten jedoch nicht mehr halten. Die durch Urazilgaben vergrößerten Rattenschilddrüsen zeigten nach vorheriger Gabe mitosehemmenden Colchicins in jedem Schnitt und beinahe in jedem Blickfeld Mitosen. Es kann also kein Zweifel sein, daß Regeneration und Proliferation in der Schilddrüse auf dem Wege der Mitose des Follikelepithels (Abb. 21) vor sich geht und somit hier in dieser Hinsicht gegenüber anderen Organen und Geweben keine Ausnahme gemacht wird.

V. SCHLUSSFOLGERUNGEN

Überblickt man die vorstehenden Ausführungen über die gebräuchlichsten Laboratoriumstiere, so finden sich in mancherlei Hinsicht Ergebnisse, deren Kenntnis, insbesondere für diejenigen, die sich mit der Schilddrüsenforschung beschäftigen, nicht unwichtig erscheinen. Anatomische Daten über Bau, Feinbau, Gefäß-, Lymph- und Nervensystem sind so wesentlich wie die Kenntnisse des Zuganges zum Organ oder der Darstellbarkeit einzelner Gewebsbestandteile. Hierüber wurde ausführlich Auskunft gegeben. Erscheinen diese Dinge weitgehend geklärt, so gibt es schon mehr und noch weiter ins Detail gehende offene Fragen bezüglich der Physiologie und Biochemie, die auch den pathologischen Anatomen interessieren dürften, selbst wenn ihm von seiten seines Fachs hier zur weiteren Forschung sehr enge Grenzen gesetzt sein dürften. Die rein morphologischen Untersuchungsmethoden sind sicherlich weitgehend ausgeschöpft und können allein bei einem Teil der bisher erarbeiteten Ergebnisse als beinahe unverläßlich bezeichnet werden. Andere funktionelle Methoden wurden daher schon angewandt, um einige Ergebnisse zu sichern, wie z. B. den erklärten Funktionswechsel der Follikel, die progressive und regressive Transformation des Epithels, die bipolare, umgekehrte Zellfunktion des Follikelepithels, die Hormonabgabe und den grundsätzlich möglichen Abtransport des Hormonjods über die Lymphbahnen, zu denen später noch ein besonderes Wort zu sagen ist.
Fraglos ergeben sich noch sehr viele Probleme hinsichtlich der Morphokinese. Zwar steht einwandfrei fest, daß die Schilddrüse ein sehr variables Erscheinungsbild aufweisen kann. Die Bedingungen aber, unter denen die Verschiebungen im Kolloid und die Variationen im Epithel vor sich gehen, sind in den meisten Fällen doch noch nicht ganz klar. Der Grund ist in dem Umstand zu suchen, daß selbst unter Experimentalbedingungen unerwünschte Nebenwirkungen sich einschleichen können. Grad und Reichweite solcher Nebenwirkungen sind allerdings nicht annähernd zu bemessen. Das macht z. B. die Beurteilung der vielen exogenen, nichtendokrinen Faktoren mit ihren schilddrüsenprägenden Einflüssen unsicher.
Von all den Faktoren, die in Schilddrüsenversuchen einer Prüfung unterzogen wurden und denen schilddrüsenbeeinflussende Eigenschaften zugesprochen werden konnten, gehen auch Nebenwirkungen aus. Die einzelnen Faktoren sind oft so innig miteinander verquickt, daß man von einem Faktorenkomplex sprechen muß, der im Experiment nicht zu trennen ist. Neben bekannten Faktoren gibt es aber auch einige, die der Aufmerksamkeit leicht entgehen. Ihre Rolle kann mehr erahnt als exakt gemessen

werden. Sie überlagern gerade die mit der Schilddrüse sich befassenden Experimente in aggravierender Weise. Da sie nicht auszuschalten sind, rufen sie eine gewisse Unsicherheit hervor, die ihren sichtbaren Ausdruck in der Vielfalt der Untersuchungen mit ihren zahlreichen Widersprüchen findet. Es erscheint daher sehr wichtig, auf einige dieser Faktoren besonders hinzuweisen, um der naheliegenden Gefahr einer Fehleinschätzung von Versuchsergebnissen möglichst zu entgehen.

Als einflußreichster, unwägbarer Faktor müssen Art- und Individualkonstitution gelten. Ihnen wird meist schon unausgesprochen durch die Wahl der Versuchstiere Rechnung getragen, da bekannt sein dürfte, daß für dieses oder jenes Experiment diese oder jene Spezies geeignet oder ungeeignet ist. Bezogen auf die Schilddrüsenexperimente kann die Rolle der Konstitution in der Art und Weise der Apperzeption und Verarbeitung der Reize gesehen werden. Es wurde gezeigt, daß bei der Maus Schreckreize wirksam werden und Krankheitssymptome auslösen. Die Reizstärke ist dabei nicht von so ausschlaggebender Bedeutung, da bei den nicht empfänglichen Arten auch stärkste Belastungen keine derartigen Folgen zeitigen bzw. ganz unwirksam bleiben. Die Konstitution gereicht in diesen Experimenten den meisten Tieren zum Schutz. Ihre ausgleichende Rolle geht auch aus anderen Versuchen hervor, an deren Ende die Ansprechbarkeit auf zunächst wirksame Reize erloschen ist. Ganz allgemein ist festzustellen, daß für kurzfristige oder langdauernde Experimentalerfolge an der Schilddrüse erhebliche Reize zur Überwindung des Konstitutionsfaktors vonnöten sind.

Außer der Konstitution ist gerade bei Schilddrüsenexperimenten noch einem anderen wesentlichen Faktor Rechnung zu tragen, dem psychisch-nervösem Reiz (Trauma). Ihm kommen aber nicht die erwähnten korrigierenden Eigenschaften der Konstitution zu. Obschon versteckt, entfaltet er eine Wirksamkeit, die gerade in Schilddrüsenaktivierungsversuchen von nicht zu unterschätzender Bedeutung ist. Seine Abstufungen hängen von der Wahl der Spezies und der Anlage des Experimentes ab. In eigens durchgeführten Schreckversuchen an der Maus kommen die Schilddrüsenveränderungen voll und ganz auf sein Konto. Weniger anteilig ist sein Einfluß auf die Aktivierung der Schilddrüse, z. B. in den Belichtungsversuchen am Maulwurf oder an der Ente. Noch geringer wirkte er sich in den Temperaturversuchen am Frosch aus. Möglicherweise kann der psychisch-nervöse Faktor durch Gewöhnung, Domestikation und ähnliches in seiner Auswirkung kleiner gehalten werden. An seine völlige Ausschaltung kann man aber kaum glauben. Nicht einmal die geschilderten Verwilderungsversuche sind ganz frei von psychischem Trauma, wenn auch nur durch die Tatsache des einfachen Milieuwechsels und des weitgehenden Entzuges der Domestikation. Bei den nachfolgenden Filialgenerationen fallen diese Bedenken natürlich weg. Nebenbei schleicht sich an seiner Stelle als ein anderer Faktor die Inzucht ein, die im Experiment ebenfalls nicht berechenbar ist. Im Rahmen der wenigen zitierten Beispiele ergibt sich zwangsläufig die Schlußfolgerung, daß der psychisch-nervöse Reiz bei fast allen Experimenten einkalkuliert werden muß. Ihn aus irgendwelchen Gründen ganz zu leugnen oder ihm jeglichen Reizwert bestreiten zu wollen, ist irreal.

Alle diese Gedanken, Vorgänge und Tatsachen lassen es nun verständlich erscheinen, daß die Schilddrüsen von Versuchstieren ein von Art zu Art wechselndes und ungleiches Bild aufweisen. So kann man praktisch bei keiner Spezies von absolut inaktiver oder durchweg aktiver Normalschilddrüse sprechen. Man muß sich mit der Aussage eines *vorwiegend* aktiven oder inaktiven Schilddrüsenbildes begnügen, mit der wei-

teren Einschränkung, daß es auch hiervon noch Ausnahmen gibt und daß das Bild in ein und demselben Schnitt histologisch noch unterschiedlich sein kann.
Diese Variationsbreite des Schilddrüsenbildes schon unter Normalverhältnissen ist in der Tat aus naheliegenden Gründen beklagenswert. Sie zwingt aber keineswegs zur Resignation, sondern regt im Gegenteil zu weiteren Forschungen an mit dem Ziel, unter größtmöglicher Faktorenisolierung das Verhalten der Schilddrüse aufzuklären. Material, das sich unter diesem Stich- und Leitwort »Faktorenisolierung« anbot, war das Wild, von dem im nächsten Abschnitt ausschließlich die Rede sein soll.

ZUSAMMENFASSUNG

Kurze Beschreibung der Schilddrüsenanatomie der gebräuchlichsten kalt- und warmblütigen Experimentaltiere. Die Größe der Schilddrüse ist weitgehend arteigen und hat Beziehungen zum Körpergewicht. Art und Hilfsmaßnahmen der operativen Freilegung und Entfernung des Organs werden angegeben. Auf Vorkommen und Fehlen des Isthmus wird hingewiesen, seine besondere Bedeutung und Eignung für bestimmte intravitale Beobachtungen hervorgehoben. Hilfen zum leichteren Erkennen der oft makroskopisch kleinen Schilddrüse, zur Lymphbahndarstellung, zur Differentialdiagnose von intra- oder perithyreoidalen Knoten und zur Methode der Tiertötung werden aufgezeigt.

Besprechung des Aufbaus der Follikelwand und des Stromas. Unterscheidung und Definition von Follikel- und Lichtungsgröße sowie ihre jeweilige Beziehung zu Körpergröße und Funktionszustand der Schilddrüse. Beschreibung der morphologischen Eigenschaften des Parenchyms, des Bindegewebes mit seinen Blutgefäßen und Nerven sowie der Lymphbahnen.

Stichwortartige Schilderung der Synthese der Schilddrüsenhormone, ihrer Stapelung und Ausschwemmung. Auf die besondere Bedeutung der Lymphbahnen als Transportwege neben den Blutbahnen wird aufmerksam gemacht. Experimenteller Nachweis bevorzugten Lymphbahntransportes bei TSH-Stimulierung der Schilddrüse. Auf die bipolare Funktion des Epithels und die Möglichkeiten und Mechanismen der Stimulierung und Hemmung der Schilddrüse wird hingewiesen. Schwierigkeiten der Beurteilung des Bildes, insbesondere der Ablesung der Funktion aus der morphologischen Beschaffenheit des Epithels. Histomorphologische Gleichheit von Proliferation und Hyperfunktion. Begriff des tauben Organs.

Normaktive Tätigkeit der Schilddrüse histomorphologisch ohne besonderen Ausdruck, Zustand der Ruhe mit niedrigem Epithel und reichlichem Kolloid. Fähigkeit der Thyreozyten zur Umwandlung in wasserhelle Zellen und umgekehrt. Funktionswechsel ohne Formationswechsel (progressive und regressive Transformation). Epithelerschöpfung und -untergang (Onkozyten), Epithelersatz durch Regeneration (Mitose). Arbeitsrhythmus von Follikelgruppen. Morphologischer Ablauf der Aktivierung in der Reihenfolge Hyperämie, Kolloidverminderung, Epithelerhöhung (intravitale Beobachtung). Begriff der kahlen, nackten Schilddrüse des Schreckexperimentes.

Anführung der wichtigsten endo-exogenen schilddrüsenprägenden Faktoren. Besondere Betonung der Bedeutung psychisch-nervöser Faktoren und der Konstitution für das Tierexperiment. Forderung der Faktorenisolierung zur besseren Kenntnis schilddrüsenwirksamer Reize.

RESUME

Brève description de la thyroïde des animaux usuels de laboratoire à sang froid et à sang chaud. Le volume de la thyroïde est largement caractéristique pour l'espèce et est en relation directe avec le poids de l'animal. Mode d'opération, d'ouverture et de la présentation de l'organe ainsi que le mode de son extirpation. L'existence ou la non-existence de l'isthme sont mentionnées ainsi que son importance et sa qualification pour certaines observations sur le vif. Présentation des techniques pour une meilleure reconaissance de la thyroïde qui est quelquefois minuscule, pour la représentation des lymphatiques, pour le diagnostic différentiel des noeuds péri- et intrathyroïdiens ainsi que pour la suppression des animaux.

Description et genèse du mur folliculaire et du stroma, différentiation et définition de la taille du follicule ainsi que ses relations avec la taille de l'organe et de son état fonctionnel. Description des qualités morphologiques du parenchyme et du stroma avec ses vaisseaux, nerfs et voies lymphatiques.

Résumé succint et déscriptif de la synthèse des hormones thyroïdiennes, de leur stockage et de leur excretion. L'attention est attirée sur l'importance particulière des voies lymphatiques dans le transport à coté des voies sanguines. Démonstration expérimentale de la priorité du transport par les voies lymphatiques après stimulation de la thyroïde par la TSH. La fonction bipolaire de l'endothélium, les possibilités et mécanismes de la stimulation et de l'inhibition de la thyroïde sont indiqués. Difficultés de juger la structure histologique et en particulier de tirer des conclusions sur le fonctionnement de l'organe à partir de la structure du tissu épithélial. Egalité histomorphologique de la prolifération et de l'hyperfonctionnement. Concept de l'organ sourd.

Activité fonctionnelle normale de la thyroïde histomorphologiquement sans expression particulière; se présente en état d'inactivité avec un épithélium plat et abondante colloide. Possibilité de transformation des thyréocytes en cellules limpides et évolution inverse (transformation progressive et regressive). Epuisement épithélial et destructions (onkocytes). Régénération d'épithélium par activité mitotique. Rythme de travail de groupe follicules. Suite morphologique de l'activation dans l'ordre: Hyperémie, diminution de la colloide et augmentation de la hauteur de l'épithélium (observation sur le vif). Concept de la thyroïde vide et nue dans l'expériment de provocation par effraiement. Citation des facteurs endo-exogènes principaux pouvant stimuler la thyroïde. Mise en évidence de l'importance du facteur psycho-nerveux et de la constitution des animaux pour l'expérimentation. Exigence d'un meilleur triage des facteurs d'excitation pour une connaissance plus complète des stimuli de la thyroïde.

SUMMARY

A short description of the gross thyroid anatomy of the small cold and warm blooded laboratory animals. The size of the thyroid depends widely on the species and shows relation to the body weight. The proper access to the thyroid and its removal is shown. The existence and non-existence of the thyroid isthmus and its importance for some special experimental observations in vivo is mentioned. In some cases it may be difficult to recognize the very small thyroid body with the naked eye. Methods to make it easier are given. Moreover the methods are shown to demonstrate the intrathyroidal lymphatic vessels and to diagnose the intra- or perithyroid nodules. The best method to sacrifice the animals is pointed out.

Discussed are: construction of the follicular wall and stroma; differentiation and definition concerning the size of the follicle and its lumen and their respective relation of body size and functional stage of the thyroid; description of the morphologic qualities of the parenchyma, of the connective tissue inclusive its blood vessels, nerves and lymphatics.

A short description of the synthesis of the thyroid hormones, their incretion and secretion. The special importance of the lymphatics for the hormone transport is shown. There is experimental proof that the TSH-stimulated thyroid releases the hormones via the lymph vessels. The bipolar function of the epithelium, the possibility and mechanism of the stimulation and inactivation of the thyroid is discussed. Difficulty of critical examination of the histologic pattern, impossibility to interprete the function of the morphologic structure of the epithelium. Proliferation and hyperfunction show the same morphologic equivalent. The concept of the deaf organ.

Normactivity of the thyroid is histomorphologically without special structure, only characterized by the common flattened epithelium, called thyrocytes, with considerable increase in colloid. By stimulation the thyrocytes grow up and represent now the so called light cells. The process is reversible (progressive and regressive transformation). Functional variation without change of epithelial layer. Occasional exhaustion, desquamation of the epithelial cells (onkocytes), new formation by mitotic regeneration. The follow up changes of thyroid stimulation are hyperemia, colloid decrease and reaction of the epithelial cells identified finally as small shaped, high, light and cylindrical (in vivo-observation). Concept of the bare naked thyroid in the shock thyrotoxicosis test.

A statement of the most important endo-exogenous thyroid stimulation factors. The importance of the psycho-neural and constitutional factors of animals submitted to experiments is emphasized. Request to improve the examination of the thyroid stimulating factors by means of better experimental isolation of the separate factors.

ABSCHNITT B

Untersuchungen an Wildschilddrüsen

I. ALLGEMEINBETRACHTUNGEN. BEDINGUNGEN UND VORTEILE DER WILDSCHILDDRÜSENFORSCHUNG

Es mag zunächst befremdend erscheinen, einem Kapitel der Experimentaluntersuchungen an Laboratoriumstieren ein solches von Untersuchungen an Tieren der freien Wildbahn hinzuzufügen. Die Gründe hierfür sind mehrfacher Art. Anregend war in erster Linie die Uneinheitlichkeit der Versuchsergebnisse an Laboratoriumstieren. Diese Uneinheitlichkeit schien nicht so sehr darauf zu beruhen, daß mit verschiedenen Methoden an verschiedenen Arten untersucht wurde, als darauf, daß bestimmte Fehlerquellen sich weder ausschalten noch berechnen ließen. Als solche Fehlerquellen sind vorzüglich psychisch-nervöse Momente anzusehen, wie sie auf verschiedenste Weise in wechselnder Stärke ausgelöst werden können. Reaktionen, wie sie schon durch einfachen Milieuwechsel hervorgerufen werden, brauchen nämlich nicht unterschwellig zu sein, um nicht bemerkt oder gemessen werden zu können. Im Gefolge der gezielten Applikation von Reizen finden sich mit hoher Wahrscheinlichkeit Nebenwirkungen, die verschieden stark sein können und dementsprechend sich auch auswirken. Daran ist besonders zu denken, wenn man es mit einem so leicht und schnell veränderlichen Organ wie der Schilddrüse zu tun hat.
Gerade das Wild kann uns nun Aufschlüsse über die Wirksamkeit verschiedener Reize auf das histologische Erscheinungsbild der Schilddrüse geben. Es können gleich mehrere Vorteile angeführt werden. Zunächst entfällt der Domestikationsfaktor. Weiterhin erhält man das Wild aus ein und demselben, ihm vertrauten Milieu, aus dem es überraschend durch den Schuß herausgenommen wird. Man kann also annehmen, Schilddrüsen unter optimalen, natürlichen Bedingungen erhalten und studieren zu können. Dazu kommt, daß man eine beliebig hohe Stückzahl von Tieren gewinnen kann, die gleichen Bedingungen unterworfen sind.
Der Wert eines Experimentes besteht zweifellos in der Möglichkeit, Bedingungen festsetzen und variieren zu können. Dieser Wert wird aber dadurch gemindert, daß Nebenwirkungen nicht ausgeschlossen werden können, so daß die Bedingungen nicht »chemisch rein« sind. Im Falle des Wildes kann man zweifellos die Bedingungen nicht steuern. Bei geschickter Auswahl der Spezies ist es jedoch möglich, die von Natur aus gegebenen Bedingungen so auszusuchen, daß sie den gesetzten eines Experimentes gleichen. Der Vorteil dieser Methode, der sich zu den bereits geschilderten Vorteilen hinzugesellt, liegt auf der Hand. Es lassen sich auf diese Weise Faktoren wie z. B. der Einfluß der Kälte, des Lichtes, der Nahrung, des Jodangebotes usw. auf die Schilddrüse unter natürlichen Verhältnissen studieren. Durch sinnvolle Auswahl des Wildes kann also eine weitgehende Faktorenauswahl vorgenommen werden. Das ist ein unschätzbarer Vorteil für Untersuchungen zur Beurteilung schilddrüsenwirksamer bzw. prägender Reize.

II. SPEZIELLE VORBEMERKUNGEN

a) Anatomie

Lage, Form und Zugang zur Wildschilddrüse entsprechen beim Wild den Verhältnissen ihrer gebräuchlichen, zahmen Verwandten des Laboratoriums. So gibt es keine erkennbaren Unterschiede zwischen Wild- und Stallkaninchen oder Hase. Ist man mit diesen Verhältnissen vertraut, bereitet auch die Darstellung der Schilddrüse, z. B. von Eichhörnchen, Maulwürfen, Rehen, Hirschen, Gemsen usw. keinerlei Schwierigkeiten außer solchen, die evtl. in der geringen natürlichen Größe des Organs gegeben sein könnten.

Bei der überwiegenden Mehrzahl der Tiere hat die Schilddrüse eine H-Form. Die Drüse liegt paratracheal etwas unterhalb des Kehlkopfes mit einer verbindenden Brücke über der Trachea. Den Isthmus wird man beim Fuchs und Dachs, die — dem Hunde gleich — 2 isolierte Seitenlappen aufweisen, vergeblich suchen. Die gleichen Verhältnisse finden sich beim Seehund. Beim Hirsch zeigte sich nur in 5 von 144 Fällen eine Brücke. Fast überflüssig zu sagen, daß das Wildschwein, ebenfalls seinem zahmen Artgenossen gleich, die Schilddrüse als ein zusammenhängendes Organ antetracheal erkennen läßt. Diese Parallelen lassen sich weiterziehen.

Die Schilddrüse des Federwildes bietet grundsätzlich andere grobanatomische Verhältnisse als die des Haar- oder Schalenwildes. Sie ist intrathorakal gelegen. Das hat die Vogelwelt miteinander gemeinsam, gleichgültig, ob es sich nun um Federvieh oder Federwild handelt. Bei der intrathorakalen Lage sind die Schilddrüsen isoliert und besitzen keine Verbindung der Seitenlappen untereinander. Man findet die Schilddrüsenlappen beidseits im Karotiswinkel (Abb. 22). Es empfiehlt sich, zunächst bei breit eröffnetem Thorax die Schilddrüse aufzusuchen. Nach einiger Übung gelingt dann die

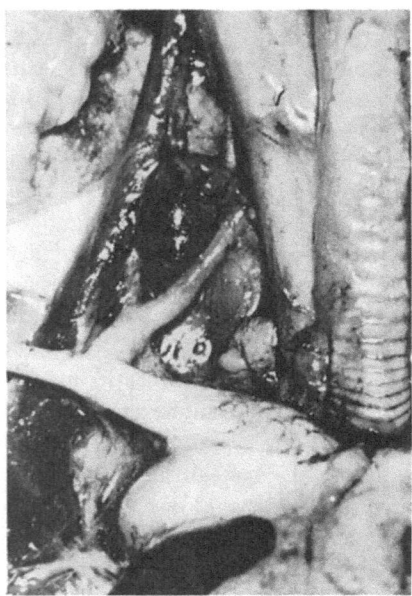

Abb. 22 *Lage der Schilddrüse (Tuscheinjektion) in der Karotisgabel (Schnellzuchtküken)*

Präparation vom Halse aus unter Wegschiebung der Pleura. Die Auffindung ist um so leichter, je unblutiger man vorgeht. Bei allen untersuchten Wildarten lassen sich nun keine Seitenunterschiede in der Größe der Schilddrüsenlappen erkennen. Auch gibt es äußerlich keine wesentlichen Farbunterschiede. Dagegen lassen sich makroskopisch öfter einseitig und, wenn doppelseitig, symmetrisch oder asymmetrisch dunklere oder hellere Knötchen erkennen, die sich histologisch als Epithelkörperchen, Zysten des Ultimobranchialkörpers oder versprengte Thymuskeime erweisen. Bei einigen Wildarten, die besonders häufig Reste des Ultimobranchialkörpers aufwiesen, wurde ihr Vorkommen prozentual bestimmt. Die Zahlen lauten für Schneehase 3,1%, Wildkaninchen 10%, Hase 17% und Gemse 34,7%. Bei Hirsch und Reh lohnte diese Auswertung nicht, bei Wildschweinen wurde der Ultimobranchialkörper nie gesehen.

Nähere Untersuchungen über Blutversorgung und Innervation wurden nicht angestellt, doch ist zu vermuten, daß bei der Identität der grobanatomischen Verhältnisse auch eine weitgehende Parallelität in der hämatogenen wie nervösen Versorgung gegeben ist. Auf die Frage aberrierender Schilddrüsen braucht in diesem Zusammenhang nicht eingegangen zu werden.

b) Histologie

Der histologische Aufbau der Schilddrüsen des untersuchten Wildes weicht nicht wesentlich von dem der Organe domestizierter Arten gleicher Größe ab, wenn man dabei die Grundelemente des Aufbaues und ihre Anordnung im Auge hat, nicht dagegen ihre Variationen infolge differenter Funktionszustände. Die Schilddrüse besteht im histologischen Schnitt aus einer Aneinanderreihung verschieden großer Bläschen, die mit wechselnd reichlichem, verschieden stark anfärbbarem Kolloid gefüllt sind. Eine Läppchenzeichnung ist aus der Anordnung der Follikel nicht abzulesen. Die Kapillaren treten je nach dem Füllungszustand mehr oder weniger deutlich hervor. Erwartungsgemäß lassen sich die Lymphbahnen im spärlichen interfollikulären Bindegewebe nicht oder nur angedeutet erkennen. Eine eingehende Untersuchung der übrigen Bauelemente wurde nicht vorgenommen, da keine Besonderheiten zu erwarten gewesen wären und auch keine diesbezüglichen Fragestellungen vorlagen. Das Bauprinzip der Schilddrüsen erscheint bei allen Spezies wohl einheitlicher Natur, wenn auch das funktionelle Erscheinungsbild erheblich differiert. Die Darstellung dieser Variationen und die Ergründung ihrer Ursachen waren das erklärte Ziel der Untersuchungen, was nicht ausschloß, am Wege liegenden Erscheinungen einige Aufmerksamkeit zu widmen.

c) Größen- und Gewichtsrelationen

1. *Makroskopische Ergebnisse*

Die Größe einer Schilddrüse steht mit der Körpergröße und dem Körpergewicht in Beziehung. Körpergröße und -gewicht erfordern zu ihrer Unterhaltung entsprechende Oxydationen, für die die Schilddrüse ihre Hormone zu produzieren und bereitzustellen hat. Dies ist leicht einzusehen, und die Praxis erweist augenfällig, daß mit der Größenzunahme der Spezies die Schilddrüse um so leichter aufzufinden ist. Dementsprechend sind Zirkelmaße für größere Schilddrüsen leichter und genauer zu nehmen als von kleineren. Das arithmetische Mittelmaß z. B. von Wildschweinschilddrüsen ausgewachsener Stücke betrug 4,8 : 2,7 : 1,6 cm.

Ähnlich wie die Schilddrüsengrößen verhalten sich ihre Gewichte. Die Fehlerquellen bei Gewichtsbestimmungen sind um so größer, je kleiner das Organ ist. Das hat verschiedene Gründe. Der Wesentlichste ist wohl der Blutgehalt der Schilddrüse, der (je nach Tötungsart) erheblichen Schwankungen unterworfen sein kann. Das schwammartige Kapillarsystem soll in der Lage sein, fast das ganze Karotisblut in sich aufzunehmen. Dadurch können Größe, Verfärbung und Gewicht entscheidend verändert werden. Als weitere Fehlerquelle ist akzessorisches Fett-Bindegewebe zu nennen. Bei Wildkaninchen ergeben sich Gewichtsschwankungen zwischen 0,07—0,28 g, bei Hirschen zwischen 2 und 13 g, allerdings ohne Berücksichtigung des Alters und des Geschlechtes. Bei männlichen Exemplaren, deren Körpergewicht das der weiblichen übertrifft, ist auch die Schilddrüse schwerer. Im einzelnen gibt Tab. 1 über die Gewichts-

Tabelle 1: Mittleres Körpergewicht und mittleres absolutes und relatives Schilddrüsengewicht in Abhängigkeit von Alter und Geschlecht (Hirsche).

	♂ jung	♀ jung	♂ alt	♀ alt
1. Körpergewicht in kg	41,2	42,4	86,2	61,9
2. absolutes Schilddrüsengewicht in g	5,2	4,9	8,8	7,3
3. relatives Schilddrüsengewicht in g/kg	0,125	0,119	0,104	0,121

verhältnisse Auskunft. Aus diesen Untersuchungen von *Bungart* geht die Beziehung des Schilddrüsengewichtes zum Körpergewicht eindeutig hervor. Darüber hinaus bestehen offenbar auch noch Beziehungen zum Alter, in dem zunächst das Schilddrüsengewicht zunimmt, dann aber konstant bleibt und auch in den höchsten Altersklassen nicht wieder absinkt. Die Beziehungen des Schilddrüsengewichtes zum Alter und Geschlecht bestehen offensichtlich nur indirekt, und zwar über das Körpergewicht.
Gleiche Untersuchungen wurden an freilebenden Gemsen vorgenommen, die diese eben genannten Beziehungen nicht erkennen ließen. In Tab. 2 sind die Körperge-

Tabelle 2: Zusammenstellung der Körper- und Schilddrüsengewichte, getrennt nach Geschlechtern (Gemsen).

	männlich	weiblich
Stückzahl	60	19
Gesamtkörpergewicht	1300,0 kg	345,0 kg
Durchschnittsgewicht	21,7 kg	18,1 kg
Gesamtschilddrüsengewicht	268,0 g	92,0 g
Durchschnittsschilddrüsengewicht	4,5 g	4,9 g

wichte der weiblichen Stücke größer ausgewiesen als die der männlichen. Eigentümlicherweise verhält sich das Durchschnittsgewicht der Schilddrüsen umgekehrt, also nicht entsprechend der sonstigen Regel in proportionaler Abhängigkeit vom Körpergewicht. Über die Gründe, die für diese abwegigen Ergebnisse maßgebend waren, können nur Vermutungen angestellt werden, denen hier kein Raum gegeben werden soll.

2. Mikroskopische Ergebnisse

Die Größe der Follikel ist durchaus nicht konstant, d. h. für alle Arten gleich groß. Es sind jedoch, um Mißverständnissen vorzubeugen, zwei Werte zu berücksichtigen: die eigentliche Follikelgröße und die Lichtungsgröße. Die Follikelgröße ist definiert durch den größten Durchmesser von Basal- zu Basalmembran, die Lichtungsgröße durch die größte follikuloradiäre Entfernung zwischen apikaler und apikaler Zellmembran. Es ist also einmal die Zellbasis, das andere Mal der Zellscheitel der trigonometrische Ort. Die genannten Größen stehen in Korrelation zur Follikelzahl.
Die Follikelgröße besitzt zumindest Beziehung zur Körpergröße. Das wird auch ohne exakte Berechnung sofort deutlich, wenn man Schilddrüsenschnitte sehr junger und alter Tiere derselben Art in gleicher Vergrößerung unter dem Mikroskop beobachtet. Diesen prima vista-Beweis kann man auch durch Vergleich der Schilddrüsen und Körpergröße extrem differierender Arten führen. Diese Unterschiede verwischen sich natürlich mit der Annäherung der Körpergrößen. Die Schilddrüse steht also sowohl in ihren makroskopischen Ausmaßen als auch in ihren follikulären Bauelementen in Abhängigkeit von den Körpermaßen ihres Trägers. Die Übersichtsaufnahme, die deutliche Follikel der Seehundschilddrüse ausweist, läßt bei gleicher Technik kaum die Fischschilddrüse, geschweige denn die Einzelheiten der Follikel erkennen. Der photographische Vergleich von Frosch- und Gemsenschilddrüse fällt nicht anders aus. Die Follikelgröße steigt nun nicht streng proportional der Körpergröße an. Das läßt sich auch ohne genaue Messung und Feststellung der Durchschnittswerte nur auf Grund einfacher histologischer Betrachtungsweise sagen. Innerhalb einer Art, ja in ein und demselben Lappen oder histologischem Schnitt variiert die Follikelgröße manchmal beträchtlich. Diese Variationsbreite müßte in Rechnung gestellt werden, ehe man von einer artspezifischen Größe sprechen könnte. Das aber würde Serienmessungen an einem großen Material voraussetzen. Eine artspezifische Follikelgröße wäre dann anzunehmen, wenn sie sich von dem Maß der Variationsbreite signifikant abheben würde.
Die Lichtungsgröße steht selbstverständlich zunächst in gewisser Abhängigkeit von der Follikelgröße. Insofern sind Grundmaße gegeben, innerhalb derer erhebliche Schwankungen auftreten. Diese Schwankungen sind an die Funktionszustände, mithin an Epithelveränderungen und Kolloidverschiebungen gebunden. Solche Veränderungen können unter Umständen sehr rasch eintreten. Epithelerhöhungen sind raumbeanspruchend, d. h. sie verkleinern die Lichtungsgröße. Epithelabflachung bewirkt das Gegenteil. Kolloidausschwemmung wird sich nur dann auf die Lichtungsgröße direkt auswirken, wenn sie überstürzt erfolgt, wobei die Follikel Faltenbildungen bis zum völligen Kollaps aufweisen können. Innerhalb des gegebenen Grundrahmens ist also eine klare Abhängigkeit der schnell wechselnden Lichtungsgröße vom Epithelzustand in der Weise gegeben, daß je höher das Epithel, umso kleiner die Lichtungsgröße ist und umgekehrt. Nur in Ausnahmefällen, so bei Alarmzuständen, ist der Kolloidschwund für die Lichtungsgröße ausschlaggebend. Dabei spielt selbstverständlich auch der Schwellungszustand des hyperämischen Gefäßapparates noch

eine Rolle. Da auf Gewichtsrelationen auf Grund mikroskopischer Gewebsmessungen nur indirekt geschlossen werden kann, soll auf die Gewebsrelationen verwiesen werden.

d) Gewebsrelationen

Nach den Ausführungen über die Follikel- und insbesondere die Lichtungsgröße überrascht es keineswegs, wenn auch histometrisch die Schilddrüsen keine konstanten, sondern verschiebliche Werte in den Bau- und Gewebsbestandteilen Epithel, Stroma und Kolloid aufweisen. Solche mit dem Leitz'schen Integrationsokular vorgenommenen Messungen ergaben die höchst mögliche Genauigkeit der quantitativen Analyse der Gewebsbestandteile. Sie führen uns die Beweglichkeit des Schilddrüsenbildes in besonderer Art und Weise vor Augen und gestatten eine Aussage über die Funktionszustände. Es erwies sich diese Methode als wertvolle Hilfe bei der Beurteilung der Schilddrüsenbilder. Ihre Ergebnisse machen keineswegs die bewährten histologischen Methoden überflüssig, sondern ergänzen sie, indem sie diese weitgehend bestätigen. Kann man grobe Verschiebungen histologisch ohne weiteres feststellen, ist man bei kleineren Veränderungen mehr oder weniger auf exakte Messungen angewiesen. Nach *Palkovits* kommen in Frage:

1) Bestimmung der Zahl der in den Epithelzellen nachweisbaren Mitosen;
2) Messung der Höhe der Epithelzellen;
3) Änderung der Zahl der parafollikulären Zellen;
4) Karyometrische Messungen;
5) Messung der Acini;
6) Bestimmung der Anteile von Acinus, Epithel, Stroma.

Für Routineuntersuchungen sind diese Methoden jedoch zu umständlich.

Für Wildkaninchen hat *Ch. Klein* histometrische Messungen an Schilddrüsen aus allen Monaten des Jahres vorgenommen. Über das Ergebnis berichtet Tab. 3. Der

Tabelle 3: Prozentualer Anteil von Epithel und Kolloid in Schilddrüsen von Wildkaninchen während eines Jahres nach Messungsergebnissen mit dem Leitz'schen Integrationsokular.

Monat	Epithel	Kolloid	Monat	Epithel	Kolloid
Januar	32,0	48,3	Juli	56,0	33,0
Februar	40,0	49,5	August	52,0	46,9
März	48,5	45,0	September	44,5	53,5
April	52,0	34,2	Oktober	58,0	42,0
Mai	49,5	30,7	November	48,8	50,5
Juni	60,5	28,0	Dezember	69,5	30,5

höchste prozentuale Epithelwert fand sich für den Monat Dezember mit 69,5%, der niedrigste für Januar mit 32,0%. Die höchste Kolloidanreicherung lag im Februar mit 49,5%, der geringste Kolloidgehalt mit 28,0% im Juni. Bei einem vegetativ so labilen Wesen wie dem Wildkaninchen sind allein aus diesen Werten keine bündigen Schlußfolgerungen zu ziehen. Anschaulicher wird das Verhalten, wenn die gefundenen Werte in Kurven aufgezeichnet werden. Aus Abb. 23 wird ersichtlich, wie die

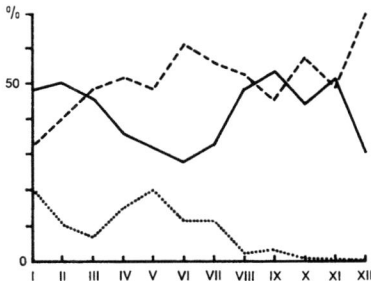

Abb. 23 *Gesamtschau der mit dem Leitz'schen Integrationsokular ermittelten Analysenwerte der Wildkaninchenschilddrüse. (Epith. = Epithelgewebe; Koll. = Kolloid; Zw.-Gew. = Zwischengewebe)*

Epith. = - - - - Koll. = ——— Zw.-Gew. = · · · ·

Werte für Epithel und Kolloid sich spiegelbildlich verhalten. Steigt der eine Wert, fällt der andere und umgekehrt. Für Hasen der freien Wildbahn konnten ähnliche Tabellen und Kurven mit der gleichen Methode gewonnen werden. Die Werte beschränken sich jedoch auf die Monate der Jagdsaison von Oktober bis Januar. Dafür wurden aber in der Saison dreier aufeinanderfolgender Jahre die Messungen vorgenommen. Die Zahlen der Tab. 4 stammen nur aus einer Jagdsaison von Oktober bis

Tabelle 4: Histometrische prozentuale Werte der Beteiligung am Aufbau des Schilddrüsenbildes von Winterhasen der freien Wildbahn.

Monat	Epithel	Kolloid	Stroma
Oktober	61,7	30,6	7,7
November	56,0	40,0	4,0
Dezember	54,5	40,7	4,8
Januar	55,9	37,5	6,6

Januar. Man sieht, daß der Anteil des Epithels sinkt, während der des Kolloids steigt. Im Januar aber kehrt sich das Bild schon wieder um. Die Abb. 24 veranschaulicht die Verhältnisse dreier Jagdjahre sehr übersichtlich.

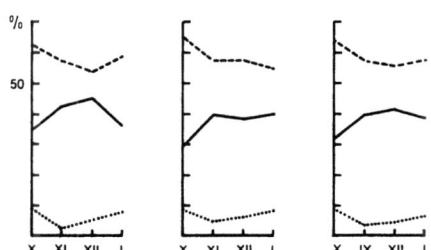

Abb. 24 *Mit dem Leitz'schen Integrationsokular ermittelte Analysenwerte der Schilddrüsen von Winterhasen aus 3 verschiedenen Jagdjahren (Römische Zahlen = Monate; Epith. = Epithelgewebe; Koll. = Kolloid; Zw.-Gew. = Zwischengewebe)*

Epith. = - - - Koll. = ——— Zw.-Gew. = · · ·

Die Schilddrüsen der Hirsche weisen geringere Variabilität auf. Bungart beschränkte sich daher, um zum Jahreszyklus Stellung zu nehmen, auf die Bestimmung prozentualer Mittelwerte der Gewebskomponenten bei Hirschschilddrüsen mit dem Leitz'schen Integrationsokular. Dabei zeigte sich, daß der Anteil des Epithels bei beiden Geschlechtern mit dem Alter zurückgeht. Der Kolloidanteil dagegen nimmt zu. Das deutet auf eine größere Aktivierung in der Jugend hin, die sich langsam mit dem Wachstum abbaut. Die entsprechenden Zahlen finden sich in Tab. 5.

Tabelle 5: Mittlerer prozentualer Anteil der Gewebskomponenten bei alters- und geschlechtsverschiedenen Hirschen.

	♂ jung	♀ jung	♂ alt	♀ alt
Epithel in %	29,6	25,2	22,3	21,2
Kolloid in %	59,4	61,2	64,7	65,2
Bindegewebe in %	11,0	13,6	13,0	13,6
Epithel-Kolloidrelation in %	33,3	29,2	25,6	24,5

Ob aus den angegebenen Zahlen und Werten Schlüsse auf das absolute oder relative Schilddrüsengewicht gezogen werden dürfen, ist mehr als zweifelhaft. Das Gewicht der Schilddrüse, zumindest der ruhenden, soll vornehmlich durch den Kolloidgehalt bestimmt sein, der nach Grab $^2/_3$-$^3/_4$ der Organmasse ausmacht. Es ist aber keineswegs so, daß Aktivitätsschilddrüsen, in denen das Kolloid geringer als in ruhenden Stapelschilddrüsen ist, nun auch leichter seien. Alle Versuche, das absolute oder relative Schilddrüsengewicht in Beziehung zur Schilddrüsenaktivität zu setzen, lassen keine Gesetzmäßigkeit erkennen. Es kommen in allen Aktivitätsstufen bei Wildschilddrüsen sowohl sehr hohe als auch sehr niedrige absolute und relative Schilddrüsengewichte vor. Diese mangelnde wechselseitige Abhängigkeit von Gewicht und Funktion liegt sicherlich im wesentlichen im Blutgehalt der Schilddrüse begründet. In Aktivitätszuständen kann die Hyperämie wahrscheinlich diesen durch Kolloidverlust hervorgerufenen Gewichtsverlust ausgleichen bzw. überkompensieren.

III. EIGENE UNTERSUCHUNGEN

a) Jahreszyklisches Verhalten von Wildschilddrüsen

Die nachgewiesene Veränderlichkeit der Schilddrüse von Laboratoriumstieren ließ eine gleiche Reaktionsfähigkeit der Wildschilddrüse vermuten. Wie erinnerlich, war erstere aber uneinheitlich, so daß manche Resultate nicht unwidersprochen blieben. Bevor nun an gezielte Untersuchungen unter Faktorenauswahl herangegangen wurde, schien es notwendig, zunächst einmal jahreszyklische Untersuchungen an mehreren Wildarten durchzuführen, um das überwiegend vorkommende histologische Erscheinungsbild der Schilddrüse kennenzulernen. Solche Untersuchungen wurden an Nieder- und Hochwild durchgeführt. Voraussetzung der Prüfung eines solchen echten Jahreszyklus waren: das Vorkommen des Wildes in allen Monaten des Jahres und seine Beschaffbarkeit und Gewinnung in ausreichenden Stückzahlen über das ganze Jahr. Wo die Erfüllung dieser Bedingungen nicht voll gegeben war, handelt es sich um Saisonuntersuchungen. Diese sind aber ebenfalls ausgedehnt und gewinnen »jahreszyklischen Charakter« durch Ergänzungsuntersuchungen angefallener Einzelexemplare aus den Monaten der geschlossenen Jagdsaison.

1. Niederwild

α) *Haarwild (Kanin, Hase, Schneehase, Fuchs, Dachs)* Solche jahreszyklischen Untersuchungen im Sinne obiger Definition wurden nun an Wildkaninchen und kanadischen Schneehasen der freien Wildbahn ausgeführt. Als ersteres wurden systematisch die Kaninchenschilddrüsen in jedem Jahresmonat zu einer Zeit gesammelt, als die Reviere noch stark besetzt und frei von Krankheiten waren. Insbesondere war die Myxomatose noch unbekannt, die inzwischen die Bestände dezimiert, wenn nicht ausgerottet hat. Bei Unterteilung von Epithel und Kolloid in jeweils vier Gruppen (Epithel: flach, zylindrisch, kubisch und hochzylindrisch-prismatisch; Kolloid: dicht, vakuolig, schaumig, völliger Schwund) ließ sich bei Wildkaninchen ein erheblich variierendes Gruppenvorkommen nachweisen, und zwar das ganze Jahr hindurch. Es wechselte in jedem Monat bei den verschiedenen Exemplaren der Schilddrüsenzustand so stark, daß nicht einmal eine der vier Untergruppen in einem der Monate allein vorhanden war. Es ist schnell einzusehen, daß von einem Jahreszyklus im Sinne extremer Ruhe mit gegenpoliger Aktivität nicht die Rede sein kann. Es findet sich vielmehr eine gewisse Mittelstellung mit einer Teilaktivierung, von der aus verschieden starke Abweichungen möglich sind. Das wird sofort klar, wenn man die graphische Dar-

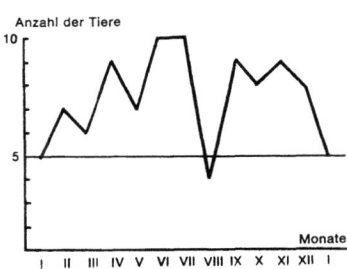

Abb. 25 *Zusammengefaßte Darstellung aller aktivierten Drüsen nach Epithel und Kolloid (Wildkaninchen)*

stellung (Abb. 25) aller zusammengefaßten Epithel- und Kolloidaktivierungen verfolgt. Aus ihr läßt sich ohne weiteres ablesen, daß
1. in jedem Monat des Jahres mit Ausnahme des August mindestens 50% der Schilddrüsen aktiviert sind;
2. die Aktivierungsrate in den kalten Monaten niedriger liegt als in den wärmeren;
3. ein ausgeprägter Dimorphismus von Winter- und Sommerschilddrüse im Sinne winterlicher Aktivierung nicht zu beweisen ist.
Die Kurve der Abb. 25 wurde mit verschiedenen anderen Kurven in Übereinstimmung zu bringen versucht. Lediglich die Temperaturkurve ließ hier eine gewisse Kongruenz anklingen (Abb. 26), die Kurven von Sonnenscheindauer, Dampfdichte, Feuchtigkeit und Niederschlag erschienen vollkommen beziehungslos.
Die Schilddrüsenbilder zeigten keinerlei Abhängigkeit vom Alter der Tiere, da die

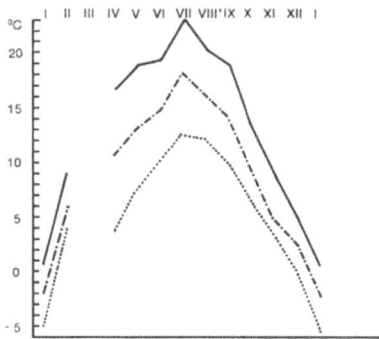

Abb. 26 *Temperaturkurve für den Monatsdurchschnitt während des ganzen Jahres (ohne März — Wildkaninchen)*

—— = maximaler
—·—·— = mittlerer
···· = minimaler Durchschnittswert

Aktivierung sich auch bei ausgewachsenen Exemplaren im gleichen Maße fand. Lediglich bei der Auswertung nach dem Geschlecht ließ sich für die Rammler eine noch größere Variationsbreite und Unruhe erkennen als bei den Häsinnen. Die Übergänge der einzelnen Aktivierungsstadien aus der Ruhe heraus zeigen die Abb. 27 bis 30.
Jahreszyklische Untersuchungen wurden von uns weiter an kanadischen Schneehasen

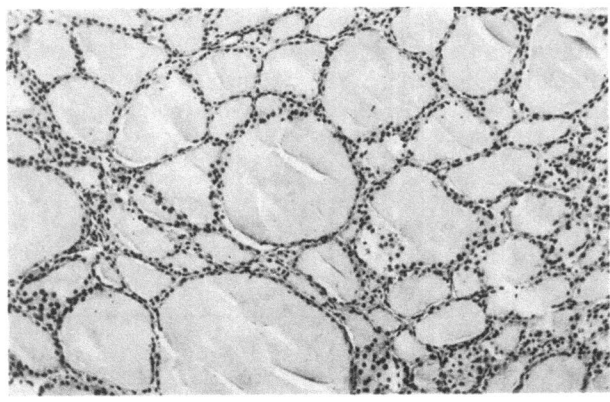

Abb. 27 *Inaktive Schilddrüse mit großen Follikeln, endothelartiger Auskleidung und dichtem, reichlichem Kolloid (Wildkaninchen)*

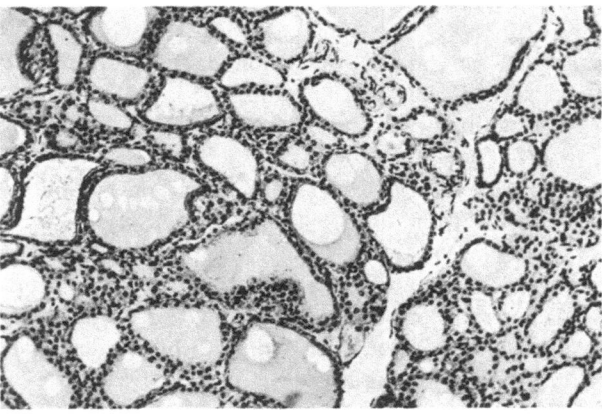

Abb. 28 *Aktivierte Schilddrüse mit noch großen Follikeln, kubischem Epithel und vakuoligem Kolloid (Wildkaninchen)*

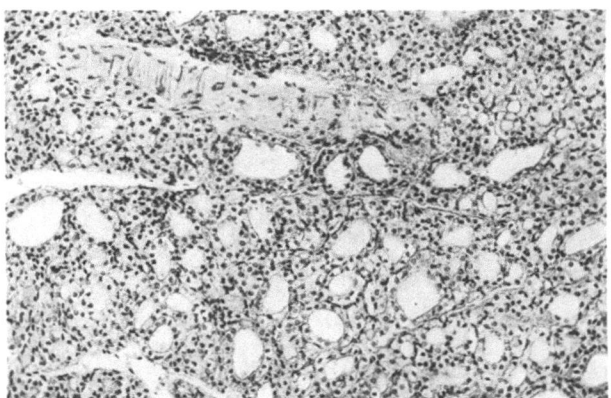

Abb. 29 Aktivierte Schilddrüse mit kleinen Follikeln, zylindrischem Epithel und dünnflüssigem Kolloid (Wildkaninchen)

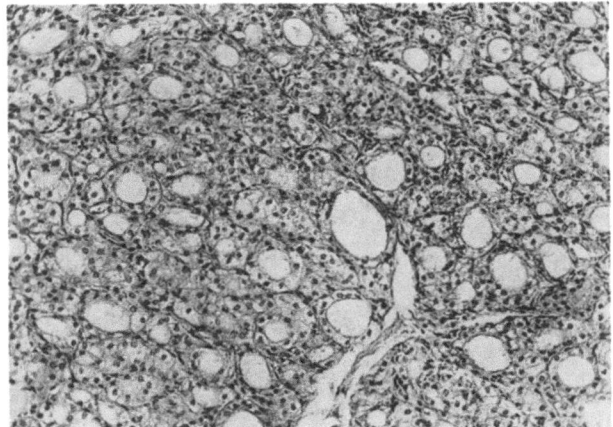

Abb. 30 Aktivierte Schilddrüse mit kleinen Follikeln, hohem, schaumigem Epithel und völliger Kolloidfreiheit (Wildkaninchen)

der freien Wildbahn durchgeführt. Das aus drei Jahren gesammelte Material von 588 Exemplaren wurde auf das mittlere Berichtsjahr bezogen. Es wurde in der gleichen Weise wie das der Wildkaninchen ausgewertet nach Epithel- und Kolloidverhalten, getrennt nach Geschlecht und Monat. In der Tab. 6 finden sich die Fallzahlen für Ruhe und Aktivität nach histologischer Auswertung aufgeführt. Zusätzlich sind die Gesamtzahlen sowie die Besonderheiten der histologischen Bilder vermerkt.

Das aus einem Kältebiotop stammende Schilddrüsenmaterial würde a priori eine Aktivität als Dauerbild vermuten lassen. Das ist aber nicht der Fall. Man hat sogar den gegenteiligen Eindruck, daß die Follikel- und Lichtungsgröße gegenüber den vergleichbaren Werten von freilebenden Hasen unserer gemäßigten Breiten größer ist. Damit wäre, grob gesagt, auch die Aktivität der Schilddrüsen geringer. Das Bild der Schneehasenschilddrüse ist nun weder einheitlich noch unbeweglich. Man findet immer wenige Exemplare aktiviert. Die Zahl der aktivierten Bilder nimmt mit dem Sommer, mit steigenden Temperaturen also, zu. In diesem Zusammenhang erschien es uns wichtig, die Körpergewichte zu kontrollieren. Es zeigte sich, daß sie zum Sommer hin abnahmen. Alle diese Veränderungen wurden graphisch aufgezeichnet

Tabelle 6: Schneehasen

Fangmonat	Männliche Tiere				Weibliche Tiere				Gesamtzahlen			Branchiogene Cysten	Follikel	Epithel-Körperch
	Fallzahl	Aktivität in Zahlen	Aktivität in %	Ruhe in Zahlen	Fallzahl	Aktivität in Zahlen	Aktivität in %	Ruhe in Zahlen	Fallzahl	Aktivität in Zahlen	Aktivität in %	Ruhe in Zahlen			
Januar	48	15	31,25	33	53	14	26,41	39	101	29	28,71	72	4	44	21
Februar	38	8	21,05	30	33	11	33,33	22	71	19	26,75	52	5	25	17
März	16	6	37,5	10	18	5	27,78	13	34	11	32,35	23	1	7	8
April	32	5	15,63	27	27	7	25,93	20	59	12	20,34	47	–	10	16
Mai	23	11	47,83	12	41	8	19,51	33	64	19	29,69	45	–	6	12
Juni	40	30	75,0	10	86	50	58,14	36	126	80	63,49	46	2	47	31
Juli	17	13	76,47	4	34	19	55,88	15	51	32	62,75	19	2	23	12
August	22	22	100,0	0	19	12	63,16	7	41	34	82,93	7	3	20	9
September	4	3	75,0	1	7	3	42,86	4	11	6	54,55	5	1	4	6
Oktober	2	0	0	2	3	3	100,0	0	5	3	60,0	2	–	4	1
November	1	1	100,0	0	1	1	100,0	0	2	2	100,0	0	–	1	–
Dezember	15	1	6,67	14	8	2	25,0	6	23	3	13,04	20	–	3	–
	258				330				588				18	194	133
													=3,1%	=32,9%	=22,6%

(Abb. 31). Mit steigenden Temperaturen steigen die Aktivitätszahlen, während das Körpergewicht sich gegenläufig verhält und sinkt. Alle anderen angefertigten Kurven von Daten des Wetters lassen keine solch enge Beziehung zu Aktivität und Körpergewicht erkennen. Die Schilddrüse des Schneehasen ist, wie leicht abzulesen, vorwiegend eine Ruheschilddrüse mit Ausnahme der Monate Juni bis September, in denen eine Aktivität vorherrschend ist. In diesen Monaten sind über 50 % der Schilddrüsen histologisch stimuliert. Die Beweglichkeit des Schilddrüsenbildes nimmt mit steigenden Temperaturen zu, mit fallenden eindeutig ab. Wenn man also von einem Dimorphismus sprechen wollte, so eher im Sinne einer sommerlichen Aktivierung und nicht umgekehrt. Dieses Verhalten entspricht natürlichen, physiologisch gut zu begründenden Regeln, die durchaus verständlich sind. Ist das Durchschnittsbild gegenüber unseren Wildkaninchen und auch unseren heimischen, freilebenden Hasen ruhiger, liegt der Schilddrüsentonus also weniger angespannt und sozusagen tiefer, so zeigt sich im morphokinetischen Verhalten eine den anderen genannten Arten korrespondierende Beweglichkeit.

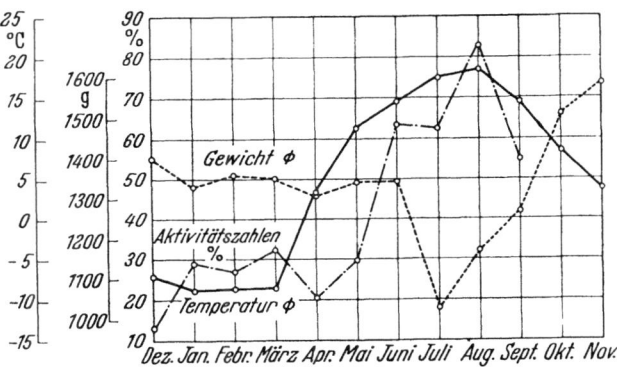

Abb. 31 *Jahresverhalten der durchschnittlichen Körpergewichte und der Schilddrüsenaktivitätsraten, verglichen mit dem Verlauf der mittleren monatlichen Durchschnittstemperaturen des Biotops (Kanadischer Schneehase)*

Eine ähnlich ausgedehnte Untersuchung an unseren heimischen Hasen war aus äußeren Gründen (Jagdgesetz) nicht möglich. Die zahlreichen, während der Jagdsaison geprüften Schilddrüsen sowie das sporadisch angefallene Material aus den geschlossenen Monaten erlauben jedoch eine befriedigende Aussage über den Jahreszyklus. Die Schilddrüsen von Junghasen weisen in der ganzen Wachstumsperiode eine deutliche Aktivierung auf, ebenfalls die von sporadisch angefallenen Alttieren der Monate April und Juni. Wird das mit der Jagdsaison reichlich anfallende Schilddrüsenmaterial getrennt für beide Geschlechter histologisch aufgearbeitet und in je vierteilige Gruppen für Epithel und Kolloid getrennt, so ergibt sich, daß ein beherrschendes Vorkommen hochaktiver Epithel- und Kolloidqualitäten überhaupt fehlt. Die geringen, aus den Sommermonaten noch überbleibenden Aktivitätsreste bauen sich weiter ab. Die Abb. 32 und 33 zeigen in zusammengefaßten Kurven Epithel- und Kolloidverhalten. Stellt man die Werte für Epithel und Kolloid unabhängig vom Geschlecht einheitlich in einer Kurve zusammen, so ergibt sich eine Kurve der Aktivierungsrate für Winterhasen, die deutlich sinkende Tendenz aufweist (Abb. 34). Das Verhalten der Schilddrüsen heimischer Hasen gleicht also dem der Schilddrüsen von Schneehasen. Sie sind bedeutend ruhiger als die Wildkaninchenschilddrüsen und weichen in Follikel- und Lich-

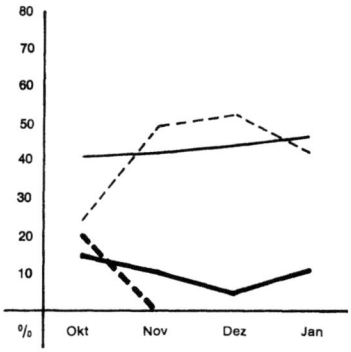

Abb. 32 *Verhalten des Epithels bei männlichen und weiblichen heimischen Winterhasen*

Epithel:
- - - - - - endothelartig
———— kubisch
━━━━ zylindrisch
▬▬▬▬ hochzylindrisch

tungsgröße von ihnen ab. Sie haben mit ihr gemeinsam die Tendenz zur Ruhigstellung in den Wintermonaten. Der Durchschnittstyp der heimischen Hasen-Winterschilddrüse kann als kolloidreich bezeichnet werden. Bei all diesen Untersuchungen wurden

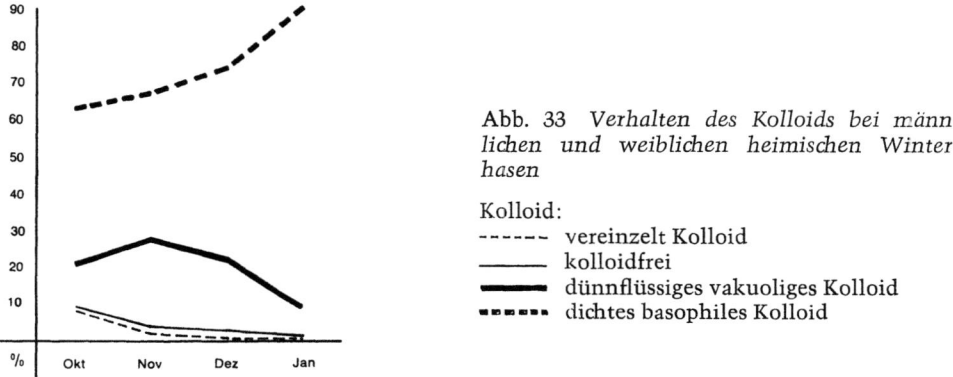

Abb. 33 *Verhalten des Kolloids bei männlichen und weiblichen heimischen Winterhasen*

Kolloid:
- - - - - - vereinzelt Kolloid
———— kolloidfrei
━━━━ dünnflüssiges vakuoliges Kolloid
▬▬▬▬ dichtes basophiles Kolloid

auch Kurven der klimatischen Verhältnisse angelegt. Irgendwelche Beziehungen sind aber in jedem Falle wie bei den Wildkaninchen nicht abzulesen, so daß Wiedergaben oder Besprechungen sich erübrigen.

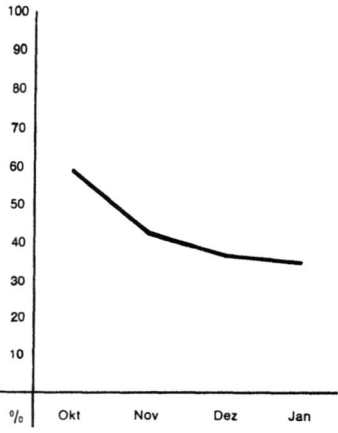

Abb. 34 *Schilddrüsenaktivierungsrate für heimische Winterhasen*

Eigene Untersuchungen 69

Nur am Rande soll erwähnt werden, daß bei den Schilddrüsen vom Fuchs ihrer geringen Anzahl wegen nicht vom Jahreszyklus gesprochen werden kann. Die Bilder ließen überwiegend ruhende, kolloidreiche Schilddrüsen (Abb. 35a) erkennen. Die vorkommenden Aktivierungen waren mittelgradig. Dabei blieb es unklar, ob diese auf die Ranzzeit oder den Tollwutbefall zurückzuführen waren. Die höchste gefundene Aktivierung zeigt Abb. 35b.

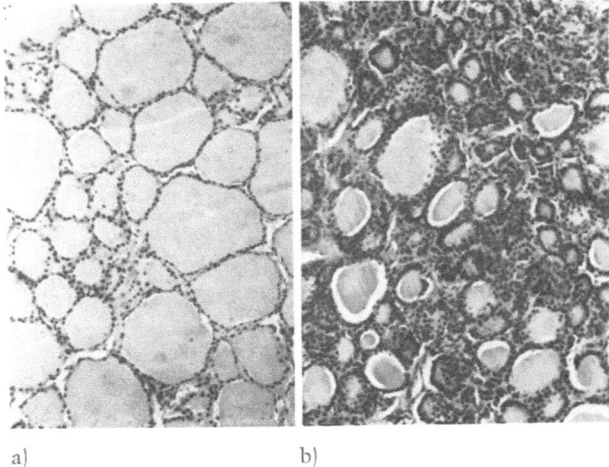

Abb. 35 Fuchsschilddrüse: a) ruhend, b) teilaktiviert

a)   b)

Leider ist der Dachs hierzulande ein seltenes Wild geworden. Vereinzelt angefallene Drüsen lassen keine eindeutige Aussage zu. Sicherlich wären jahreszyklische Untersuchungen bei diesem teilweise winterschlafenden Vertreter unseres heimischen Wildes besonders interessant und aufschlußreich.

β) *Federwild (Fasan, Birkhahn)* Größere systematische Untersuchungen wurden hier nur am freilebenden Fasan durchgeführt. Die Verhältnisse sind hier die gleichen wie für den Hasen geschildert. Die Befunde an den erheblichen Stückzahlen lassen einen Schluß auf das jahreszyklische Verhalten zu. Jungtiere weisen eine Akti-

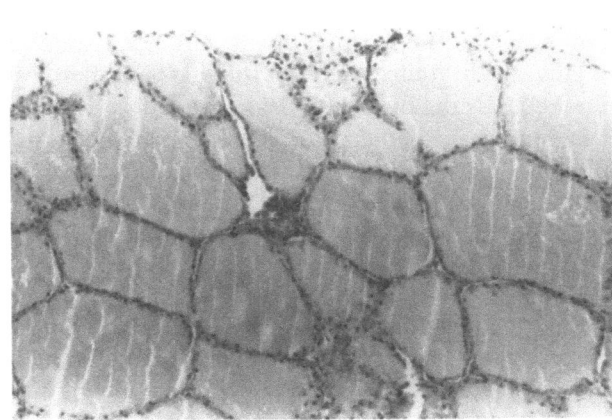

Abb. 36 *Schilddrüse eines ausgewachsenen Fasans der freien Wildbahn (Oktober)*

vierung auf. Zur Zeit der Mauser zeigen Alt- und Jungtiere Aktivierung. Nach der Mauser wird die Schilddrüse zunehmend inaktiver. Das Gewebsbild ist dann ziemlich uniform, die Follikelgröße gering und auffallend konstant. Die Variationsbreite, die beim Haarwild oft in einem histologischen Schnitt festzustellen war, fehlt hier. Die Lichtungsgröße ist dementsprechend auch einheitlicher. Epithelerhöhungen sind nicht gruppenweise auftretend, sondern immer gleichmäßig an allen Follikeln vorhanden. Das Durchschnittsbild der Fasanenschilddrüse ist also auch ein Ruhebild (Abb. 36). Jahreszyklische Verschiebungen halten sich, wie man schließen darf, an die allgemeine, bisher geschilderte Tendenz einer vermehrten Ruhigstellung nach der Mauser zum Winter hin.

2. *Hochwild*

a) *Schalenwild (Wildschwein, Hirsch, Reh, Gemse)* Echte jahreszyklische Untersuchungen wurden an Hirschen (144), Gemsen (138) und Wildschweinen (56) durchgeführt. Es ist einleuchtend, daß man bei diesen Wildarten nicht mit den Stückzahlen von Hasen (350) oder Fasanen (258) aufwarten kann. Dafür ergibt sich aber der Vorteil, aus allen Monaten Material zur Verfügung zu haben.

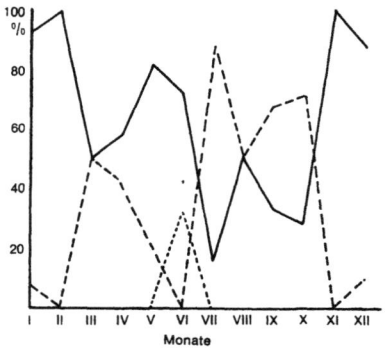

Abb. 37 *Jahresverhalten des Follikelepithels (Hirsch)*

——— = endothelartig und flachkubisch
----- = kubisch
·········· = zylindrisch

Der Hirsch zeigt zu keiner Zeit des Jahres eine der 4. Gruppe entsprechende Aktivierung. Abb. 37 erweist die Linie für das endothelartige bis flach-kubische Epithel als vorherrschend. Lediglich im Hochsommer sowie im September und Oktober sinkt sie etwas ab. Die Hirschschilddrüse ist also, nach dem Verhalten des Epithels zu urteilen, relativ gleichförmig. Noch eindeutiger wird diese Aussage durch die Abb. 38, in der die Kolloidverhältnissse für das ganze Jahr kurvenmäßig ausgezeichnet sind. Da praktisch nur zwei Kolloidzustände vorhanden waren, mußte hier die übliche Vierergruppierung aufgegeben werden. Die spiegelbildlichen Kurven zeigen ein absolutes Vorherrschen des basophilen Kolloids. Aus alledem ist der Schluß zulässig, daß eine kolloidhaltige Ruheschilddrüse für das Jahresbild bestimmend ist. Höhere Aktivierungsgrade sind nie vorherrschend, geringe Aktivierung nur bei Einzelexemplaren vorhanden.

Etwas komplizierter, wenn auch im Endeffekt ähnlich, liegen die Verhältnisse bei den Gemsen. Die sonst ausreichenden vierstufigen Einteilungen für Epithel und Kolloid, die üblicherweise korrespondierten, reichten hier nicht aus, weil abweichende Epithel-Kolloidkombinationen möglich waren. Epithelveränderungen brauchten sich nicht unbedingt mit Kolloidverschiebungen zu koppeln. Daher mußte das Schema einem siebenfachen Befund gerecht werden. Die Tab. 7 läßt erkennen, daß in weitaus überwiegender Zahl, und zwar in 74% der Fälle die Schilddrüsen inaktiv sind. Die übrigen 26% verteilen sich auf die verschiedensten Gruppen mit unterschiedlicher Aktivität. Größte Aktivität weisen die wenigsten Exemplare auf (2,4%). Selbst in dieser Gruppe liegt ein völliger Kolloidschwund, wie man ihn bei Wildkaninchen antreffen konnte, noch immer nicht vor. Da die Tab. 7 noch nichts über einen Jahreszyklus als solchen aussagt, sei auf Abb. 39 verwiesen. Die Kurven geben in Prozenten Aktivität und Inaktivität in allen Monaten eines Jahres an. Als allgemeine Tendenz geht auch aus ihnen hervor: ein Ansteigen der Aktivität zum Hochsommer und ein Absinken zum Winter. Dabei ist natürlich über den Grad der Aktivität nichts ausgesagt, da alle Abweichungen vom Endothelzustand und basophilen Kolloid summarisch als Aktivität eingestuft wurden. Die Tab. 7 dürfte ein reelles Bild von den tatsächlichen Verhältnissen entwerfen, wonach auch bei der Gemse eine kolloidhaltige Ruheschilddrüse vorherrscht und die vorkommenden Aktivitätsverschiebungen nicht als jahreszyklischer Dimorphismus im Sinne einer deutlich aktivierten Winter- oder inaktivierten Sommerschilddrüse aufgefaßt werden dürfen.

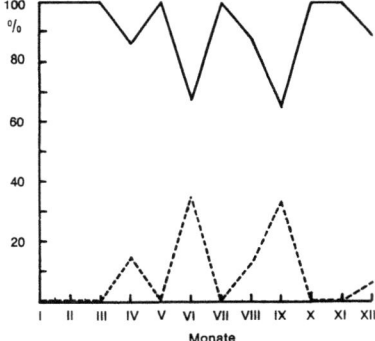

Abb. 38 *Jahresverhalten des Kolloid (Hirsch)*

——— = basophil
- - - - - = dünnflüssig

Bei den Wildschweinen liegen die Verhältnisse nun völlig unkompliziert. Es finden sich in allen Monaten des Jahres große, kolloidgefüllte Ruheschilddrüsen mit niedrigem, flachem Epithel. Nennenswerte Abweichungen wurden nicht erfaßt. Von einem Jahreszyklus kann daher auch andeutungsweise nicht die Rede sein.

Tabelle 7: Aufteilung der Epithel- und Kolloidverhältnisse in Prozenten und nach Gruppen (Gemsen).

	Gruppe I	II	III	IV	V	VI	VII
Epithel	⌀	⌀	+	+	++	++	+++
Kolloid	+++	++	+++	++	+++	++	++
Anzahl in %	74,0	0,8	5,8	2,4	5,8	8,9	2,4

Epithel: ⌀ = endothelartig; + = kubisch; ++ = zylindrisch; +++ = hochzylindrisch.
Kolloid: ++ = dünnflüssig-vacuolig; +++ = dicht.

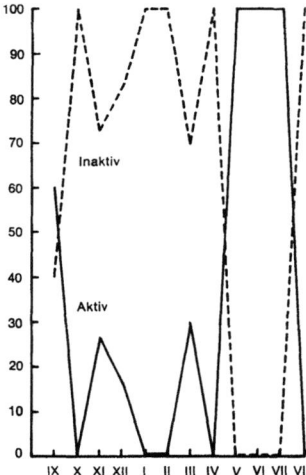

Abb. 39 *Schilddrüsengesamtaktivitätskurve von September bis August (Gemse)*

Eine Aussage über die Rehschilddrüsen ist nun besonders schwierig. Ein Urteil über einen evtl. Jahreszyklus ist solange nicht zu fällen, als es nicht möglich sein wird, männliche und weibliche Exemplare in allen Monaten zugleich zu bekommen. Bis jetzt kann man nur von aktivierten Bockschilddrüsen des Sommers und inaktiven Rickenschilddrüsen des Winters sprechen. Ein Jahresverhalten der Rehschilddrüse schlechthin ist daraus nicht abzuleiten. Der Saisonalfaktor überschneidet sich hier mit den möglichen Einflüssen des Geschlechts und der Paarung.

β) Wasserwild (Seehund) Vom Wasserwild wurden lediglich die Schilddrüsen von Seehunden untersucht. Die angefallenen Stückzahlen sind noch geringer als beim Schalenwild. Die Untersuchungen beschränkten sich auf die Jagdsaison. In dem jodreichen Milieu des Meeres weisen die Schilddrüsen keinerlei Aktivität auf. Die ausgewachsenen Exemplare zeigen vollkommene Ruheschilddrüsen. Die Follikel sind groß, die Lichtungen mit dichtem Kolloid reichlichst angefüllt. Das Epithel weist keine Zellgrenzen auf. Die gleichmäßige Beschaffenheit vermittelt ein monotones Bild, das sich auch im Winter nicht ändert. Lediglich junge Exemplare lassen ein flach-kubisches Epithel bei reichlichem, dichtem Kolloid erkennnen. Aus diesen Befunden ist zu schließen, daß junge Seehunde aktivierte Schilddrüsen besitzen, die sich aber im Alter von 6 Wochen, wenn die Tiere jagdbar werden, schon weitgehend beruhigt haben. Nach weiteren Wochen und Monaten ist auch der Rest der noch nachgewiesenen Stimulierung der Jungschilddrüse geschwunden. Die dann erreichte Ruhe und Inaktivität ist ein uniformer Dauerzustand, der sich nicht mehr ändert. Von einer Beweglichkeit des Schilddrüsenbildes bei adulten Tieren kann keine Rede mehr sein.

b) Schilddrüsenbilder unter natürlicher Faktorenauswahl

Das Unterfangen, Wildschilddrüsen zu untersuchen, wäre überhaupt nicht verständlich gewesen, wenn nicht ein bestimmtes Ziel damit verbunden gewesen wäre. Diesem Ziel galt die (Vor-) Prüfung des Jahresbildes unter natürlichen Verhältnissen. Die Auswahl des Wildes war aber keine willkürliche, sondern bestimmt von der

Absicht, Faktorenauswahl zu treffen. Der Ansicht *Abelins*, daß bei jahreszyklischen Untersuchungen die Wirkung der einzelnen Faktoren nicht abzugrenzen sei, kann nicht ganz beigepflichtet werden. Faktorenauswahl kann keine Isolierung, sondern nur eine Auswahl des jeweils hervorragendsten und bestimmenden Faktors unter Ausscheidung oder Zurücksetzung der übrigen sein. Sie charakterisiert im wesentlichen nur ein jeweiliges Übergewicht eines einzelnen Faktors.

1. Temperatur

a) Heimisches Biotop; Kältebiotop; allmählich eintretender Wechsel Die Untersuchung des Kältefaktors im Experiment bei Laboratoriumstieren ergibt bezüglich der Schilddrüsenprägsamkeit keine einheitlichen und unwidersprochenen Resultate. Das freilebende Wild bietet sich zur Prüfung des Kältefaktors geradezu an, da es den Temperaturverhältnissen des Klimas schutzlos ausgesetzt ist. Von den ganzjährig untersuchten Wildarten lebt mit Ausnahme des Kaninchens keine in einem Bau, so daß der schützende Domestikationsfaktor wegfällt. Der Warmblüter muß die kühle Jahreszeit durchstehen und auch in dieser Periode für Konstanz der Körpertemperatur sorgen. Letztere wird durch Stoffwechselvorgänge aufrechterhalten, deren Energiequellen die Nahrung oder die Körperdepots darstellen. Sind die Oxydationsprozesse an die Leistung der Schilddrüse gekoppelt, so bedeutet Oxydationssteigerung auch vermehrte Schilddrüsenaktivität. Es läge also der Schluß nahe, daß Kälte die Schilddrüse aktiviere. In dieser Form läßt sich jedoch die Behauptung nicht aufrechterhalten.

Die jahreszyklischen Untersuchungen an Kaninchen zeigen in allen Monaten eine erhebliche Variabilität des Schilddrüsenbildes. Diese Unruhe oder Aktivität wird aber zweifellos zum Winter nicht gesteigert, sondern eindeutig gesenkt. Die Aktivitätskurven liegen im Sommer höher als im Winter. Dies konnte histologisch wie histometrisch nachgewiesen werden. Auch die Hasenschilddrüsen, deren Variabilität normalerweise bedeutend geringer ist, wiesen keine winterliche Aktivierung auf. Auch bei ihnen senkte sich die Aktivitätsrate – und zwar noch deutlicher – zum Winter hin. Die jahreszyklischen Untersuchungen bei Fasanen sowie bei Hirschen ließen ebenfalls eher eine Tendenz zur sommerlichen als zur winterlichen Steigerung der Gesamtaktivierungskurve erkennen. Von einem jahreszyklischen Dimorphismus der Wildschilddrüse zu sprechen, erscheint daher wohl kaum berechtigt, weil immer wieder gezeigt werden kann, daß das Gros der genannten Spezies, mit Ausnahme des Wildkaninchens, überwiegend eine Ruheschilddrüse aufweist. Ist auch das Durchschnittsbild eine Ruheschilddrüse, so gibt es doch bei einem kleineren Teil abweichend davon eine Stimulierung, und zwar unabhängig von den Jahreszeiten. Aktivitätsschwankungen bedeuten aber steigende oder fallende Raten der Stimulierung, bezogen auf das Gesamtvorkommen des durchschnittlichen Ruhebildes. Von einem Dimorphismus würde nur dann zu sprechen sein, wenn sich an den Aktivitätsschwankungen sämtliche Schilddrüsen beteiligen würden.

Auf Grund der Wahrnehmungen liegt ein derart definierter Dimorphismus nicht vor. Es muß festgehalten werden, daß nur ein kleiner Teil der Schilddrüsen in ihrer Aktivität schwankt und daß diese Aktivitätsrate zum Sommer steigt und zum Winter wieder fällt und nicht umgekehrt. Das ist deswegen wichtig hervorzuheben, weil sich daran zwangsläufig die Folgerung bezüglich der Kältewirkung auf die Schilddrüse

knüpft. Die Folgerung lautet, daß eine Kältestimulation beim Wild durch Jahreszeitenwechsel nicht beweisbar und daher abzulehnen ist.
Für das in Frage stehende Problem der Kältestimulation konnte in unseren geographischen Breiten lediglich der langsame Temperaturwechsel geprüft werden. Es fragte sich, ob Dauerkälte vielleicht einen stimulierenden Einfluß ausüben würde. Die Untersuchungen zeigten jedoch, daß es letzten Endes gleichgültig ist, welche mittlere Temperatur vorherrscht. Auch in ausgesprochenem Kältebiotop sieht man vergleichsweise keine aktiveren Schilddrüsen. Der kanadische Schneehase ist hierfür ein gutes Beispiel. Seine Schilddrüse sollte eigentlich eine höhere Tonuslage aufweisen, stimuliert sein gegenüber der heimischen Hasenschilddrüse. Eher das Gegenteil ist der Fall. Die Gemse lebt ebenfalls in einem Kältebiotop. Auch bei ihr findet man keine vermehrte Stimulierung. $^3/_4$ der Drüsen sind inaktiv, kolloidreich. Einen weiteren, wenn auch negativen Beweis bietet die Wildschweinschilddrüse, die keinerlei morphologische Veränderungen im Verlauf des Jahres erkennen läßt. Der Seehund, dessen Nordseebiotop immer um einige Grade kälter ist als das der verwendeten heimischen Landarten, zeigt weder einen erhöhten Tonus der Schilddrüse noch morphologische Veränderungen im Sinne einer Aktivierung in den kalten Monaten.
Trotz der zahlreichen histologischen und histometrischen Befunde, die eine winterliche oder sonstige Klimakältestimulierung nicht erkennen ließen, wurde nach weiteren Kriterien des Kälteeinflusses gesucht. Hier bot sich die laufende Kontrolle der Körpergewichte an, die an Wildkaninchen, Hasen und Schneehasen durchgeführt wurde. Allgemein ergeben sich für erhöhte Stoffwechselleistungen endogene und exogene Energiequellen. Wenn die exogenen für die Herbivoren im Winter erheblich eingeschränkt sind, müßte — die Richtigkeit der Kältestimulierung unterstellt — ein vermehrter Depotverbrauch eintreten, d. h. die Tiere müßten Gewichtsabnahme zeigen. Die daraufhin untersuchten Kaninchen boten allerdings kein augenfälliges Bild. Sie zeigten entsprechend ihren variablen Schilddrüsenstrukturen ein schwankendes Gewicht. Immerhin lag aber das Durchschnittsgewicht im Oktober nicht höher als das im Januar, sondern, wenn auch nur wenig ausgeprägt, darunter (60 g). Eindeutiger sind die Verhältnisse beim Hasen. Die Abb. 40 zeigt die Gewichtskurve mit einem signifikanten Anstieg von 650 g für die Wintermonate. Zur ausführlicheren Kritik der

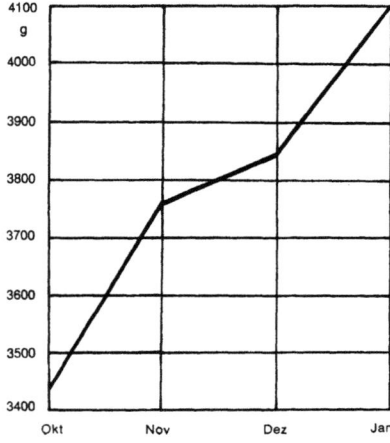

Abb. 40 *Durchschnittsgewichte für Winterhasen*

Zahlen muß auf die Originalarbeit (*Eickhoff* 1952) verwiesen werden. Huldigt man der Theorie der Kältestimulierung der Schilddrüse, werden diese Befunde unverständlich. Selbst wenn den histologischen und histometrischen Auswertungen Irrtümer oder sonstige schwerwiegende Fehler angehaftet haben sollten, so müßte eigentlich schon allein nach physiologischen Gesichtspunkten — immer vom Standpunkt der Kältestimulierung — eine Gewichtsabnahme erfolgen. Vermindertes Nahrungsangebot verträgt sich aber nicht mit gesteigerten Oxydationen, gleichzeitigem Körperwachstum und mit Gewichtszunahme.

Besonders bemerkenswert erscheinen die Ergebnisse an den Schneehasen, da die Unterlagen nicht von einer Hand, sondern von mehreren Stellen zusammengetragen wurden, sozusagen im Blindverfahren, ohne vorherige Kenntnis der Absicht ihrer Verwertung. Die Abb. 31 zeigt die graphische Darstellung der Aktivitätsrate, der Körpergewichte und der Temperatur. Mit steigenden Temperaturen steigt die Aktivitätsrate und sinkt das Körpergewicht. Als letzteres sei noch angeführt, daß *Stevens* die Schilddrüsenaktivität der amerikanischen Kaninchen (cotton-tail rabbits) untersuchte, eine große Variabilität feststellte und eine fortlaufend zunehmende Aktivität von Januar bis September nachweisen konnte.

Die Frage stellt sich natürlich unmittelbar, auf welche andere Weise, wenn nicht durch Leistungssteigerungen der Schilddrüse, die Körpertemperatur bei sinkenden Außentemperaturen konstant erhalten wird. Auch dieser Frage wurde nachgegangen. Zunächst ist es eine altbekannte Tatsache, daß das Haarwild den Pelz wechselt und sich ein dickeres Winterkleid zulegt. Ein anderer Befund ist aber weniger bekannt. Es wurde bei laufender Kontrolle festgestellt, daß sowohl Hasen wie Wildkaninchen im Laufe des Winters, und zwar erst bei Beginn der Kälte und nicht schon vorher, sich ein Fettpolster zulegen, vorzüglich unter dem Rückenfell und am Nierenlager. Der Zeitpunkt der Anlage des Fettpolsters überrascht. Verständlicher erscheint das Verhalten anderer Tiere, wie z. B. des Dachses. Dieser frißt sich vor Beginn der kalten Jahreszeit, die er meist schlafend verbringt, ein Fettpolster an. Dieses Fettpolster ist das Reservoir, von dem er später zehrt. Nahrungsvorsorge kann aber nicht der Sinn der Anlage eines Fettpolsters bei einsetzendem Kältewetter sein. Hierbei kann es sich nur um dieselbe Zweckeinrichtung wie bei der Anlage eines Winterpelzes handeln. Winterpelz und Fettpolster sind gegenseitig sich ergänzende und unterstützende Maßnahmen. Sie dienen der Wärmeretention und -isolierung.

Zu dieser aktiven Maßnahme kommen nun noch allgemeine Verhaltensänderungen der Tiere. Sie verharren möglichst in Ruhe, liegen fast immer still und bewegen sich nur, wenn sie gestört werden und zur Nahrungssuche. Diese Bewegungseinschränkung ist eine bedeutungsvolle ökonomische, ins Gewicht fallende Sparmaßnahme. Einschränkung des Verbrauches und Wärmeretention durch Isolationsmaßnahmen drosseln gemeinsam den Energieverbrauch, der dadurch auf Spargang gestellt wird. Wie wirksam in dieser Beziehung ein Fettpolster sein kann, beweist besonders der Seehund. Seine Neugeborenen entwickeln dank der 40 % fetthaltigen Muttermilch innerhalb von kurzer Zeit ein Fettpolster, das nach 6 Wochen schon 2,8 cm dick ist.

Bei diesem im zarten Alter schon jagdbar werdenden Tier wurden interessante Temperaturmessungen vorgenommen. War das Wasser 16°C, die Luft 18°C, so war die Haut dieser Tiere, gleichgültig wie viele Stunden nach dem Schuß sie an Bord gelegen hatten, der Lufttemperatur entsprechend. Die Temperatur im Fettpolster stieg um so mehr an, je näher man an den Kern heran kam, der auch nach Stunden noch 36,7° C zeigte. Der Seehund hat es also gar nicht nötig, auf die Außentemperatur zu reagieren. Nach *Harcken* (briefl. Mitteilung) ist die Isolation durch das Fettpolster so vollkommen, daß nach außen keine Wärme abgegeben wird. Es seien nie Tauflecken auf dem Eise zu sehen, wo Seehunde gelegen hätten.

Nach den geschilderten Befunden ist mit hoher Wahrscheinlichkeit nicht anzunehmen, daß die Aufrechterhaltung der Körperwärme bei einsetzender Klimakälte eine Funktion gesteigerter Schilddrüsentätigkeit und, in Abhängigkeit davon, gesteigerter Oxydationen ist. Das wäre nicht nur unökonomisch, es würde die eigene Existenz, vielleicht sogar den ganzen Bestand gefährden. Die Konstanz der Körpertemperatur bei einsetzender Klimakälte ist — in unseren geographischen Breiten jedenfalls — keine Leistung vermehrter endokriner Stoffwechselvorgänge, sondern Folge sinnvoller, ökonomischer Schutzeinrichtungen und Sparmaßnahmen, wie Anlage eines Winterpelzes und eines Fettpolsters, sowie Bewegungs-(Verbrauchs-)einschränkung. Wärmekonstanz als Folge von Schilddrüsenaktivierung und Oxydationssteigerung muß daher als theoretisch unwahrscheinlich und in der Praxis für das in Frage stehende Wild als unbewiesen entschieden abgelehnt werden. In welche Schwierigkeiten man bei gegenteiliger Auffassung geraten kann, wurde oben schon angedeutet und ergibt sich auch noch aus folgendem Gesichtspunkt. In der Literatur findet sich die Angabe einer Korrelation von Gonaden und Thyreoidea. Unterstellt man die Richtigkeit dieser Annahme einerseits und die Kälteaktivierung andererseits, so wäre zu fordern, daß die Paarungszeiten im tiefsten Winter, d. h. zur Zeit der niedrigsten Temperaturen lägen. Das ist aber, wie allgemein bekannt, keineswegs der Fall.

Kälte zu überstehen, ist unter allen Daseinsschwierigkeiten nicht die größte für das Wild. Diese Erfahrung läßt sich jährlich machen. Noch im Schnee frisch gesetzte Junghasen kommen auch bei grimmiger Kälte hoch. Die Chancen — auch für andere Wildarten —, hochzukommen oder durchzustehen, hängen weniger von der Kälte als von anderen Umständen (Nässe, Schnee) ab, die weit schwerwiegendere Folgen für den Organismus haben. Würde die Klimakälte die Schilddrüse aktivieren, so wäre nach dem Obigen eine langsame, aber sichere Erschöpfung unausbleiblich. Die Widerstandskraft gegenüber Krankheiten und Infektionen würde sinken und schließlich würde die Natur sich selbst vernichten. Daher erscheint es auch theoretisch fast als ein physiologisches Erfordernis, daß die Schilddrüsen im Winter ruhig gestellt werden.

β) Schnell einsetzender Wechsel Selbstverständlich gibt es in der Natur Wetterstürze mit erheblichen Schwankungen der Temperatur. Nach solchen Vorkommnissen Schilddrüsen einzelner Wildexemplare zu studieren, ist sicher interessant. Die Beweiskraft solcher Bilder muß aber erheblich eingeschränkt werden, da aus den jahreszyklischen Untersuchungen hervorgeht, daß aktivierte Schilddrüsen in vereinzelten Fällen zu jeder Zeit des Jahres zu entdecken sind. Wir haben daher zur Prüfung schneller natürlicher Kälteeinwirkung einen anderen Vorgang aufgegriffen. Anregung hierzu gab die menschliche Schilddrüsenpathologie, aus der die Stimulation bei Neugeborenen bekannt ist. Diese wird auf die plötzlich veränderten postpartalen Temperaturbedingungen zurückgeführt. Wie später (Abschnitt C) noch gezeigt werden wird, kann das aber nicht bewiesen werden, da die Schilddrüsen schon antenatal aktiviert sind. Daher müssen mütterlich-hormonale Einwirkungen postuliert werden, die mit der Geburt und ihrer Vorbereitung in Zusammenhang stehen und eine bestimmende Rolle spielen. Derartige Einwirkungsmöglichkeiten fallen natürlich bei Brütern weg, wobei der Kältesturz nach dem Schlüpfen als wesentlichster Faktor erhalten bleibt.

Unter diesen Gesichtspunkten schien daher das Fasanengelege geeignet zu sein, die Einwirkung der schnell einsetzenden Kälte isoliert zu prüfen. Es wurde ein Gelege ausgesucht, das 16 Eier aufwies. Am Tage vor dem Schlüpfen wurden 6 Eier entnommen, die Schalen aufgeschlagen und bei den sofort getöteten Kücken die Schild-

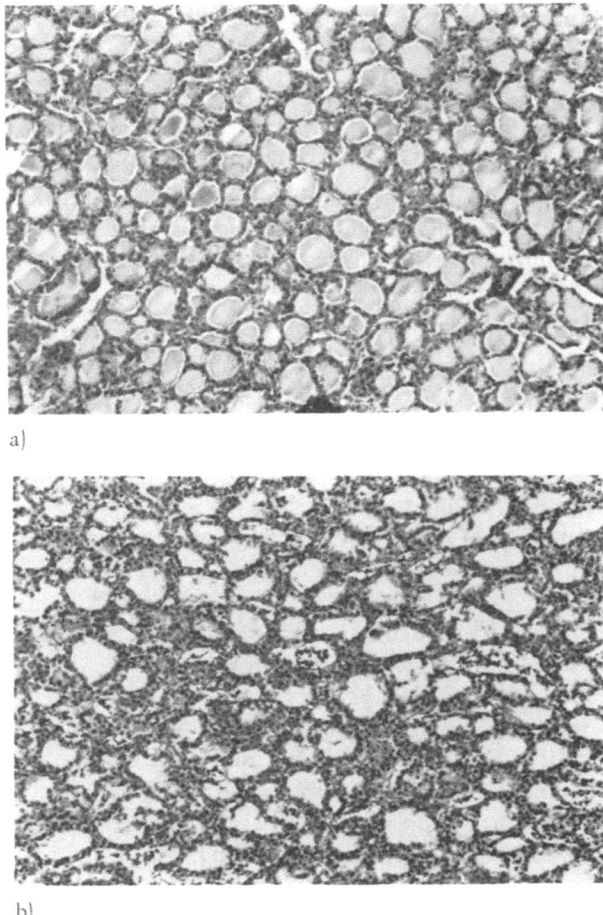

Abb. 41 Schilddrüsen-
aktivierung durch
Temperatursturz
(Fasanenkücken):
a) vor dem Schlüpfen,
b) nach dem Schlüpfen

drüsen untersucht. Sie wiesen aktiviertes Epithel auf, waren aber gut kolloidhaltig. Sechs weitere Kücken, nach spontanem Schlüpfen und Auslaufen unmittelbar gefangen und getötet, zeigten ebenfalls Epithelaktivität. Zusätzlich war aber das Kolloid ausgeschüttet (Abb. 41a, b). Diese in beiden Reihen gleichmäßigen Befunde sind beweisend dafür, daß schnell einsetzende Kälte schilddrüsenprägenden Charakter aufweist. Der Zeitfaktor sowie die Ungewohntheit und Überraschung des Organismus führen zu diesem Effekt.

Abschließend noch einmal, um Mißverständnisse auszuschließen, eine klare Stellungnahme zur Rolle des Kältefaktors. Langsam einsetzende Kälte nach Art des Jahreszeitenwechsels trifft die Wildtiere nicht unvorbereitet. Die schleichende Klimakälte bringt daher keine nachweisbare Stimulierung der Wildschilddrüse, sondern eine Inaktivierung. Andauernde Kälte (Kältebiotop) bedingt ebenfalls kein aktiveres Schilddrüsenbild oder einen erhöhten Tonus. In all diesen Fällen ist die Kälte nicht schilddrüsenprägend. Schnell einsetzende, quasi-experimentelle Kälte ist dagegen schilddrüsenstimulierend. Kältereiz ist also nicht ohne weiteres ein Schilddrüsenreiz. Um schilddrüsenwirksam zu werden, müssen mehrere Faktoren zusammenkommen: das Ungewohnte, das Überraschende und das Tempo. Fehlen diese drei Bedingungen, so wird der Kältereiz durch Maßnahmen der Isolation und Verhaltensänderung so neutralisiert, daß er an der Schilddrüse nicht zum Ausdruck kommen kann. Winterkälte provoziert keine Schilddrüsenaktivierung. Daher muß ein Dimorphismus im Sinne aktiver Winter- und inaktiver Sommerschilddrüsen abgelehnt werden. Wenn man überhaupt von einem Jahreszyklus zu sprechen gewillt ist, dann höchstens in dem Sinne, daß eine steigende Aktivierungsrate in der Zeit auftritt, in der auch Sonnenstrahlung und Temperatur höher werden.

2. *Mauser; Leistung*

Was für das Haarwild der Pelzwechsel, bedeutet für das Federvieh die Mauser. Eine genaue Zeitbestimmung des Pelzwechsels ist nicht möglich, man weiß nur, daß er nach dem ersten kräftigen Frost meist vollzogen ist. Die Mauser jedoch ist sichtbar. Sie schiebt sich öfter über längere Zeit hin. Beim Jungwild hängt sie wohl mit einem gewissen Reifealter und Entwicklungszustand zusammen, bei adulten Exemplaren wird sie wetterabhängig sein. Bei der Prüfung des Jahreszyklus sah man in der Mauser aktive Schilddrüsen. Je weiter hiervon die zeitlichen Abstände, desto zunehmender die Inaktivität. Bei verspäteter Aktivität stellte sich immer auch verspätete Mauser heraus, kenntlich an der unfertigen Ausschilderung. Die zeitliche Koppelung von Schilddrüsenaktivität und Mauser ist so offensichtlich, daß wenige Zweifel an diesen Beziehungen aufkommen können. Die Mauser bedeutet eine schwere Belastung für den Organismus. Man ist geneigt, allein dieser Leistung die Aktivierung zuzuschreiben. Die Frage drängt sich natürlich auf, ob jede besondere Leistung nur zusätzliche funktionelle Anforderungen an die Schilddrüse stellt oder auch noch strukturverändernd wirkt. Dieser sicherlich bedeutenden Frage wurde nicht nachgegangen, sie begegnet uns aber wieder bei der Besprechung des Sexualfaktors. Es wäre überdies denkbar, aber nicht wahrscheinlich, daß in der Mauser der Wärmeverlust noch zusätzlich eine (Verstärker-) Rolle spielen würde.

3. *Paarung, Schwangerschaft, Geschlecht*

Das Wild bietet eine ausgezeichnete Gelegenheit, diese Faktoren auf ihre Schilddrüsenwirksamkeit zu untersuchen. Der Sexualfaktor ist weitgehend zu isolieren unter Erhaltung all der bekannten sonstigen Vorteile der Wilduntersuchung. Es ist bekannt, daß es polyphasische, biphasische und monophasische Paarungszeiten oder Sexualzyklen gibt. Es ist einleuchtend, daß beim Kaninchen mit seinem sprichwörtlichen gehäuften Paarungsdrang eine bindende Aussage über den Einfluß des Sexualfaktors auf die Schilddrüse nicht zu machen ist. Möglicherweise ist das stets unruhige Schild-

drüsenbild eine Folge dieses Verhaltens; es muß das aber nicht sein, da auch eine Reihe anderer Momente dafür verantwortlich gemacht werden könnte.
Der Beweiswert histologischer Untersuchungsbefunde zur Frage der Beziehungen von Schilddrüse und Gonaden steigt natürlich bei Wildarten mit biphasischen Sexualzyklen. Das Wildschwein kann eine zweimalige Rauschzeit erleben. Anhand der jahreszyklischen Untersuchungen wurde jedoch schon gezeigt, daß irgendeine Variabilität der Schilddrüsenstrukturen zu keiner Zeit beobachtet werden konnte. Das würde also bedeuten, daß der Sexualfaktor, bei dieser Spezies jedenfalls, für das Bild der Schilddrüse unerheblich ist.

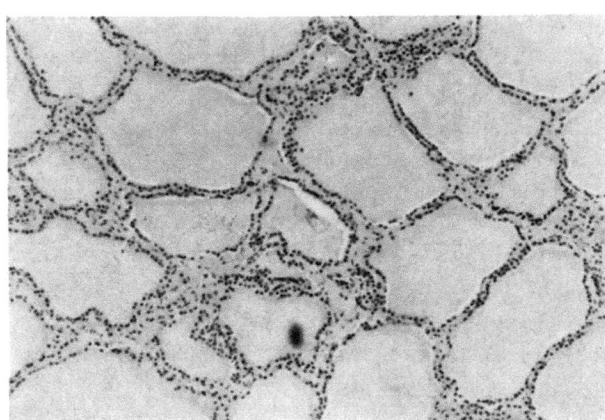

Abb. 42 *Kolloidreiche Ruheschilddrüse der Brunftzeit (Hirsch)*

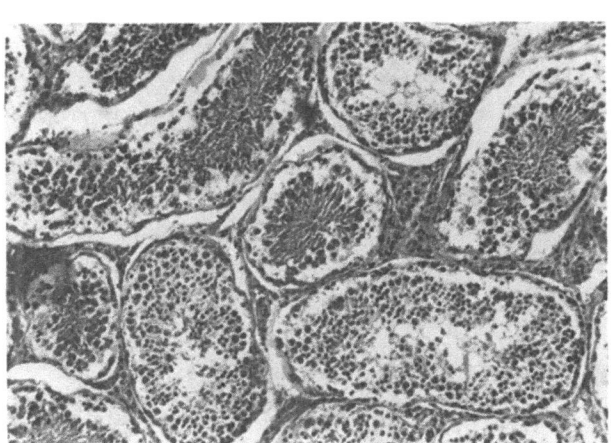

Abb. 43 *Brunftgebundene Hodenaktivierung (Hirsch)*

Absolut sicher aber wird der Beweis eines mangelnden strukturellen Einflusses der Gonaden auf die Schilddrüse, wenn es sich um die Spezies mit kalendermäßig bekanntem, monophasischem Zyklus handelt. Das ist beim Hirsch der Fall. Die in der Hochbrunft angefallenen Schilddrüsen zeigten histologisch keine Aktivierung. Die mituntersuchten Hoden wiesen dabei eine lebhafte Spermiogenese auf (Abb. 42 und 43). Das gleiche ist von den Gemsen zu berichten. Trotz nachweisbar aktiver Hoden

fanden sich Ruheschilddrüsen, so daß eine brunftgebundene, sichtbare Aktivität in der Schilddrüse nicht zu erkennen war. Im dritten und letzten Beispiel seien nun noch Birk- und Auerhähne aufgeführt. Die Balzzeit ist genauso kalendermäßig bekannt und auf wenige Tage des Jahres zusammengedrängt. Eine Schilddrüsenaktivierung wurde aber trotz nachgewiesener Spermiogenese nicht gefunden.
Diese Tatsachen überraschen. Es ist die Frage, ob man hieraus bereits jegliche endokrine Relation Keimdrüsen–Schilddrüse leugnen darf. Mit Wahrscheinlichkeit nicht. Die Wirkung der Keimdrüsen kann unterschwelliger Natur sein, d. h. es braucht nicht zur morphologisch sichtbaren Reaktion an der Schilddrüse zu kommen. Es ist sehr naheliegend, daß in Zeiten aktiven Sexuallebens vermehrte Anforderungen an die Schilddrüse gestellt werden. Diese können aber ohne weiteres aus dem laufenden Jodstoffwechsel und dem Stapelvorrat der Thyreoidea befriedigt werden ohne zusätzliche Beanspruchung des Epithels. Wenn diese Auffassung stimmt, so läßt das auf eine recht große Versorgungsbreite ohne Mobilisierung des Epithels schließen. Darüber hinaus wird der von den Hoden ausgehende Reiz nicht sehr groß sein.
Eigentlich ist es verwunderlich, daß die Schilddrüse keine morphologischen Strukturveränderungen zur Paarungszeit erkennen läßt, zumal sich der Faktor Leistung als ein weiteres Moment hinzugesellt. Dieser besteht oft in sehr großer körperlicher Beanspruchung, sei sie nun bedingt durch lange Suchwege (Hirsch) oder durch Rivalitätskämpfe und -tänze (Auerwild). Die abgebrunfteten Exemplare sind oft der Erschöpfung nahe, wie man eindeutig feststellen kann. Trotz dieser Kumulation von Faktoren sieht man keinerlei histomorphologische Stimulierungszeichen an der Schilddrüse.
Was für die Tests gesagt wurde, gilt auch für die Ovarien. Am Beispiel des tragenden Wildschweines, das versehentlich zur Strecke kam, ist abzulesen, daß eine Strukturveränderung nicht vorhanden ist. Man muß sich natürlich hüten, ohne weiteres diese Verhältnisse auf andere Wildarten zu übertragen. Durch Rickenabschuß kamen auch Schilddrüsen mit Ruhebildern zu Gesicht. Es ist zwar in der Regel anzunehmen, daß sie beschlagen waren, sofern es sich nicht um ausgesprochene Geltricken handelte. Trotzdem sagt das noch nichts aus wegen der eigentümlichen Tragzeitverhältnisse beim Reh. Zur Schußzeit herrscht Keimruhe, daher ist die Beantwortung der Frage der Schilddrüsenbeeinflussung durch Schwangerschaft beim Reh nicht möglich. Beim Rehbock besteht eine ähnlich komplizierte Situation. Der Sexualfaktor wird hier überlagert von dem Saisonalfaktor. Höhepunkt der Blattzeit liegt dicht am Zenit von Sonne und Temperatur. Wenn man sich entscheiden müßte, worauf die Aktivierung der Bockschilddrüse zur Paarungszeit zurückzuführen sei, so würde man nach all den anderen Erfahrungen mit den teils konkurrierenden, teils überlagerten Reizen vielleicht doch dem Sexualfaktor den Vorzug einräumen.
Bei einem Teil des Schilddrüsenmaterials wurde, sofern die Zahlen es zu lohnen schienen, histologische, histometrische und statistische Untersuchungen, getrennt nach Geschlechtern, vorgenommen. Geschlechtsbedingte Unterschiede sind bei Hirschen nur angedeutet, schon etwas deutlicher bei Kaninchen, Hasen und Gemsen. Beim restlichen Wild bestanden keine Unterschiede. Bei den genannten Arten schienen die Schilddrüsen der Männchen etwas aktiver. Ob dies mit dem regeren sexuellen Verhalten oder mit anderen Faktoren (größere Leistungsfähigkeit) zusammenhängt, ist nicht sicher zu entscheiden.
Allgemein gültige Aussagen über den Sexualfaktor in seiner Bedeutung für das

Schilddrüsenbild des Wildes sind nur insofern möglich, als man ihm deutliche strukturprägende Eigenschaften nicht zubilligen kann. Das spricht nicht gegen Beziehungen von Keimdrüsen und Schilddrüse überhaupt. Diese sind mit großer Wahrscheinlichkeit sogar vorhanden. Das bezeugen so bekannte Erscheinungen wie Kastration — Kapaunenentwicklung, Thyreostatika — Hähnchenmast, Strumaentwicklung — Wurfminderung — Verwerfung *(Kurz)* usw. Ausschlaggebend aber für das histomorphologische Zustandsbild der Schilddrüse ist der Sexualfaktor offenbar nicht. In diesem Zusammenhang müssen allerdings die natürlichen Unterschiede der einzelnen Wildarten vermerkt werden.

4. *Geburt, Jugend*

Von dem allgemeinen Prinzip der postnatalen Schilddrüsenaktivierung macht auch das Wild keine Ausnahme. Dabei soll nicht weiter auf die Frage eingegangen werden, von welchem Zeitpunkt ab die Aktivierung eintritt. Durch Radiojoduntersuchungen von *Koneff* et al. beim Rind wissen wir, daß schon einige Zeit ante partum eine vermehrte Tätigkeit der fetalen Schilddrüse vorliegt. Beim Wild wurden keine zielgerichteten Untersuchungen unternommen mit Ausnahme des Fasans, über den unter III a 1 β berichtet ist. Die Kückenschilddrüse war aktiviert (s. Abb. 41). Bei anderem, sporadisch anfallendem Material von Kaninchen und Hase kann das gleiche berichtet werden. Die Kontrollkücken normal aufgezogener Haushühner zeigten ebenfalls eine gleichmäßige deutliche Stimulierung (s. Abb. 16). Offenbar bildet sich diese schon bald zurück, wobei man von einem fixen Zeitpunkt dabei sicherlich nicht sprechen kann. Es liegt vielmehr eine zeitlich nicht eng zu begrenzende Dauer der Rückbildungsperiode vor. Diese ist beim Wild ebenfalls zu vermuten, wurde aber nicht systematisch verfolgt aus dem einfachen Grunde, weil die jugendlichen Exemplare noch nicht jagdbar sind und gesetzlichen »Kinderschutz« genießen. Mit großer Verläßlichkeit ist aber zu sagen, daß im Sonderfall der sechs Wochen alten, jagdbar gewordenen Seehunde die Schilddrüse schon ruhiggestellt ist. Nicht ganz so überzeugend sind die »Kinderbilder« bei den Hirschkälbern, die aus bestimmten Gründen den Müttern weggenommen wurden. Hier lassen sich noch einige Überreste von Schilddrüsenaktivierung finden. Bei aus gleichen Gründen angefallenem Material von Rehkitzen ist das aber nicht mehr der Fall.

Überschauend muß also festgehalten werden, daß allgemein Neugeborene aktive Schilddrüsen aufweisen, die in der heranwachsenden Jugend in nicht für alle Arten einheitlichem Tempo sich ruhigstellen. Dabei ist nicht von der Hand zu weisen, daß unter anderem Schnelligkeit des Wachstums und allgemeine Lebenserwartung, die artspezifisch sind, eine Rolle spielen.

5. *Licht (Strahlung)*

Gezielte Untersuchungen der Strahlungseinflüsse nach Art eines Experimentes können beim Wild nur durch Auswahl bestimmter Arten vorgenommen werden. Licht- oder Strahlungsverhältnisse gehören zusammen und sind Teile des Klimas. Im Klimakomplex sind eingeschlossen die Sonnenscheindauer, die Wirkung verschiedener Strahlenanteile des Gesamtspektrums, die selbstverständlich durch noch so geschickte Auswahl des Wildes nicht isoliert werden können. Auch Temperatur, Niederschlag und Vegetation sind aus dem Gesamtkomplex nicht zu trennen. Immerhin ist aber zu bedenken, daß im Hochgebirgsklima Licht- und Strahlungsverhältnisse hervorstechen und auch dementsprechend wirksam sind. Das Wild, das diesen Verhältnissen in extremer Weise ausgesetzt wird, ist die Gemse, der neben Steinbock und Murmel am höchsten lebende Säuger.

Es wurde anhand der jahreszyklischen Untersuchungen schon erwähnt, daß das Durchschnittsbild der Gemsenschilddrüse eine Inaktivität aufweist. Das hochalpine Biotop mit seinen intensiven Licht- und Strahlungsverhältnissen hinterläßt also keine Spuren in der Schilddrüse (Abb. 44). Das spricht nicht unbedingt für eine Wirkungslosigkeit der Lichtfaktoren überhaupt. Hier müssen andere Regulationsmechanismen vorhanden sein, die eine folgenschwere Daueraktivierung der Schilddrüse verhindern (s. auch Kapitel K ä l t e). Weiter unten wird noch darauf zurückzukommen sein. Das ist bei der Gemse besonders eklatant, da nicht nur das Reizklima, sondern noch mehrere andere Momente sich im Sinne einer morphologischen Aktivierung nicht durchzusetzen vermögen.

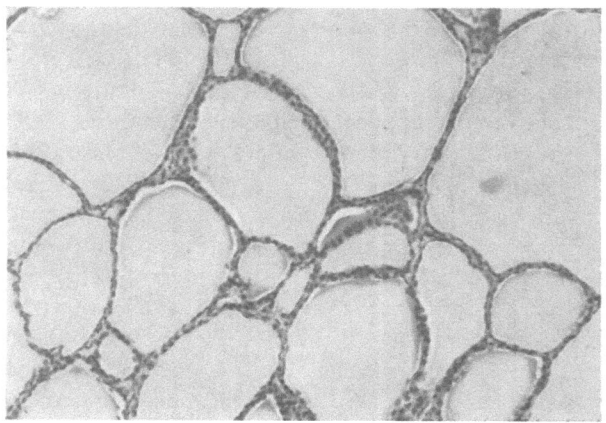

Abb. 44 *Ruheschilddrüse (Gemse)*

Dies erscheint als ein wichtiger Hinweis darauf, daß in der freien Natur eine Daueraktivität ganz und gar »unphysiologisch« wäre. Das gewöhnlich vorkommende oder das Durchschnittsbild ist daher auch, wie gezeigt werden konnte, bei fast allen Arten das einer kolloidreichen Ruheschilddrüse.

c) Wildschilddrüsenbilder unter experimentellen Einflüssen

Der Terminus »Durchschnittsbild« weist schon darauf hin, daß es verschiedene Schilddrüsenbilder bei dem untersuchten Wild geben muß. Aus ihnen wurde der vorherrschende Typ herausgesucht. Wenn bei den meisten Arten der Durchschnittstyp eine Ruheschilddrüse ist, können Abweichungen hiervon nur im Sinne einer Aktivierung mit Verschiebungen der Lichtungsgröße, des Gestaltwandels des Epithels und der Veränderungen des Kolloids verstanden werden. Nach der Besprechung des physiologischen Gestaltwandels der Wildschilddrüsen unter natürlichen Bedingungen soll im folgenden die Verhaltensweise aufgezeigt werden, die nach gezielten Eingriffen eintritt. Solche

1. Wildkaninchen

Erstmalig im Jahre 1945 fiel auf, daß die zur notwendigen Bereicherung des Tisches gefangenen Wildkaninchen ein anderes Schilddrüsenbild aufwiesen als die vor dem Kriege waidmännisch geschossenen Exemplare. Da es sich um dasselbe Revier handelte, tauchte der Verdacht auf, daß hierfür die Art der Erlegung ausschlaggebend sein könnte. Der Verdacht war allerdings nicht ganz neu, da er infolge der jahreszyklischen Untersuchungen schon mal aufgekommen war. Dank der Großzügigkeit der Besatzungsmacht, die zwar nicht die Jagdausübung, sondern nur die Jagdwaffen verbot, war es möglich, diesem Verdacht nachzugehen. Mit dem Frettchen gejagte und im Netz gefangene Tiere wurden in verschiedene Gruppen eingeteilt. In allen Reihen gab es ausreichendes und adäquates Futter, das unter besonderen Kautelen gereicht wurde. Wegen der Einzelheiten sei auf die Originalarbeit (*Eickhoff* 1949) verwiesen.

Eine 1. Gruppe der gefangenen Wildkaninchen diente als Kontrolle. Diese Tiere verhielten sich tagsüber ruhig und versteckt, unternahmen aber nachts die größten Anstrengungen zum Ausbruch, wobei sie erstaunliche Leistungen aufwiesen. Nach einigen Tagen ließ dieser Drang offenbar wegen zunehmender Schwäche nach, und die Tiere verstarben schließlich ausnahmslos.

Eine 2. Gruppe wurde zusätzlich geschreckt. »Zusätzlich geschreckt« unterstreicht, daß durch den Fang allein schon ein starkes Schreckmoment ausgelöst wurde. Das geht ohne weiteres aus ihrem Verhalten hervor. Die Kaninchen schießen beim Fang ausnahmslos explosionsartig in hohem Bogen vor ihrem blutgierigem Feind, dem Frettchen, aus dem Bau. Man merkt ihnen die Todesangst an: hohe Fluchten bei Freilassung, fliegender Puls, beschleunigte Atmung, Muskelzittern und Exophthalmus bei Gefangennahme. Diese Symptome wiederholen sich bei Schreckerregung im Käfig (Untergruppe a). Als Schreckquelle fungierten entweder Jagdhund oder Mensch. Bringt man den zusätzlichen Schreck gleich in der ersten Erregung nach dem Fang an (Untergruppe b; Schreckquelle: das mit Maulkorb versehene Frettchen), so steigern sich die Reaktionen ins Groteske. Aus dem Muskelzittern wird so hochgradige Muskelschwäche, daß eine gegebene Fluchtmöglichkeit nicht mehr ausgenutzt werden kann. In solchem Zustand besteht auch ein hochgradiger Schock, so daß kein Venenblut zu erhalten ist. Selbst am kupierten Löffel erscheint kein Tropfen Blut. Erst in Narkose löst sich dieser Gefäßkrampf wieder.

In einer 3. Gruppe wurden die gefangenen Wildkaninchen thyreoidektomiert und eingesperrt, ohne zusätzlich geschreckt zu werden. An einer 4. Gruppe wurden Grenzstrang- und Vagusresektionen ohne weitere Behandlung ausgeführt, eine 5. Gruppe schließlich geplummert. Die 6. Gruppe endlich wurde mit Urazilinjektionen behandelt.

Die erzielten Resultate waren sehr aufschlußreich. Die Kontrollgruppe verendete unter starkem Gewichtsverlust nach einigen Tagen ohne erkennbare Todesursache. Die Schilddrüsen waren hochaktiv. Die geschreckte Gruppe zeigte unter gekürzter Lebensdauer den gleichen Befund. Dabei ließ sich noch als besonderes Merkmal die sogenannte kahle, nackte Schilddrüse (s. Abb. 45, 46) in der Untergruppe b) feststellen. Die Schilddrüse hatte ihr Kolloid ausgeschüttet, das Epithel war aber noch flach, ohne Reaktion. Gerade dieses Bild erschien hinweisend für die spezifische Wirkung des Schreckfaktors. Die Blutuntersuchungen im Schreckexperiment ergaben eine Hyperglykämie. Alle genannten Symptome glichen dem klinischen Bilde eines Morbus Basedow. Dieser

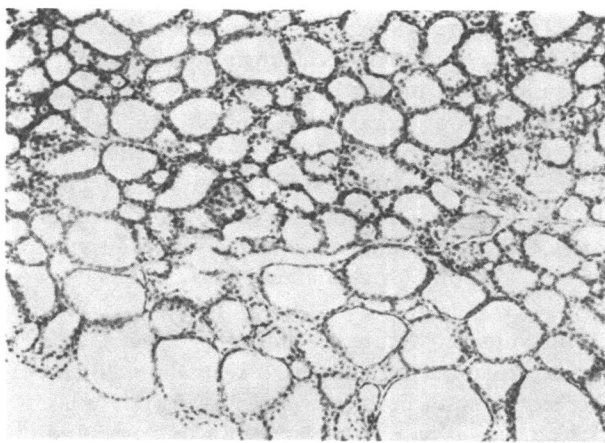

Abb. 45 Völlige Kolloidausschüttung, beginnende Epithelerhöhung, 12 Stunden nach dem Fang (Wildkaninchen). Kahle, nackte Schilddrüse

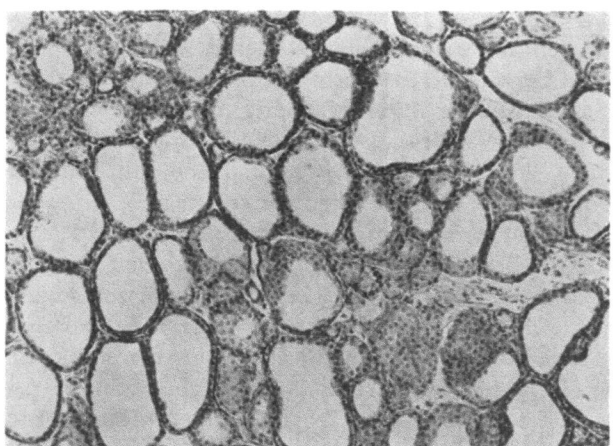

Abb. 46 Kahle, nackte Schilddrüse, 2 Stunden nach dem Fang (Wildkaninchen)

Symptomenkomplex war im Experiment immer reproduzierbar und wurde daher als »Schreckbasedow« bezeichnet (Abb. 47).
Diese These des Schreckbasedow ließ sich noch erhärten durch die Ergebnisse der Gruppe 3 und 4, in denen sich die Lebensdauer verlängern ließ. Durch Plummerung konnte dieser Effekt nochmals erhöht werden (Abb. 48). Am stärksten war jedoch die lebensverlängernde Wirkung durch Urazilgaben. Es kann daher kein Zweifel daran be-

stehen, daß der Tod der unbehandelten Exemplare thyreogen bedingt war und nach Art und Lage der Dinge als experimenteller, nervöser Schreckbasedow bezeichnet werden muß. *Meissner* et al. haben später diese Versuche wiederholt und mit Radiojodproben kontrolliert. Es wurden die gleichen Ergebnisse erzielt und auch in ihrer Deutung bestätigt. Anstelle des Terminus Schreckbasedow wurde der Ausdruck Schreckthyreotoxikose benutzt.

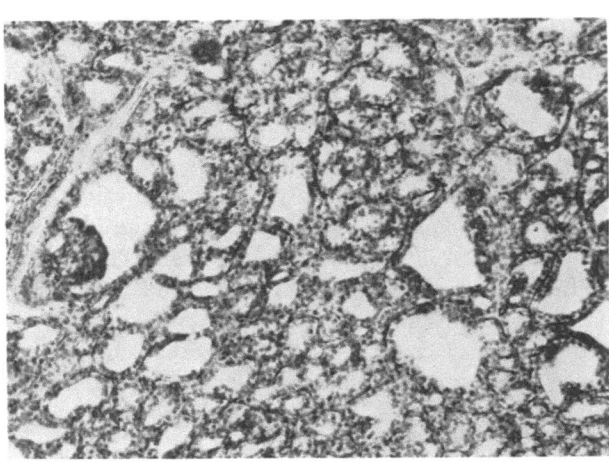

Abb. 47 *Kolloidschwund mit Epithelreaktion; Schreckbasedow- bzw. Schreckthyreotoxikose (Wildkaninchen)*

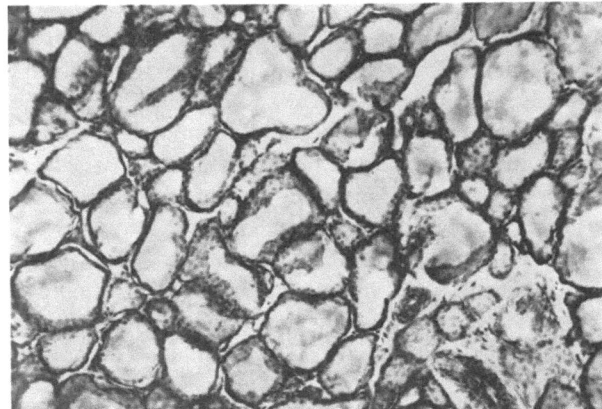

Abb. 48 *Geplummerte Schreckbasedow-Schilddrüse mit Epithelberuhigung und Kolloideinlagerung (Wildkaninchen)*

Die Richtigkeit der Deutung der Originalversuche als eines experimentellen, nervösen Schreckbasedows wurde zusätzlich durch die Gegenproben erhärtet. Wenn Nervenresektionen und Plummerung nicht so erhebliche, lebensverlängernde Wirkung aufwiesen, so ist das vielleicht durch den transitorischen und unvollkommenen Effekt solcher Maßnahmen oder durch evtl. Vorhandensein akzessorischer Nebenschilddrüsen begründet. Diese Bedenken und Einschränkungen fallen aber bei der Urazilbehandlung weg, die größte Wirkung aufwies. Die Richtigkeit der Auffassung eines nervösen, progredient zu Tode führenden Schreckbasedows ist daher gut fundiert. Die Schilddrüse steht im Mittelpunkt des tödlichen Geschehens. Der auslösende Faktor ist ohne jeden weiteren Eingriff lediglich das psychische Trauma. Es ist nervöser und nicht etwa hormonaler Art. Es liegt also ein echter psychisch-traumatischer Basedow vor, der dem menschlichen Krankheitsbild der thyreotoxischen Krise analog ist. Dieser psychisch-nervöse Schreckbasedow kommt beim Wildkaninchen zustande infolge erhöhter Erregbarkeit und Labilität des vegetativen Nervensystems und muß als eine spezifische Ansprechbarkeit und Erkrankungsbereitschaft dieses Systems angesehen werden. Sie sind nur dem vegetativ stigmatisierten Wildkaninchen zu eigen. Daher gelingt es auch nicht, mit den gleichen Maßnahmen bei anderen Tieren einen experimentellen Basedow zu erzeugen. Es konnte bisher mit diesen oder anderen Mitteln bei den gebräuchlichen Experimentaltieren höchstens eine transitorische Hyperthyreose erzielt werden. Äußere Mittel oder Eingriffe, selbst von extremer Natur, genügen allein nicht, den Schreckbasedow hervorzurufen. Erst das endogene Moment macht den exogenen Reiz krankheitsauslösend. Weitere Schreckversuche Katze — Maus, Hund — Katze bewiesen das. Der Schreck führte hier zwar zur Kolloidausschüttung, und das kahle, nackte Schilddrüsenbild ließ sich eindeutig erzielen. Zu einer fortschreitenden Erkrankung, zum Schreckbasedow, kam es jedoch nie. Dies wird auch bei der Besprechung im folgenden Kapitel noch deutlich.

2. Andere Wildarten

Waren die berichteten Experimente geplant, so ergaben sich über größeren Zeitraum bei der Jagd ungewollte Situationen, die Experimenten gleichkamen. Jeder Jagdbeflissene weiß, daß nicht jeder Schuß gleich tödlich ist, sondern oft längere Zeit bis zum Tode des waidwunden Wildes vergehen kann. Diese bedauerliche, aber unvermeidbare Situation bedeutet, ganz abgesehen von den damit verbundenen Schmerzen, ein seelisches Trauma, das zweifellos bei den betroffenen Kreaturen auch den Grad der Todesangst erreicht wie beim Wildkaninchen. Die sofort einsetzende Nachsuche oder Hetze durch Mensch und Hund erhöhen natürlich das Trauma nicht unwesentlich. Die Dauer dieser Schreckerregung variiert selbstverständlich. Bei Niederwild ist sie meist geringer als beim Hochwild, das Tage lang dieser Situation ausgesetzt sein kann. Untersucht man solche Schilddrüsen, so wird man keine Veränderungen finden, die man als Schreckaktivierung auffassen könnte. Die Erlebenszeit ist durchaus gegeben nach allem, was man von der schnellen Reaktionsmöglichkeit der Schilddrüse weiß. Das psychische Trauma ist dabei genauso vorhanden wie beim Wildkaninchen. Diese Verschiedenheit der Reaktion auf ein gleichgeartetes, mit Todesangst verbundenes Trauma ist nur erklärlich durch eine andersartige Verarbeitung des Reizes.
Beim vegetativ stigmatisierten Tier kommt der Reiz an, bei der anderen Kreatur nicht. Man ist also berechtigt zu sagen, daß der Reiz an sich noch nicht krankheitsauslösend wirkt, sondern erst durch das hinzukommende endogene Moment. Durch geeignete Maßnahmen kann man wohl erreichen, daß die Schilddrüse ihr Kolloid mobilisiert und ihr Epithel aktiviert. Elektrische Reizung, TSH-Applikation, Injektion von Schilddrüsenextrakten usw. bewirken solche Veränderungen. Diese sind aber nur vorübergehend, weil endogene Gegenregulationen einsetzen, die stärker sind als alle äußeren Maßnahmen. Es kommt also im Höchstfalle zu transitorischen hyperthyreotischen

Erscheinungen, aber nie zum progredienten, tödlich endenden Basedow. Die Ausnahme von dieser Regel macht, soweit bisher bekannt, einzig das Wildkaninchen.

d) Vergleichende Pathologie der Menschen- und Wildschilddrüse

1. *Aktivierung*

Bei dem vorliegenden Bericht wurde als vorherrschender Typ der Wildschilddrüse eine Ruhe- bzw. Stapeldrüse bezeichnet. Abweichungen hiervon kann es nur im Sinne einer Aktivierung geben. Doch bedeutet diese beim Wild noch keine Erkrankung oder pathologische Form. Aus diesem Grunde mußte die Morphokinetik der Wildschilddrüse so eingehend behandelt werden. Man fragt sich, ob man überhaupt Tier- und insbesondere Wildschilddrüsen mit den menschlichen vergleichen darf. Einfache Identifikationen histologischer Bilder sind sicher unangebracht. Schon die Normalhistologie ist ja, wenn auch nur wenig, von der menschlichen Schilddrüse abweichend. Das ist im Ruhezustand nur mäßig betont, wird aber im Falle der Aktivierung eklatant. Ebenso augenscheinlich sind die unterschiedlichen Folgen, die sich an eine histologische Aktivität anschließen. Beim Menschen bedeuten sie eine Erkrankung, beim Wild aber nicht, wenigstens wird diese nicht offenbar. Der Zustand der Aktivierung ist beim Wild transitorisch, beim Menschen potentiell reversibel.
Es ist daher bei der Feststellung der histomorphologischen Abweichungen vom vorherrschenden Strukturbild nur dann berechtigt, beim Wild von einer Erkrankung zu sprechen, wenn auch gleichzeitig ein auffälliges »klinisches« Benehmen zutage tritt. Andernfalls gehört die Variabilität in den Rahmen des Physiologischen. Wildererkrankungen auf der Basis der Schilddrüsenhyperfunktion sind nur selten und praktisch erst durch diese Versuche beim Wildkaninchen bekannt geworden. Diese echte Spontanerkrankung bei Schreckeinwirkung in der Gefangenschaft ist immer reproduzierbar und eignet sich daher vorzüglich zum Studium des menschlichen Basedow. Hier ist ein weitgehender, echter Vergleich von menschlicher und tierischer Erkrankung gegeben, beruhend auf gleichartigen Reaktionen bei überwiegend ähnlicher Reizauslösung. Die Ansprechbarkeit des Wildkaninchens ist ein positiver, die Reaktionslosigkeit aller übrigen (Wild-) Tiere ein negativer Beitrag zu dem Versuch der Aufklärung dieses menschlichen Krankheitsbildes. Erkrankt die Spezies Wildkaninchen bei entsprechender Exposition in allen ihren Exemplaren, so besteht hier doch ein Unterschied zum Menschen, der nur vereinzelt erkrankt. Die überwiegende Zahl der Menschen reagiert auf die gleichen Reize nicht im Sinn eines Basedow. Wie schon bei der Besprechung des Kältereizes hervorgehoben, wird auch beim psychisch-emotionalen Reiz deutlich, daß exogener Reiz nicht gleich Reiz ist, obschon von gleicher Beschaffenheit. Zur Krankheitsauslösung gehört als unabdingbare Voraussetzung das endogene Moment, die Art der Reizaufnahme und -verarbeitung. Diese entscheidende, wenn auch nicht mehr neue Erkenntnis wird durch die vergleichende Wildschilddrüsenpathologie auf einwandfreie Weise untermauert.
Ist die vergleichende Schilddrüsenpathologie also von besonderem Wert für das Verständnis des Formenkreises der Überfunktion, so kann sie leider für den gegenteiligen Funktionszustand keinen Beitrag leisten. Das ist zu natürlich, da der vorherrschende Typ beim Wild eine Ruheschilddrüse ist. Noch ruhiger, als sie so schon ist, kann sie nicht sein oder werden. Insuffizienzerscheinungen, wie sie durch Hypofunktion beim

Menschen auftreten, kommen beim Wild nicht vor. Man muß dazu einschränkend sagen, daß sie wenigstens nicht bekannt geworden sind. Sollten sie aber dennoch vorkommen, ist die gleichzeitige Ausrottung dieser Exemplare durch die Natur wahrscheinlich, so daß sie menschlicher Kenntnis verborgen bleiben. Das gleiche gilt von Mißbildungen, Aplasie und Hypoplasie. Dieser Tatbestand ist immerhin bemerkenswert bei einem so wichtigen Organ, dessen Vorkommen im gesamten Wirbeltierbereich gesichert ist.

2. *Entzündung*

Als andere geläufige menschliche Erkrankung tritt in der Wildschilddrüse die Entzündung nicht auf oder ist zum mindesten nicht zur Kenntnis gekommen. Da eine spontane Strumitis oder Thyreoiditis nicht bekannt sind, kann man von vorneherein zur vergleichenden Pathologie der variablen, menschlichen Entzündungsformen schweigen. Das unterstreicht nur, wie verschieden trotz zahlreicher Gemeinsamkeiten die Pathologie der Schilddrüse oder überhaupt menschliche und tierische Reaktionsformen sind. Man muß schon zu besonderen Maßnahmen greifen, um auch beim Laboratoriumstier eine Entzündung der Schilddrüse zu produzieren. Einfache Zerstückelung des Organs und Transplantation erzielten weder am verbliebenen Schilddrüsenrest noch an den Transplantaten in der Lunge eine Thyreoiditis *(Sanders* et al.).

3. *Tumoren*

Es kann hier nicht die Aufgabe sein, sämtliche beim Menschen bekannten Tumorformen aufzuzählen, um ihre Identifikation mit Wildschilddrüsentumoren zu beweisen oder abzulehnen. Das ist schon aus dem Grunde unnötig, weil es die meisten menschlichen Tumorformen beim Wild nicht gibt und überhaupt Schilddrüsengeschwülste nur äußerst seltene Vorkommnisse sind. Man hat Mühe, die einfachste Form der geschwulstmäßigen Vergrößerung, die Struma, aufzufinden. Was man als »groß« bei der Schilddrüse einiger Exemplare empfindet, gehört offenbar noch in den Bereich der physiologischen Schwankungsbreite. Gelegentlich sieht man makroskopisch Knötchen, die sich aber als Epithelkörperchen erweisen. Die mikroskopische Variationsbreite der Follikel mit großfollikulären bis angedeutet zystischen Formen darf man ebenfalls nicht als strumöse Bildungen werten. Sie sind auch nur bei Hirsch und Gemse aufgefallen. Möglicherweise steht ihre Ausbildung in Beziehung zu Körpergröße, Alter und Biotop. Bei den weit über 1000 untersuchten Wildschilddrüsen aller Arten wurde nur ein einziges Mal ein spontaner, mikrofollikulärer Kropfknoten gefunden, und zwar beim Wildkaninchen (Abb. 49).

Eine Beachtung verlangt noch der Ultimobranchialkörper, auf dessen Überreste man in unterschiedlicher Prozentzahl immer wieder bei der histologischen Untersuchung stieß. Am häufigsten war er bei der Gemse zu finden. Diese Bildungen können von Zylinder-(Flimmer-) und auch Plattenepithel ausgekleidet sein, weswegen *van Dyke* in ihnen die Quelle von Zysten, Adenomen, Papillomen und Plattenepithelgewächsen sieht. Beim Wild konnten solche Wucherungen nicht nachgewiesen werden. Es zeigten sich lediglich Zystenbildungen, solitär oder multilokulär, manchmal mit verzweigtem Gangsystem. Eine Struma haben diese Bildungen nie vorgetäuscht.

Von besonderem Interesse ist nun die Frage des Kropfvorkommens beim Wild überhaupt. Sie soll am Beispiel der Gemse im wesentlichen besprochen werden. Schon

Wegelin konnte sich nicht erklären, »weshalb wildlebende Tiere von der Kropfendemie verschon bleiben«. Auch der Jagdwissenschaft sind keine verkropften Exemplare bekannt. Unsere feingeweblichen Untersuchungen der Schilddrüse bestätigten vollauf diese Angaben. Soweit Haustiere oder vom menschlichen Nahrungsabfall lebende Schmarotzer in Endemiegebieten Kröpfe bekommen, ist dies noch einigermaßen verständlich. Schwindet die menschliche Kropfendemie (Jodsalzprophylaxe), so muß mit ihr die tierische auch zurückgehen. Das Wild aber in Hochgebirgsgegenden, z. B. Hirsch und Gemse, ist gleich mehreren Bedingungen unterworfen, denen Kropfbildungen nachgesagt werden. Dazu erreicht das Wild sicherlich das Kropfalter. Es lebt auf geologischen Formationen mit verschiedenem Kalk-, Erz- und Ölgehalt, Schichten mit marinem Sapropeel und Uran- bzw. Radiumgehalt, die nach *Romell*, *Berencsi* und *Matthes* für die Kropfentstehung verantwortlich sein sollen. Dem Wasser dieser geologischen Schichten ist Sapropeel beigemischt, das die Kropfnoxe abgeben soll. Außerdem findet sich in großen Höhen ein jodarmes Milieu, d. h. Pflanzen und Luft sind weniger jodhaltig. Wenn also Jodmangel im Trinkwasser allein ausschlaggebend für

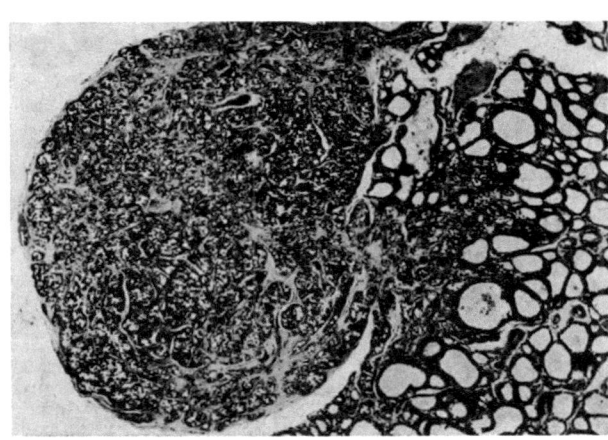

Abb. 49 *Spontaner, mikrofollikulärer Kropfknoten (Wildkaninchen)*

die menschliche Kropfentstehung wäre, müßte das Wild, das in noch höheren Regionen als die Gebirgsmenschen und somit unter noch strengeren Bedingungen lebt, häufiger Strumen aufweisen, eigentlich völlig verkropft sein. Strumen sind aber nicht zu finden. Eine befriedigende Erklärung hierfür gibt es nicht. In gewisser Weise sind auch die Schneehasen anzuführen, die niemals Kröpfe erkennen lassen, obschon das Biotop jodarm ist. Die Vitamin-A-Mangeltheorie *(Haubold)* scheidet bei den Herbivoren wohl von vornherein aus. Die Kropffreiheit von Hochgebirgshirsch und Gemse ist ein wichtiger Hinweis, daß die angeschuldigten Ursachen nicht allein und ausschlaggebend für die Kropfentstehung sein können.
Die jüngere Trinkwasser- bzw. Urochromtheorie *(Hettche)* gibt uns im Falle des Wildes auch keine ausreichende Erklärung. Man weiß zwar, daß Schmutz und Abfall aufnehmende Tiere leicht Kröpfe aufweisen (Ratten). Bestimmte Wildarten nehmen ebenfalls solche Abfallstoffe auf, z. B. Fuchs und Dachs, die Aas verzehren. Die sich suhlenden Wildschweine brechen zusätzlich noch gedüngten Boden auf, der besonders

mit Urochrom angereichert sein dürfte. Bei allen diesen Tierarten jedoch waren keine Kröpfe aufzufinden.
Nehmen wir nun das vollkommen gegenteilige Milieu, die jodreiche Niederung bzw. das Meer. Vom Menschen kennen wir die Wirkung dauernden Jodüberangebotes mit Strumabildung und funktioneller Entgleisung. Beim Seehund jedoch ist nicht die Spur eines Kropfes vorhanden. Man findet kolloidreiche Ruheschilddrüsen ohne Wucherung oder Aktivitätszeichen. Jodüberangebot ist also ebensowenig imstande, Kröpfe beim Wild auszulösen wie Jodmangel. Natürlich weiß man nichts über Jodverwertung beim Wild. Sicherlich wären solche Studien sehr interessant. Leichter aber noch wären Experimente durchzuführen, die einen Milieuwechsel bedeuteten. Vielleicht wären bei Verbringung von Wild aus einem jodarmen in ein jodreiches Milieu Schilddrüsenreaktionen zu erwarten. Es ist bekannt, daß Biotopwechsel nicht immer gut bekommt und Tierarten dabei nicht gedeihen, sondern verkümmern und eingehen können. Unbekannt ist aber bis jetzt, ob dabei Schilddrüsenreaktionen auftreten. Theoretisch könnte man es erwarten.

IV. ERGEBNISSE DER WILDSCHILDDRÜSENFORSCHUNG

Überblicken wir die Ergebnisse der Wildschilddrüsenforschung, so müssen wir zunächst feststellen, daß bezüglich der normalen Anatomie keine neuen Erkenntnisse zutage gefördert wurden. Lage und Bau, Größe und Gewichtsrelation der Wildschilddrüse unterscheiden sich nicht von denen verwandter, zahmer Arten.
Interessanter wird die Histologie, wenn das Bild das ganze Jahr hindurch verfolgt wird. Wir sehen hier unter natürlichen Bedingungen eine Morphokinetik in Erscheinung treten, die in ihrer Folge sich anders verhält, als bisher angenommen wurde. Derartig ausgedehnte Serienuntersuchungen an verschiedenen Wildarten lagen bisher nicht vor. Daher ist die Aussagekraft dieser systematischen Reihenuntersuchungen zumindest den bisher vorgelegten Einzelberichten gleichwertig, auch wenn diese von verschiedenen Autoren zusammengetragen wurden. Entgegen den bisherigen Auffassungen kann weder eine aktivierte Winterschilddrüse noch eine inaktive Sommerschilddrüse gefunden werden. Ein Dimorphismus in diesem strengen Sinne ist sicherlich nicht vorhanden. Es wurde vielmehr gezeigt, daß bei den meisten untersuchten Wildarten im gesamten Jahresverlauf überwiegend eine Ruheschilddrüse vorliegt und nur ein geringer Teil hiervon mehr oder weniger stark abweicht, sei es im Kolloid oder im Epithel u n d Kolloid. Dieser abweichende Teil wird aber nicht zum Winter, sondern zum Sommer hin größer.
Dieses Untersuchungsergebnis am freilebenden Wild ist theoretisch leicht verständlich und auch physiologisch zu begründen, zumal noch weitere Tatsachen und Befunde in diesem Sinne sprechen. Eine winterliche Aktivierung der Schilddrüse hätte einen vermehrten Energieverbrauch, nach Lage der Dinge also einen Abbau von Körpersubstanzen, zur Folge, der sich in einer zunehmenden Schwächung auswirken würde und der Erhaltung der Art nicht förderlich sein könnte. Durch eine solche Maßnahme wäre die eigene Gefährdung zu offensichtlich, als daß man sie überhaupt erwarten könnte. Der Winter ist für das Wild die Notzeit, in der nicht vermehrter, sondern gedrosselter Stoffwechsel notwendig ist, um zu überleben. Eine Maßnahme dafür ist

die Ruhigstellung der Schilddrüse. Unterstützend sind im Allgemeinverhalten in erster Linie die Bewegungseinschränkung und die Maßnahmen zur besseren Wärmeisolation wie Anlage eines Fettpolsters und Winterkleides. Alles dies ist zwar noch keine Garantie, verbessert aber erheblich die Chancen des Überlebens. Anlage von Fettpolster und Winterkleid sowie Bewegungseinschränkung und Ruhigstellung der Schilddrüse sind gleichlaufende, physiologisch sinnvoll zusammenarbeitende Vorgänge, die der Erhaltung der Art in der Notzeit förderlich sind. Prüft man laufend die Körpergewichte einiger Niederwildarten, so erkennt man erstaunlicherweise Gewichtsverschiebungen mit steigenden Werten zum Winter und abfallenden zum Sommer. Diese Befunde decken sich gut mit den physiologischen Vorgängen.

Jahreszyklische Untersuchungen haben den Zweck, saisonale Schilddrüsenbilder, evtl. -veränderungen kennenzulernen. Der Saisonfaktor besteht aber aus mehreren Einzelfaktoren, die kaum getrennt werden können. Durch geschickte Auswahl der Wildarten, deren Biotop und Lebensgewohnheiten bekannt sind, kann man aber jeweils einem Faktor, der bestimmend und vorherrschend ist, in seinem Einfluß auf die Schilddrüse nachgehen. Dadurch wird dem Allgemeinprinzip der unbeeinflußten Natürlichkeit bei den Wilduntersuchungen kein Abbruch getan. Es gibt also keine Faktorenisolierung, so sehr dies auch erstrebenswert wäre, sondern nur eine Faktorenauswahl.

Die jahreszyklischen Untersuchungen konfrontierten mit dem Temperaturfaktor. Es konnte jedoch gezeigt werden, daß unterschieden werden muß zwischen langsam einsetzendem Wechsel, akutem Temperatursturz und Dauerkälte. Langsam einsetzender Temperaturwechsel, wie er in unseren gemäßigten Zonen mit dem Saisonwechsel vor sich geht, hat keinen aktivierenden Einfluß auf die Schilddrüse, wie oben auseinandergesetzt wurde. Eher ist das Gegenteil der Fall. Der Kältesturz dagegen vermag sehr wohl strukturprägend zu wirken, wofür die Schilddrüse der Fasanenkücken beispielhaft ist. Überraschend ist nun der Befund, daß Dauerkälte eines bestimmten Biotops keinen Einfluß auf die Wildschilddrüse histologisch erkennen läßt. Hierfür sind dieselben Gedankengänge, wie sie für den klimatischen Jahreswechsel erläutert wurden, ausreichend erklärend. Hinzu kommt aber wohl noch in auffallender Weise der Faktor Gewöhnung, der eng mit dem Konstitutionsfaktor gekoppelt ist. Alles in allem erweisen die zur Frage der Kälteeinwirkung unternommenen Wildschilddrüsenuntersuchungen, daß die Kälte allein noch kein Stimulans darstellt. Sie wird erst zum strukturprägenden Reiz, wenn noch andere Momente mitwirken, in erster Linie der Zeitfaktor. Je akuter die Kälteeinwirkung eintritt, d. h. je weniger der Organismus vorbereitet und daher überrascht ist, um so wirksamer ist der Kältereiz auf die Schilddrüse. Was Konstitution und Gewöhnung aus dem Kältedauerreiz machen, steht auf einem anderen Blatt. Das Ergebnis der Untersuchung des Jahreszyklus und der Einwirkung der Kälte auf das Wild erscheint besonders interessant im Hinblick auf die sich widersprechenden Ergebnisse an Laboratoriumstieren, von denen oben stichwortartig die Rede war.

Immer wieder ließ sich am Wild die Aussage bestätigen, daß während der Mauser die Schilddrüse aktiviert ist. Selbstverständlich kann man die Mauser definieren, wobei man aber lediglich die äußerlich erkennbare Tatsache des Federwechsels erfaßt. Was endogen vor sich geht, welche Stoffwechselvorgänge notwendig sind, alles dies ist unbekannt. Vermutlich steckt bei der Mauser mehr als nur eine einfache Leistungssteigerung des Organismus hinter den äußeren Vorgängen. Eine Klärung dieses Fragenkomplexes ist wohl mit den vorliegenden Untersuchungen nicht zu erreichen, so daß man sich mit der Aussage begnügen muß, daß in der Mauser eine Schilddrüsenaktivierung beim Federwild analog den Befunden beim Federvieh vorliegt.

Eine signifikante geschlechtsbedingte Differenz des Schilddrüsenbildes wurde beim Wild nicht gefunden. Man kann auch nicht in etwa aus der Schilddrüsenstruktur ablesen, ob das Organ von einem weiblichen oder männlichen Exemplar stammt. Das ist nicht weiter verwunderlich. Überraschend dagegen ist das Ergebnis, daß während der Paarungszeit die Schilddrüsen nicht aktiviert gefunden wurden. Das war besonders eindrucksvoll bei den Wildarten mit monophasischem Sexualzyklus zu beobachten (Rot- und Birkwild). Zweifellos steht zur Brunft- bzw. Balzzeit der Geschlechtstrieb so beherrschend im Vordergrund, daß er das ganze Verhalten der Tiere völlig umwandelt. Die sonst übliche Vorsicht wird abgelegt, die Scheu verschwindet weitgehend, das Wild wird sprichwörtlich blind. Diese Verwandlung wird gesteuert oder doch begleitet von histologisch nachweisbarer Aktivierung der Gonaden. Eine Stimulierung der Schilddrüse bleibt aber aus. Als Konsequenz aus diesen Befunden muß man in Zweifel ziehen, ob tatsächlich endokrine Beziehungen synergistischer Art zwischen Keimdrüsen und Schilddrüse bestehen, die soweit gehen, daß sie die potentielle Morphokinetik, die diesen endokrinen Organen innewohnt, in Gang setzen. Unterstellt man in diesem Sinne synergistische Beziehungen, so müßte die Schilddrüse zur Paarungszeit zweifellos aktiviert sein. Da das eindeutig nicht der Fall ist, können die Beziehungen entweder nicht sehr eng oder höchstens unterschwelliger, nicht strukturprägender Art sein. Was für den Einfluß der Keimdrüsen auf die Schilddrüse gesagt ist, gilt auch in umgekehrtem Sinne. Anderenfalls müßte eine Kälteaktivierung der Schilddrüse Spermiogenese auslösen, d. h. die geschlechtliche Paarung in die kälteste Jahreszeit verlegen. Daß das nicht der Fall ist, ist eine ebensolche Binsenweisheit wie die, daß im Kältebiotop kein Daueröstrus auftritt. Gleichermaßen hat die Tragzeit der weiblichen Stücke keinen nachhaltigen, d. h. morphokinetischen Effekt auf die Schilddrüse.

Es ist bekannt, daß dem Licht eine schilddrüsenstimulierende Wirkung zugeschrieben wird. An den Wildschilddrüsen konnte man sich aber nicht davon überzeugen. Bei der Lichteinwirkung wird es wohl im wesentlichen darauf ankommen, aus welchem (Licht-)Milieu ein Tier kommt. Es ist durchaus vorstellbar, daß Dunkeltiere eine Lichtwirkung aufweisen. Dafür könnten die Reaktionen der Maulwurfschilddrüse bei Lichtexposition sprechen. Lichtgewöhnte Tiere dagegen haben keine stimulierte Schilddrüse, auch nicht in einem Biotop mit erhöhtem UV-Anteil des Spektrums. Lichtreiz ist also nicht ohne weiteres gleich Lichtreiz. Gewöhnung und Dauer spielen eine Rolle mit. Insofern ergeben sich hier Parallelen zum Reizwert der Kälte beim Wild.

Eindeutig muß festgestellt werden, daß bei jungen, eben geborenen Exemplaren eine Schilddrüsenaktivierung zu finden ist. Im weiteren Verlauf der Jugend und des Wachstums läßt diese jedoch immer mehr nach, so daß sich das Bild langsam der erwachsenen Ruheschilddrüse angleicht. Beim Federwild ist dieser Vorgang nach Beendigung der Mauser abgeschlossen, beim Haarwild nach der Anlage des Winterpelzes. Es ist jedoch nicht ganz von der Hand zu weisen, daß neben der Schnelligkeit des Wachstums auch die Lebensdauer im allgemeinen noch eine Rolle spielen könnte.

Sind die Ergebnisse der Untersuchungen der Spontanbilder der Wildschilddrüse schon von Interesse, so steigert sich dieses noch bei der Überprüfung des Verhaltens im Experiment. Im Wildkaninchen wurde eine Spezies gefunden, die ein außerordentlich feines Reagens auf Reize darstellt. Bei allen applizierten Reizen dominiert aber die Angst, die zum schweren psychischen Trauma wird. Dieses Trauma kann auf verschiedene Art und Weise ausgelöst werden, ohne daß auch nur eine Berührung des betreffenden Exemplares stattzufinden braucht. Die nahe Anwesenheit des Menschen genügt ebenso wie die Gefangensetzung ohne Deckungsmöglichkeit gegen Sicht. Die Herausnahme aus dem gewohnten Milieu zeigt in extrem gesteigerter Form eine Reizwirkung, die eine krankmachende und tödlich endende Reaktion provoziert. Im Mittelpunkt dieser psychisch-nervösen Reaktion steht die Schilddrüse, die histomorphologisch sichtbar sich verändert im Sinne erheblicher Stimulierung unter Kolloidverlust und Epithelerhöhung. Das allgemeine Verhalten des Wildkaninchens spricht im Verein mit den Schilddrüsenbildern für das Vorliegen eines experimentellen, psychisch-traumatisch ausgelösten Schreckbasedows bzw. einer Schreckthyreotoxikose. Diese Erkrankung ist reproduzierbar. Der initiale Schreckreiz der Gefangennahme löst sogleich den komplizierten Mechanismus einer Basedow-Erkrankung aus, die sonst beim Tier unbekannt ist. Dieser einmalige Superlativ einer Reizbeantwortung sollte eine Mahnung sein, bei Experimenten auch an domestizierten Tieren den psychischen Faktor nicht völlig außer Acht zu lassen.

Die psychisch-traumatische Schreckthyreotoxikose ist weder bei den geläufigen Laboratoriumstieren noch bei den übrigen untersuchten Wildarten auszulösen, obschon es nicht an erheblichen, durch schwere Schußverletzung bedingten und mit Todesangst einhergehenden Reizen gefehlt hat. Niemals wurden Schilddrüsenreaktionen gesehen, die auf derart applizierte Reize hätten zurückgeführt werden können. Diese Tatsache weist eindringlich daraufhin, daß ein Reiz allein, und sei er noch so groß, nicht genügt, um krankheitsauslösend zu wirken. Der exogene Faktor muß auf endogene Aufnahmebereitschaft stoßen, damit eine Wirkung eintritt. Dieses endogene Moment ist unabdingbar und liegt in der Organisation des betreffenden Einzelorganismus oder gar einer ganzen Spezies begründet. Man kann es kurz als Konstitution bezeichnen.

Die Konstitution ist im Rahmen der vorliegenden Untersuchungen nicht nur für die Frage der Struktur und der Reaktion der Schilddrüse, sondern auch der Alternative Krankheit und Gesundheit ausschlaggebend. Immer wieder ließ sich zeigen, daß Reizqualität und -quantität nicht allein ausschlaggebend sind. Entscheidend ist letztlich der Konstitutionsfaktor, der im Falle des Wildkaninchens den exogenen Reiz zur Krankheit werden läßt. Der gleiche exogene Reiz führt beim übrigen Wild kaum zu Schilddrüsenreaktionen, geschweige denn zu Erkrankungen. Dank dieses Konstitutionsfaktors des Wildkaninchens ist die Möglichkeit des Studiums des experimentellen, nervösen Schreckbasedow gegeben. Alle anderen bisher bekannten und verwendeten Spezies waren in dieser Beziehung unergiebig. Zahlreiche Versuche, durch TSH-Gaben einen Basedow zu erzeugen, mißlangen immer. Man erhält lediglich eine Schilddrüsenaktivierung, die trotz aller Bemühungen nicht einmal aufrechterhalten werden kann. Die Konstitution der meisten Tiere gestattet keine Daueraktivität der Schilddrüse, sie paralysiert die stärksten Reize. Es ist zwar möglich, die Konstitution experimentell zu überrumpeln, sie auf die Dauer zu überwinden, gelingt jedoch nicht. Die Bedeutung und Wichtigkeit der Konstitution kann gerade am Beispiel der Wilduntersuchungen in seltener Klarheit aufgezeigt werden, eben wegen des eindeutigen Verhaltens des Wildkaninchens gegenüber der Masse der anderen Wildarten. Was sich hier als Reaktionsverschiedenheit beim Wild bietet, ist von hoher Bedeutung und beispielhaft für den Menschen in zweifacher Hinsicht. Der menschliche, nervöse Vollbasedow tritt als Schreckreaktion nur bei einem verschwindend kleinen Teil der Bevölkerung auf. Das zeigt eindeutig das Massenexperiment des Krieges. Betroffen von den exogenen Reizen waren Millionen, befallen von der Krankheit aber nur wenige. Dies ist schwer erklärbar, wenn man nicht die Konstitution als endogenes Moment beachtet. Dieses entscheidet über die Wirksamkeit des Reizes, ob er krankmachend wirkt oder nicht. Wurde diese Vermutung anhand von klinischen Erfahrungen schon länger ausgesprochen, so liefern die Wilduntersuchungen hierfür den augenfälligen experimentellen Beweis. Sind Vergleichsschlüsse aus der Wildschilddrüsenforschung für die komplexen psychisch-nervösen Reize erlaubt, so besteht eigentlich kein Grund, sie nicht auch auf Mikrotraumen auszudehnen. Offenbar können sich auch unterschwellige Reize beim Menschen summieren und schließlich zum psychisch-nervösen Vollbasedow werden. Bei diesem Vorgang steht die Konstitution im Vordergrund, die entweder die Krankheit zuläßt oder die Gewöhnung fördert.

Noch eine zweite Lehre ist aus den Ergebnissen der Wildschilddrüsenforschung für diese menschliche Erkrankung zu ziehen. Sie ergibt sich wiederum aus der Ausnahmereaktion des Wildkaninchens. Das Wildkaninchen ist ein vegetativ stigmatisiertes Tier, das aus verschiedenen Gründen als Fluchttier einen erhöhten nervösen Tonus aufweist. Daher schlagen besonders psychisch-emotionale Reize an, die in der geschilderten Art und Weise verarbeitet werden, so daß es zur Erkrankung, zum Schreckbasedow kommt. Anderen Wildarten und auch Laboratoriumstieren fehlt diese Reaktionsweise. Diese Tatsache weist darauf hin, daß der Basedow eine Erkrankung sui generis ist. Sein Zentrum liegt zweifellos im Zentralnervensystem. Psychisch-emotionale Reize greifen an dieser Stelle an. Offensichtlich führen periphere, nervöse, thyreoidale und hormonale Reize nicht zu diesem Effekt, sondern lediglich zur transitorischen Hyperthyreose. Daraus ist der Schluß zu ziehen, daß grundsätzliche Unterschiede zwischen Hyperthyreose und Basedow bestehen. Der Basedow kann nicht einfach eine gesteigerte Hyperthyreose sein. Er ist eine Erkrankung des Zentralnervensystems unter sekundärer Beteiligung der Schilddrüse. Die Hyperthyreose ist eine Erkrankung der Schilddrüse oder des vorgeschalteten Systems, das zur Fehlsteuerung führt. Hier sind die nervösen Zügel noch intakt, dort sind sie angeschlagen. Es bestehen wenig Bedenken, auf analoge Verhältnisse beim Menschen zu schließen.

So ergiebig die Untersuchungen und die Diskussion um Schreckbasedow und Hyperthyreose sind, so wenig bringt die Wildschilddrüsenforschung an Ergebnissen, die die Ursache der Entstehung einer Struma klären helfen könnten. Bei den zahlreichen Untersuchungen an den verschiedensten Wildarten ließ sich nur einmal beim Kaninchen ein Adenomknoten nachweisen. Alle bekannten Theorien der Strumaentstehung finden beim Wild keine Stütze. Sowohl Jodmangel (Gemse) wie Jodüberfluß (Seehund) führen nicht zur Struma. Sie entwickelt sich auch nicht beim Wildschwein oder Fuchs, bei Tieren also, die auf Grund ihrer Lebensweise und Nahrungsaufnahme reichlich Kontakt mit Abfallstoffen haben (Urochromtheorie). Die Vitamin-A-Mangel-Theorie scheidet bei den Herbivoren wohl von vornherein aus. Diese negativen Ergebnisse der Wildschilddrüsenuntersuchungen erscheinen trotzdem nicht ganz wertlos, da sie uns die Begrenztheit der Strumatheorien vor Augen führen. Wahrscheinlich spielt beim Wild die Konstitution eine ebenso wichtige Rolle für das Ausbleiben einer Struma wie für die Entstehung von Hyperthyreose und Schreckbasedow. Eigentümlicherweise hat das Wildschilddrüsenmaterial — vielleicht aus dem gleichen Grunde — nie irgendwelche Zeichen einer Entzündung geboten. Auch ließen sich keinerlei Tumoren nachweisen, obschon branchiogene Überbleibsel reichlich vertreten waren, die als Quelle von Neubildungen mannigfacher Art angeschuldigt werden.

V. BEDEUTUNG DER WILDSCHILDDRÜSENFORSCHUNG

Die Bedeutung der Wildschilddrüsenforschung ist mehrfacher Art. Sie liefert ein unbeeinflußtes Bild der Schilddrüse, wie es spontan vorhanden ist. Je zahlreicher unter gleichen Bedingungen in der freien Natur die anfallenden Schilddrüsen sind, um so beweiskräftiger werden die an diese Bilder geknüpften Aussagen. Durch jahreszyklische Untersuchungen ist das unter normalen Bedingungen der freien Natur sich ergebende Verhalten zu erkennen. Auf dieser Basis kann den Einflüssen nachgegangen werden, die für die Morphokinetik wichtig sind. Man erkennt unter Ausschaltung störender Faktoren das spontane Verhalten der Schilddrüse und kann gleichzeitig durch Faktorenauswahl prüfen, inwieweit physiologische Lebensvorgänge für die Schilddrüse strukturprägende Potenz besitzen. Dadurch ist die Abgrenzung der Wertigkeit einzelner Faktoren und biologischer Vorgänge in gewisser Weise möglich. Wesentlicher noch als die Erkennung des spontanen Verhaltens der Schilddrüse erscheinen aber die Lehren aus den experimentellen Befunden. Die Untersuchungen haben gezeigt, daß das Wildkaninchen weitgehend ähnlich wie der Mensch an einem Basedow erkranken und zugrunde gehen kann. Dadurch ist erstmalig auf das Wildkaninchen als Testobjekt für Forschungszwecke des Morbus Basedow hingewiesen. Ein anderes Tier stand und steht auch jetzt noch als Testobjekt in dieser Form nicht zur Verfügung. Abgesehen von dieser Verwendungsmöglichkeit als Studienobjekt gaben die Untersuchungen noch Hinweise auf die grundsätzlichen Unterschiede zwischen M. Basedow und Hyperthyreose. Diese Ergebnisse der Wildschilddrüsenforschung können mit Vorteil bei der Beurteilung menschlicher Schilddrüsenüberfunktionszustände ausgenutzt werden. Insbesondere unterstreichen sie das endogene Moment der Konstitution und geben damit eine gut fundierte, zusätzliche Stütze ab, z. B. bei der Begutachtung in Rentenverfahren.

Leider beschränkt sich die Bedeutung der Wildschilddrüsenforschung im Hinblick auf die Kropfbildung auf negative Ergebnisse. Keine Tatsachen konnten zur Stütze irgendeiner der geläufigen Kropftheorien beigebracht werden. Möglicherweise wird dies aber Anregung zu Stoffwechseluntersuchungen geben, wie andererseits das Fehlen von Entzündungsvorgängen und Tumorbildungen — von der Struma abgesehen — Anlaß zur weiteren Erforschung des in seiner Bedeutung überragenden Konstitutionsfaktors sein könnte.

VI. ZUSAMMENFASSUNG

Die Wildtierforschung imponiert durch die Möglichkeit, beliebig hohe Stückzahlen von freilebenden Tieren aus gewohntem, natürlichem Milieu »schlagartig« zu entnehmen. Bei der Komplexität der Umwelteinflüsse ist eine Faktorenisolierung nicht möglich, wohl aber eine weitgehende Faktorenauswahl.
Grobanatomische Form, Lage und histologischer Aufbau der Schilddrüse wird bei den untersuchten Spezies beschrieben. Organgröße und -gewicht stehen in Korrelation zu Körpergröße, -gewicht und Alter der Tiere. Fehlerquellen bei Organmessungen werden skizziert. Die Follikelgröße steht in gewisser Beziehung zur Körpergröße, während die Lichtungsgröße vornehmlich noch vom Aktivitätszustand des Organs abhängig ist.
Ein Jahreszyklus der Schilddrüse im Sinne eines absoluten Dimorphismus kann bei keiner der untersuchten Wildarten (Kaninchen, Hase, Schneehase, Fuchs, Dachs, Fasan, Birkhahn, Wildschwein, Hirsch, Reh, Gemse, Seehund) nachgewiesen werden. Es findet sich mit der Ausnahme des Wildkaninchens im allgemeinen eine Ruheschilddrüse. Der Anteil aktivierter Schilddrüsen ist im Sommer höher als im Winter.
Schilddrüsenprägende Wirksamkeit haben nur plötzliche Temperaturwechsel (Temperatursturz). Dauerkälte (Kältebiotop) oder langsamer Temperaturwechsel (saisonale Temperaturschwankung) sind ohne Einfluß auf die Schilddrüsenstruktur. Warmblüter begegnen der saisonalen Klimakälte durch extreme Bewegungseinschränkung sowie Anlage eines Winterfells und einer zusätzlichen Fettschicht. Das Verhaltensprinzip besteht also nicht in Schilddrüsenaktivierung und Oxydationssteigerung, sondern in allgemeinen, energiesparenden Maßnahmen. Dies drückt sich in einer deutlich nachweisbaren winterlichen Zunahme des Körpergewichtes aus.
Paarung, Schwangerschaft, Geschlecht sind keine schilddrüsenaktivierenden Faktoren. Geburt, Jugend erfordern erhöhte Schilddrüsenaktivität, wobei pränatale Hormon- und postnatale Temperatureinflüsse die entscheidende Rolle spielen.
Licht und Strahlung sind bei milieugewohntem Tier nicht schilddrüsenaktivierend.
Unter experimentellen Extrembelastungen reagiert einzig das Wildkaninchen mit einem progredient verlaufenden und tödlich endenden Schreckbasedow (Schreckthyreotoxikose). Zur Reizwahrnehmung kommt die konstitutionell verankerte Reizbeantwortungsfähigkeit des Wildkaninchens als Modulator der Reaktion hinzu.
Die vergleichende Schilddrüsenpathologie zeigt, daß zwischen Morbus Basedow als zentralnervöser Entgleisung außerhalb hormonaler Zügelung und Hyperthyreose als Schilddrüsenfunktionsstörung innerhalb hormonaler Regulationen ein grundlegender Unterschied besteht.
Hypothyreose, Tumoren und Entzündungen sind keine Erkrankungsformen der Wildschilddrüse.
Geschickte Faktorenauswahl ermöglicht die Prüfung von Reizen in ihrer Schilddrüsenwirksamkeit. Es wird deutlich, daß zusätzlich zum Reizwert die konstitutionelle Aufnahmebereitschaft erst den Reizerfolg ausmacht. Exogener Faktor koppelt sich mit endogener Aufnahmebereitschaft. Die Lehre aus den Wilduntersuchungen verlangt eine weitgehende Berücksichtigung des psychisch-nervösen Momentes bei der Auswertung von Tierexperimenten.

RESUME

L'étude et l'expérimentation physiologique du gibier séduit par la possibilité qui est donnée d'extraire extemporanément et à volonté une quantité pratiquement illimitée d'animaux vivant dans leur milieu naturel et habituel. En raison de la complexité des influx de milieu, une isolation rigoureuse de ces facteurs extérieurs est impossible; par contre il s'offre un large choix de ces facteurs d'excitation.

Nous décrivons des caractéristiques macroscopiques, la position, la forme et la structure histologique des spécimens de thyroïde examinés. Le volume et poids des organes sont liés à la taille, au poids et à l'âge des animaux. Le causes d'erreur dans les mensurations d'organes sont corrigées par un dessin rectificatif. La dimension des follicules est généralement fonction de la taille des sujets, tandis que celle de leur lumiére est avant tout conditionnée par l'état d'activité fonctionelle de l'organe.

Un cycle annuel de la thyroïde dans le sens d'un stricte dimorphisme n'a pu être relevé chez aucune des espèces étudiées (lapin de Garenne, lièvre, lièvre des Neiges, renard, blaireau, faisan, coq de bruyère, sanglier, cerf, chevreuil, chamois et phoque). A l'exception du lapin de Garenne, on relève toutefois, en générale, une thyroïde en état d'inactivité. La proportion des thyroïdes actives est plus forte en été qu'en hiver.

Un effet thyroïdotrope n'est déterminé que par des changements brusques de température, notamment par l'effondrement de celle-ci. Le froid persistant (biotope du froid) ou des fluctations saisonnières douces n'ont pas d'effet sur la structure du parenchyme thyroïdien. Les animaux à sang chaud réagissent au froid saisonnier par une immobilisation extrême, la constitution d'un pelage isolant hivernal et une adiposité sous-cutanée supplémentaire. Leur comportement ne se traduit pas par une stimulation de la fonction thyroïdienne et des métabolismes, mais par des réactions de ralentissement et d'économie énergétiques. Il en résulte d'ailleurs, dans la règle, une reprise hivernale nette de poids.

L'accouplement, la grossesse et les facteurs sexuels ne constituent pas d'élément thyroïdostimulant. La naissance et la jeunesse, par contre, conditionnent une hyperactivité thyroïdienne dans laquelle les facteurs hormonaux, prénatals et les facteurs thermiques postnatals semblent décisifs. Les radiations lumineuses et autres n'excercent aucune influence thyroïdostimulante sur l'animal adapté à son milieu.

Parmi les animaux soumis aux épreuves de charge extrême, seul le lapin réagit par une thyréotoxicose progressive et finalement mortelle (thyréotoxicose de terreur). L'enregistrement et ces réactions sont potentialisés par la réceptivité constitutionelle particulière du lapin aux stimulants extérieurs.

La physiopathologie comparée de la thyroïde montre une différence essentielle entre la maladie de Basedow (expression d'un dérèglement nerveux central hors du facteur régulateur hormonal) et l'hyperthyréose traduisant le dérèglement fonctionnel de la thyroïde déséquilibre endocrinien. L'hyperthyréose, les tumeurs et les processus inflammatoires n'ont pas été relevés dans la pathologie thyroïdienne du gibier. Le choix judicieux des facteurs permet ainsi l'étude des stimulants dans leur effet sur les thyroïdes. Il apparaît qu'à l'efficacité propre de ces stimulants, s'ajoute la réceptivité du sujet dont la somme conditionne la réaction finale. Le facteur exogène est potentialisé par la réceptivité endogène. La leçon des présentes études sur le gibier démontre l'importance du facteur neuropsychique dans l'interprétation des résultats expérimentaux.

SUMMARY

In wildlife research, it is possible to get as many free roaming animals as desired. Furthermore, they may be taken out of their environment unaffectedly. Due to the complex environmental conditions, their isolation is not possible, however their separation is.

The gross anatomy, form, size, topography and histologic features of the thyroid are described. The size and weight of the thyroid are correlated to the body size, body weight and age of the animals. Possible mistakes in taking dimensions are mentioned. The size of the follicle corresponds to the body size, whereas the size of the follicle lumen depends mainly on the degree of thyroid activity.

An annual cycle of thyroid activity in the sense of an absolute dimorphism cannot be proved in all species of wild animals being examined (rabbits, hares, snow-hares, foxes, badgers, pheasants, wood cocks, wild boars, deers, rows, chamois, seals). Generally we find an inactive thyroid gland except for the wild rabbits. The activity rate of thyroid glands is higher in summer than in winter.

Thyroid stimulating effect shows only the sudden fall of temperature. Lasting cold (cold biotope) or seasonal temperature changes do not influence the thyroid pattern. Warmblooded animals meet the seasonal climate cold by extreme reduction of movement, growth of a winter fur coat and an additional fat layer. The behaviour does not consist of thyroid stimulation and raising of the basal metabolism but in general economic restriction. Therefore the body weight increases during winter.

Copulation, pregnancy, sex are not thyroid stimulating factors. Birth and youth demand higher thyroid activity where intrauterine hormones and extrauterine temperatures, respectively, growth conditions are decisive factors. Light and radiation are not stimulating factors if the animals are acclimated.

Under extreme experimental conditions only the wild rabbit reacts with a progressive and finally fatal disease resembling Graves disease (fright-thyrotoxicosis). In addition to the exposure to exogenous stimulation an endogenous constitutional factor seems to be necessary to show this reaction.

The comparative pathology of the thyroid gland demonstrates the difference between Grave's disease and hyperthyroidism, the one originating from a central nervous derangement or injury out of hormonal regulation, the other one coming from a thyroid hyperfunction within hormonal regulations. Thyroid hypofunction, tumors and inflammation do not occur in wild animals.

By separation of the natural factors it may be possible to prove single stimulations in their influence on the thyroid structure. The racial and individual constitution are important factors on which depend the disposition to fall or not to fall ill. Exogenous stimulating factors and endogenous dispositions are bound together. The consistency of wild life research demands a far reaching consideration of the emotional factors in all animals under experimental conditions. These emotional factors probably will influence the experimental results especially in thyroid experiments.

ABSCHNITT C

Untersuchungen an der menschlichen Schilddrüse

I. ALLGEMEINE BEMERKUNGEN

Die Schilddrüse des Menschen unterscheidet sich in der Lage nicht wesentlich von der der Laboratoriumstiere. Sie ist auch auf dem gleichen, schon beschriebenen Wege zugänglich, wenn auch aus äußeren Gründen operativ ein anderer Weg gewählt wird. Wegen ihrer Größe ist die menschliche Schilddrüse leicht auffindbar. Entsprechend Körpermaß und -gewicht des Menschen besitzen sämtliche Bauelemente der Schilddrüse sowie ihre Versorgungseinrichtungen gegenüber denen der beschriebenen Tierarten größere Dimensionen. Dabei ist das histologische Strukturprinzip weitgehend identisch mit dem der tierischen Schilddrüse. Der Follikel als Grundelement hat den gleichen Aufbau. Es lassen sich Follikelgröße und Lichtungsgröße unterscheiden, die beide erheblichen Schwankungen unterworfen sind. Sie sind beim erwachsenen Menschen nicht erkennbar abhängig von der Körpergröße. Ihre Ausbildung hängt von anderen Umständen ab, im wesentlichen wohl von der Funktion, vom Jodstoffwechsel, vom (unbekannten) Kropffaktor, vom Wachstum mit seinen progressiven und regressiven Veränderungen usw., Vorgängen also, die stark ineinander übergreifen und nicht in wünschenswerter Weise bekannt sind und daher auch nicht getrennt werden können. Abgesehen von der Follikelgröße muß man auch noch auf die andersartige Follikelanordnung hinweisen, die beim Menschen zur Läppchenbildung führt. Nach *Taylor* sollen 20 bis 40 Follikel zu einem Läppchen zusammengefaßt sein, die jeweils von *einer* Arterie *(Johnson)* versorgt werden. Möglicherweise ist hierin der Ansatzpunkt zum Verständnis nodulärer Schilddrüsenwucherungen zu suchen, die beim Menschen sehr häufig sind. Sie sind allerdings auch bei den in der Umgebung des Menschen lebenden Tieren bekannt, gleichgültig, ob sie nun zu Haustieren geworden oder zwangsdomestiziert (Zoo) sind. Beim freilebenden Wild dagegen kommen sie, wie wir gesehen haben, praktisch ebensowenig wie andere Kropfformen vor.
Bei aller bekannter Gemeinsamkeit des Strukturprinzips endokriner Organe und insbesondere der Schilddrüse von Mensch und Tier gibt es also doch Verschiedenheiten des grobanatomischen Baus, die sich am deutlichsten in der Kropfbildung äußern. Man kann so von einer stufenweisen Häufigkeit des spontanen Kropfes sprechen, angefangen vom freilebenden Wild, das in den Kropfendemiegebieten des Gebirges bis zum Flachland oder dem Meer kropffrei bleibt, bis zum Menschen. Eine Mittelstellung zwischen den Extremen nimmt das Wildkaninchen ein, das zwar frei, aber doch dem Menschen ziemlich nahe lebt und sporadische Spontanwucherungen in der Schilddrüse aufweisen kann.
Neben den aufgezeigten anatomischen Unterschieden der menschlichen und tierischen Schilddrüse gibt es auch differente Funktions- und Reaktionsweisen, die entschieden auffälliger sind. Die andersgeartete Lebensweise des Menschen, seine anders zusammengestellte Ernährung sowie die höhere Differenzierung durch die weitergehende Zerebralisation müssen fast zwangsläufig (trotz weitgehender äußerlicher Übereinstimmung in Anatomie, Topographie und Histomorphologie) eine abweichende Reak-

tionsweise der Schilddrüse hervorrufen. Wir können diese Unterschiede zwar prüfen und feststellen, ihre Ursache aber noch nicht ausreichend sicher definieren.
Als auffälligstes Beispiel differierender Reaktionsweise kann der M. Basedow gelten. Ihn beim domestizierten oder freilebenden Tier zu erzeugen, gelingt experimentell nicht, ganz abgesehen davon, daß er spontan nicht vorkommt. Eine Ausnahme macht lediglich das Wildkaninchen, bei dem man experimentell einen Schreckbasedow auslösen kann und das somit wiederum eine Mittelstellung einnimmt. Einen weiteren markanten Unterschied kann man in dem Verhalten gegenüber Entzündungen anführen. Wenn auch die Anfälligkeit der menschlichen Schilddrüse nicht gerade groß ist, so ist sie aber doch nicht unbekannt. Eine Thyreoiditis ist dagegen beim Tier spontan überhaupt nicht anzutreffen, und ihre experimentelle Auslösbarkeit ist zumindest schwierig und umständlich. Selbst bei so eingreifenden Maßnahmen wie Zerstückelung und autologer Transplantation entstehen keine Entzündungsbilder, weder im örtlich verbliebenen Schilddrüsenrest noch in den angegangenen Transplantaten *(Sanders* et al.). Eine Strumitis scheidet beim Tier vollkommen aus.
Es ist selbstverständlich, daß nicht nur die Unterschiede menschlicher und tierischer Reaktionen uns Rätsel aufgeben. Auch Gemeinsamkeiten wie z. B. die Seltenheit sekundärer Tumormetastasen sind unerklärt. Nach *Mortensen* et al. treten nur in 3,9 % aller bösartigen Geschwülste Metastasen in der Schilddrüse auf. Bei all diesen und vielen anderen offenen Fragen erscheint es keineswegs überflüssig, sondern sogar dringend notwendig, sich zunächst den Grundlagen jeglicher ärztlicher Forschung, der Anatomie und Histologie, zu widmen, um dadurch Zugang zu immer subtileren Kenntnissen, z. B. vom Wesen der Organe, zu erhalten. Leider standen bei unseren Arbeiten nicht die Möglichkeiten elektronenoptischer Untersuchung zur Verfügung, doch wird sich zeigen, daß auch mit den alten bewährten Methoden Ergebnisse zu erzielen sind, die als neue Bausteine die Lücken in unserem Wissen einengen helfen und zum besseren Verständnis offener Probleme beitragen können.

II. DER FEINBAU DER SCHILDDRÜSE

Trotz aller Gemeinsamkeiten des Struktur- und Funktionsprinzips der tierischen und menschlichen Schilddrüse enthebt die Beschreibung der einen nicht der Notwendigkeit der Schilderung der anderen in ihrem normalhistologischen Aufbau. Das erscheint besonders auch noch deshalb notwendig, weil der Wechsel des Aussehens der menschlichen Schilddrüse in den verschiedenen Lebensperioden vorwiegende Typenbildung hervorbringt.

a) In der Fetalzeit

Auf die verschiedenen bei *Wegelin* wiedergegebenen Ansichten älterer Autoren über Anlage und Entwicklung der menschlichen embryonalen Schilddrüse kann hier verwiesen werden. Untersuchungen *(Eickhoff* 1957) an Embryonen und Feten ab 30 mm Länge ergaben genügend instruktive Anhaltspunkte von Bau und Entwicklung der Schilddrüse, um die späteren Bilder gut verstehen zu können. Schon bei 30 mm Länge findet man die Schilddrüse paarig an der typischen Stelle beidseitig am Kehlkopf und mit verbindendem Isthmus angelegt. In diesem frühen Stadium zeigen Querschnitte durch die entsprechende Halsregion einen umschriebenen Haufen solider Stränge, die von wechselnd reichlichem Bindegewebe durchwoben sind. Wenn man auch eine periphere Abgrenzung dieser Stränge erkennt, so ist es doch schwer, eine eigentliche Organkapsel oder gar ein Doppelblatt, das später nachzuweisen ist, auszumachen. Der Verlauf des Netzwerkes nach allen Richtungen des Raumes bringt es mit sich, daß die Stränge in allen Lagen angeschnitten werden. Bei Embryonen von 80 mm Länge erkennt man bereits schlauchartige Gebilde, die auf Lichtungen in den vorher noch soliden Strängen hinweisen (Abb. 50). Diese Lichtungen imponieren auf Querschnitten als kleine Follikel. Zweifellos haben wir hier schon die Anfänge der Follikelbildung vor uns. Es läßt sich auch bereits ein Inhalt erkennen, der als Sekret bzw. Kolloid anzusprechen ist. Diese Entwicklung der Umbildung der soliden Stränge bis zu den Bläschen schreitet nun immer weiter fort. Dabei ist erwähnenswert, daß die Follikel klein bleiben und meist keine wesentlichen Größenunterschiede aufweisen. In den peripheren Ab-

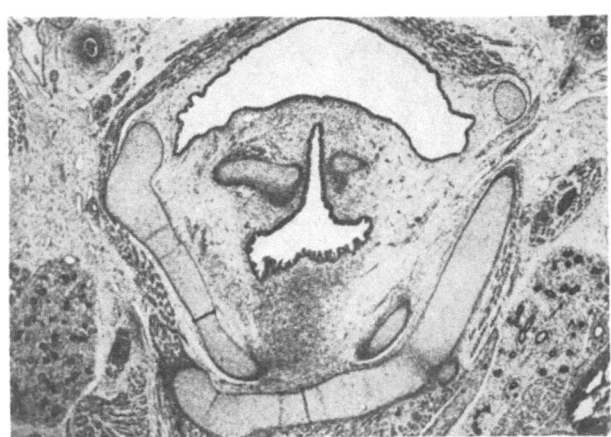

Abb. 50 Frühembryonale Schilddrüsenanlage, Foet, 60 mm (Mensch). Anfänge der Bläschenbildung

schnitten allerdings, in denen sie sich auch zuerst entfalten, sind sie größer. Diese zunächst entwickelten kleinen Follikel haben ein hohes Epithel mit nur schwer erkennbaren Zellgrenzen. Die Zellkerne sind dunkel, chromatinreich. Zellabschilferungen sind in diesem Stadium nicht zu erkennen. Das um diese Zeit in den Lichtungen auftretende Sekret ist ohne Vakuolen. Zweifellos handelt es sich bei dem homogenen Bläscheninhalt um Kolloid, wobei rein histologisch über dessen Qualität und Reifezustand nichts ausgesagt werden kann (Abb. 51). Die Embryonenlänge, bei der diese Bilder von uns erstmalig gefunden wurden, betrug 80 mm, was ungefähr einer Schwangerschaftsdauer von etwa 11 Wochen entsprechen würde. Diese von uns erhobenen Befunde decken sich nicht nur histologisch, sondern auch zeitlich mit den in der Literatur gefundenen Angaben. Nach *De Smet* erscheinen die vorerst soliden Follikel bei einer Embryonenlänge von 24 mm, indem sich die Epithelien konzentrisch gruppieren. Bei einer Länge von 50 mm präsentiert sich erstmalig eine Lichtung. Bei 60 bis zu 160 mm soll jetzt die Neubildung der Follikel anhalten und nur der Drüsenumfang sich

vergrößern. Nur unter krankhaften Bedingungen soll sich beim Embryo die Neubildung der Follikel fortsetzen *(Marine)*.
Taki gibt drei deutlich zu charakterisierende fetale Entwicklungsstadien an, das der frühen Differenzierung, das der vorbereitenden Differenzierung und das der Follikelbildung. Im ersten Stadium bei einer Fetallänge von 3 bis 13 mm Länge oder 7 Wochen Schwangerschaftsdauer tritt ein kugeliges, mit einem Stiel vom Pharyngealgewebe abgehendes, plattenartiges Gebilde mit Knäueln auf, die gelappt oder bogenförmig mit wenigen primordialen Hohlraumbildungen versehen sind. Die Epithelien sind unreif und unregelmäßig angeordnet in Haufen, Strängen, Bändern und Platten. Die in ihrer Größe variierenden Kerne sind bläschenförmig. Im 2. Stadium werden 3 Abschnitte unterschieden. Bei einer Fetallänge von 14 bis 31 mm (8 bis 10 Wochen) zeigte sich verbreitertes Wachstum mit entsprechend ausgeprägteren Bildern des ersten Stadiums; bei einer Fruchtlänge von 32 bis 48 mm (10 bis 11 Wochen) waren transitorische Primitiv-Follikel zu sehen, die bei 50 bis 90 mm Länge (11 bis 12 Wochen) offensichtlich

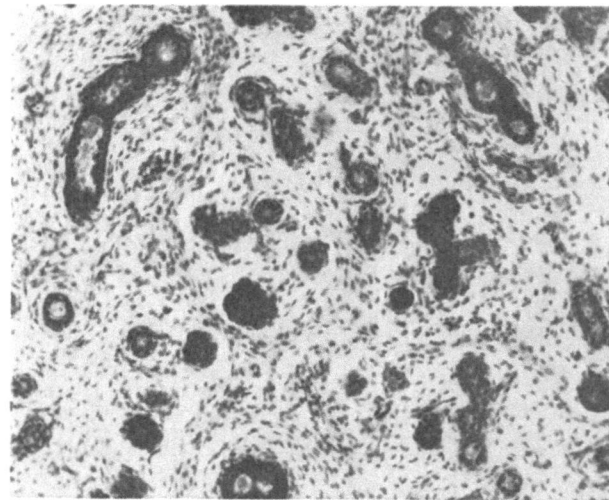

Abb. 51 *Frühembryonale Schilddrüsenanlage, Foet, 80 mm; bereits Kolloidbildung erkennbar (Mensch)*

halbreifes Kolloid produzierten. Das 3. Stadium soll bei einer Fetallänge von 95 mm (12 bis 13 Wochen) mit Ausbildung der definitiven Follikel beginnen, wobei perifollikulär ein dichter Kapillarplexus sich entwickelt. Auch *Nicod* legt sich mit der Follikel- bzw. Bläschenbildung auf die 12. Woche fest.
Die Frage nach der Kommunikation der später ausgereiften Follikelbildungen soll hier ausgeklammert werden. *Taki* lehnt ein tubuläres System, ein Drüsenbäumchen nach Art exokriner Drüsen, ab, während *Neumann* (hier Literaturübersicht) Übergängen und Verschmelzungen das Wort redet. Wichtiger erschien uns der Zeitpunkt der Kolloidbildung, den *De Smet* bei einer Fetallänge von 60 bis 160 mm angibt. Mit dem Einsetzen der Bläschenbildung soll auch Kolloid auftreten *(Nicod)*. Nach *Tixier-Vidal* ist für vollwertige Kolloidausbildung der hypophysäre Reiz und Organisationsfaktor unentbehrlich, denn hühnerembryonales Schilddrüsengewebe produzierte in vitro spärlichstes Kolloid bei nur vereinzelter Bläschenbildung proliferierender, sonst

solider Epithelstränge. Radioaktives Jod war nach *Chapman* et al. in der menschlichen Embryonalschilddrüse erst ab der 32. Woche deutlich nachweisbar, nach *Sclare, Hodges* et al. aber schon in der 12. Woche bei gleichzeitigem Erscheinen der Bläschen. In jüngster Zeit konnten von *Lampé* und Mitarbeitern die Befunde der letzten Forschergruppe bestätigt werden. Danach beginnt die elektive Jodspeicherung durch die Schilddrüse nach der 12. Schwangerschaftswoche und nimmt ständig zu. Bei Rindern, deren Tragzeit 5 Tage länger dauert (285 Tage) als beim Menschen, konnten *Koneff* et al. ab 53. Tag die Aufnahme von Radiojod in der fetalen Schilddrüse feststellen. *Sawasaki* findet bei Kaninchen im Endstadium der Schwangerschaft einen abrupten Schwund färbbaren Kolloids, der mit dem Auftreten der definitiven Follikel der Embryonenschilddrüse zusammenhängen soll.

Differieren auch die zeitlichen Aussagen über Entstehung von Follikeln, Bläschenbildung und Kolloideinlagerung ein wenig, so gibt es generell wohl keine Meinungsverschiedenheiten darüber, daß in der ersten Hälfte der Schwangerschaft sich eine Schilddrüse ausbildet. Ihr fehlen die histologischen Zeichen einer Hyperfunktion. Nach *Korpássy* sind in den Schilddrüsen 180—250 mm langer Feten die Follikel ungefähr gleich geprägt. Sie tragen kein aktives Zylinderepithel und führen Kolloid. Das soll sich aber ab 350 mm ändern. Eigene Untersuchungen können die Befunde vollauf bestätigen, wobei das Material aber nur in den Spannen von 30 bis 320 mm Länge angefallen war. Der Übergang von der ersten zur zweiten Hälfte der Schwangerschaft konnte nicht erfaßt werden. Dagegen fiel wiederum reichlich Material aus dem Ende der zweiten Hälfte der Schwangerschaft an, d. h. aus der Zeit um den Geburtstermin.

b) In der Perinatalzeit

Das Bild der Schilddrüse in der Perinatalzeit ist nun keineswegs einheitlich. Es variiert so stark, daß man sich fragt, was eigentlich als normal angesehen werden kann. Diese erhebliche Variationsbreite der perinatalen Schilddrüsenbilder veranlaßte mehrere Untersucher zur Typenaufstellung der Neugeborenenschilddrüse. Dabei ist weniger die Gruppeneinteilung als die Herausarbeitung der Typen von Wichtigkeit. Alle Untersucher (*Sclare, Murray, Nicod, Wegelin, Eickhoff*) sind sich in der Art der verschiedenen Typenbildung der perinatalen Schilddrüse einig. Die Gruppen haben allerdings verschiedene Bezeichnungen. Es kann gezeigt werden, daß die Art der Follikel ebenso wechselt wie Auskleidung und Inhalt. Je nachdem mit welchem Wert diese Verschiedenheiten belegt wurden, ergaben sich die Anhaltspunkte zur Gruppeneinteilung. *Nicod* unterzog sich der Mühe, die verschiedenen tabellarischen Angaben zu vergleichen, worauf verwiesen werden kann. Die eigenen Untersuchungen ergaben folgende schematische Einteilung der perinatalen Schilddrüsenformen:

1. *solide Form;*

2. *lichtunghaltige Form,*
   a) mit erhaltenen Bläschen,
   b) mit kollabierten Bläschen;

3. *gemischte Form.*

1. Die solide Form (Abb. 52) besteht aus geschlossenen Epithelhaufen, die keine deutliche Lichtung erkennen lassen. Selbstverständlich fehlt unter diesen Umständen auch

das Kolloid. Die Kerne der Epithelien sind trotz ihrer Größe chromatinreich und dunkel. Sie sind oft umgeben von einer homogenen, manchmal fetzigen Masse. Da diese, wenngleich spärlich, aber auch zwischen den Epithelien anzutreffen ist, bestehen oft Schwierigkeiten, sie als Zellplasma oder Kolloid anzusprechen, insbesondere auch deswegen, weil eine färberische Identität besteht. Neben solchen Epithelien mit dunklen Kernen findet man aber auch wasserhelle Zellen, die chromatinarm, blasig und durchsichtig sind. Eine Lichtung ist hier nicht vorhanden, und eine geordnete, basale Epithelschicht nicht zu erkennen. Daher handelt es sich um echte solide Epithelhaufen, nicht um artefizielle Vorgänge infolge Fixationsschrumpfung oder um Zusammensinterung der Epithelien infolge von Abschilferungs- oder Fäulnisprozessen. *Murray* behauptet nach seinen Experimenten an Hundeschilddrüsen, daß alles, was nicht kolloidreich und bläschenhaltig sei, ein postmortaler Prozeß wäre. Dem ist sicherlich in dieser Form nicht beizupflichten, wenngleich postmortale Vorgänge grundsätzlich nicht bestritten werden sollen. Ihr Charakter macht sich aber dem Erfahrenen bald so deutlich erkenn-

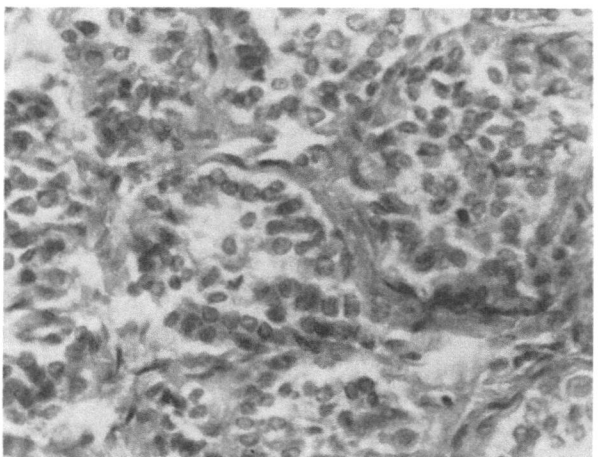

Abb. 52 *Solide Form der perinatalen Schilddrüse (Mensch)*

bar, daß die Differenzierung dieser autolytischen Vorgänge von den physiologischen Prozessen nicht schwerfallen dürfte. Zweifellos existieren normalerweise solide Epithelhaufen in noch nicht der Fäulnis unterworfen gewesenen Schilddrüsen in einem Ausmaß, daß das Bild von ihnen beherrscht wird. Daran ändern auch einige spärliche Randfollikel nichts, die zu Bläschen umgewandelt sind und wohlerhalten einen peripheren Kranz bilden können. Würde dies auf Fäulnis beruhen, so müßten die Vorgänge das ganze Organ betreffen. Abgesehen davon stellt sich die Fäulnis in der Schilddrüse auch ganz anders als durch Bildung solider Epithelhaufen dar.
Im weiteren Organaufbau unterscheidet sich der solide nicht von den anderen Typen der Schilddrüse. Die Lobuli sind deutlich ausgeprägt und durch septales Bindegewebe abgegrenzt. Zwischen den soliden Follikeln innerhalb des Lobulus ist das Bindegewebe spärlich und sehr zart, oft durch Spezialfärbung erst sichtbar zu machen. Die kompakten Epithelhaufen liegen eng aneinander, und das Blutgefäßsystem ist nur dann sichtbar, wenn es durch Anfüllung entfaltet ist. Die größeren interlobulären Gefäße sind

mehr oder weniger blutführend, der perifollikuläre Plexus meist nicht, weswegen er dann, obschon voll entwickelt, histologisch unsichtbar bleibt.

2. Die lichtunghaltige Form erscheint dem soliden Typ gegenüber vollentwickelter und reifer. In nichtkropfigen Schilddrüsen sind die Bläschen ungefähr gleich groß. Die Lobuli, bestehend aus einer wechselnden Anzahl von Bläschen, zeigen das gleiche, deutliche, septale Bindegewebe. Die Bläschen weisen aber zwei wesentliche Unterschiede auf, so daß Unterformen a und b unterschieden werden müssen.

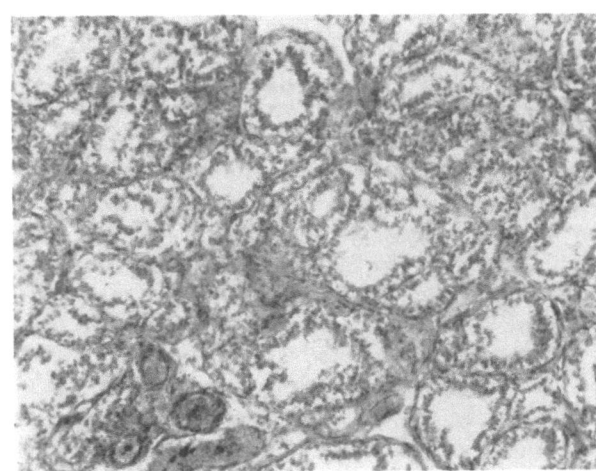

Abb. 53a *Lichtunghaltige Form der perinatalen Schilddrüse mit wohlgeformten Bläschen (Mensch)*

a) Bei der ersten Unterform sind die Bläschen wohlgeformt und gut erhalten (Abb. 53a). Sie sind von einreihigem, hochzylindrischem Epithel ausgekleidet. Im Plasma findet man überwiegend dunkle, chromatinreiche Kerne. Zellgrenzen sind nur schwer aus-

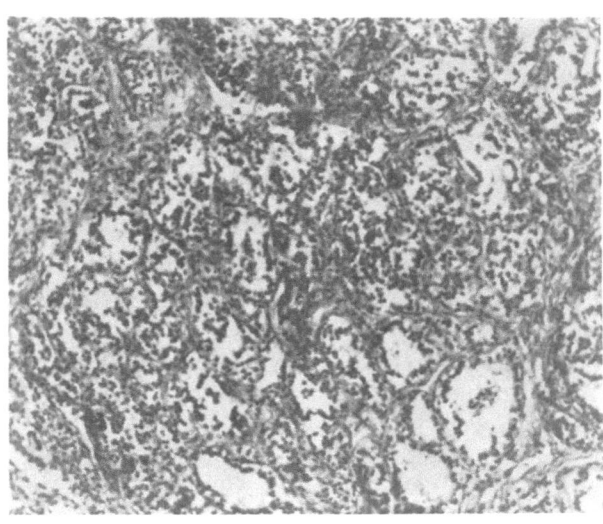

Abb. 53b *Lichtunghaltige Form der perinatalen Schilddrüse mit kollabierten Bläschen (Mensch)*

findig zu machen. Blasige, wasserhelle Zellen sind geringer an Zahl. Die Follikellichtung ist meist leer oder weist nur fetzig-schaumige Überreste von Kolloid auf. Das Epithel kann kranzförmig hochgehoben, aber nicht abgehoben sein. Dabei bleibt es im Verband. Das schließt nicht aus, daß manchmal Einzelepithelien aus dem Verband gelöst und abgeschilfert sind. Bei Fäulnisprozessen runden sie sich zu kugeligen Gebilden ab, während hier ihre ursprüngliche zylindrische Form bestehen bleibt. Sie finden sich isoliert oder mit Kolloidresten vermischt in der Lichtung. Meist sind die septalen Gefäße und auch die Follikelplexus hyperämisch.

b) Diese Unterform zeigt die Bläschen in einer anderen Verfassung. Sie sind in verschiedenstem Grade deformiert (Abb. 53b). Die Wände weisen Vorbuchtungen in die Lichtung auf, teils machen sie einen zusammengefallenen Eindruck. Bei diesen verschiedenen Bildern handelt es sich um ein- und denselben Vorgang, um einen Kollaps von graduellem Ausmaß. Die Epithelien sind von gleicher Beschaffenheit wie in der ersten Untergruppe. Sie zeichnen sich nur dadurch aus, daß sie häufiger und zahlreicher abgehoben und abgeschilfert sind. Dies mag mit der Deformierung zusammenhängen, also eine mechanische Ursache haben. Es findet sich in solchen Schilddrüsen auch regelmäßiger und ausgeprägter eine Hyperämie, die sowohl die Ursache des Kollapses infolge ihrer Raumbeanspruchung als auch reine Folge des Kollapses durch damit verbundene Zugwirkung sein könnte. In ersterem Falle wäre die Hyperämie damit aktiver, in letzterem passiver Natur. Beides ist denkbar, eine Entscheidung in dem einen oder anderen Sinne nicht unbedingt zwingend. Nennenswerte Kolloidmengen findet man in solchen Schilddrüsen nicht mehr. Bei fortgeschrittenen Fäulnisprozessen schwindet das Kolloid ebenfalls, dabei sind aber die Follikelgrenzen verwischt und in den ausgebreiteten Kolloidseen schwimmen Zellen sowie Zellverbände; Follikelreste und Stroma sind mehr oder weniger unregelmäßig in diese Massen eingetaucht.

3. Die gemischte Form (Abb. 54) der perinatalen Schilddrüse zeigt eine Bauweise, in der alle beschriebenen Bilder der Follikel, des Epithels, der Hyperämie und des Kolloids in wechselnder Häufigkeit unregelmäßig verteilt vorkommen, so daß es nicht gelingt, sie der einen oder anderen Form zuzuteilen.

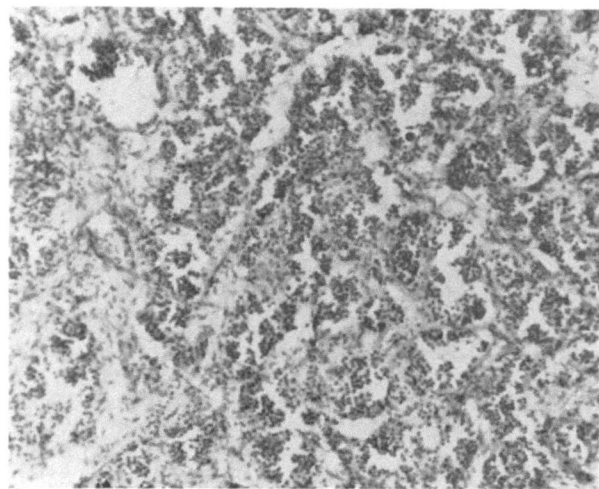

Abb. 54 *Gemischte Form der perinatalen Schilddrüse (Mensch)*

Die obige Einteilung der Schilddrüsenformen geschah nach dem mikroskopischen Aspekt der Follikelform. Bei der Durchsicht der Literatur wird klar, daß diese Bilder auch von anderen Untersuchern bemerkt wurden. Sie sind nicht als postmortale Fäulnisvorgänge angesehen worden, auch wenn sie nach *Sclare* Ähnlichkeit damit haben. Nicht immer wird die Follikelform von den Autoren als Grundlage einer Schilddrüsenklassifizierung betrachtet. Es gibt auch andere Gesichtspunkte für ihre Typisierung. *Nicod* macht sich die Mühe, diese herausgestellten Typen untereinander zu vergleichen, indem er sie tabellarisch zusammenstellt. Dies erleichtert die Orientierung nicht, weshalb darauf verzichtet wird, diesen Vergleich in ähnlicher Weise hier noch weiter auszubauen. Das ordnende Grundprinzip zur Orientierung stellt bei *Nicod* offensichtlich die Desquamation dar. Sein Typ I umfaßt bläschenhaltige und bläschenlose Bilder. In beiden Fällen fehlt das Kolloid und zeigt das Epithel Desquamation. Die Typen II—IV sind ebenfalls bläschenhaltig mit oder ohne Desquamation, ohne Kolloid in II und III, während IV Kolloid führt. Der Unterschied zu der oben gegebenen Einteilung ist klar. Der vorwiegend solide Typ wird dabei als selbständige Form bezeichnet, der die Bläschenform gegenübergestellt wird, mit der Untergruppierung bei erhaltenen oder kollabierten Bläschen. Dazu kommt als 3. die gemischte, solide und bläschenhaltige Form. Der IV. Typ ist kolloidhaltig und kam in unserem Material am Niederrhein nur bei krankhaften Vorgängen und Störungen vor.

In den eigenen Untersuchungen bevorzugen wir die Dreiteilung in solide, bläschenhaltige und gemischte Formen, weil sie sich nach dem mikroskopischen Aspekt richtet, welchen die Grundformationen bilden und nicht nach der Desquamation, deren Charakter umstritten ist. Einige Untersucher lehnen die Desquamation als Kunstprodukt ab, andere erkennen sie als intravitalen Vorgang an. Die eigene Auffassung geht dahin, daß es in aktivierten Schilddrüsen eine echte intravitale Abschilferung gibt, die zwar gering ist, aber durch Aktivierungsfolgen wie z. B. Kollaps verstärkt werden kann. Diese Abschilferung ist als Erschöpfungsvorgang der aktivierten Zelle aufzufassen, die ersetzt wird, ähnlich der Regeneration untergegangener Zellen im Verband anderer Organe. Fraglos kann sie auch durch postmortale Fixation gefördert sein. Dabei würde es sich um eine teils postmortale Verstärkung einer intravitalen Reaktion, und zwar an frischem Material, handeln. Zweifellos kann eine Fäulnisabschilferung ebenso auftreten, und es ist leicht zu beweisen, daß mit ihrer zunehmenden Stärke auch die Abschilferung größer wird. Einen Verdacht auf Fäulnisvorgänge muß man immer haben, wenn ganze Epithelverbände abgehoben sind und alles in mehr oder weniger homogenisierter Grundsubstanz schwimmt, das Kolloid praktisch das Gewebe imbibiert. Es sei noch darauf hingewiesen, daß jüngst *De Smet* unsere Dreiteilung übernommen hat. Die Desquamation als Orientierungsgrundlage zur Typeneinteilung erscheint auch diesem Autor nicht vorteilhaft.

Der Versuch, die verschiedenen Typen zeitlich zu ordnen, wurde bald aufgegeben. Es ließ sich weder eine Orientierung nach dem Geburtstermin noch dem Fruchtalter vertreten. Der Versuch mußte fehlschlagen, weil in der Schilddrüse, bezogen auf die genannten Kriterien, eben kein konstanter Befund mit der einzigen Ausnahme einer Kolloidarmut zu erheben war. Weder den unreifen Früchten, noch den spontanen oder artefiziellen Lebend- oder Totgeburten kommt ein spezifisches Schilddrüsenbild zu. Da es eine spezifisch für das Neugeborene strukturierte Schilddrüse nicht gibt, kann man also nicht von dem Bild einer Neugeborenenschilddrüse, sondern nur von den

Bildern einer perinatalen menschlichen Schilddrüse sprechen. Stellt man die Frage nach der normalen perinatalen Schilddrüse, so müssen hierzu alle unter 1 bis 3 beschriebenen Formen gerechnet werden.
Trotz aller Variabilität ergibt sich jedoch als gemeinsames Kennzeichen der perinatalen Schilddrüse ihre Aktivität. Diese ist kenntlich eher noch an der Kolloidarmut, die bis zum völligen Kolloidschwund gehen kann, als an der Epithelerhöhung. Letztere kann auch ein Wachstumszeichen sein. Auch die Kapillarhyperämie ist weder konstant in der perinatalen Schilddrüse, noch ist sie ein obligates Zeichen einer Aktivierung. Am sichersten im Sinne einer Aktivierung ist daher die Kolloidarmut zu verwerten, die sich, wie gesagt, nicht auf die Neugeborenenschilddrüse beschränkt, sondern der Perinatalzeit eigen ist. Kolloidverlust und Follikelkollaps sieht auch *Sclare* als Ausdruck einer Hyperaktivität an, die stark variiert und weder Beziehungen zu Reife, Geschlecht oder Todesart hat. Sie trifft zur Perinatalzeit infolge mächtiger hormonaler Reize auf und nimmt vom 3. Lebenstag ab.
Es stellt sich zwangsläufig die Frage nach der Ursache wie nach dem Sinn der Aktivierung. Vorweg sei gesagt, daß der durch die Geburt hervorgerufene Temperatursturz weder Anlaß noch Ursache der Aktivierung sein kann, da diese sich auch bei pränatal oder sub partu gestorbenen Kindern findet. Da die Aktivierung also schon intrauterin beginnt, ist sie mit hoher Wahrscheinlichkeit hormonal ausgelöst, d. h. entweder durch spezifische Schwangerschaftshormone der Mutter oder durch die hormonale Umstellung des mütterlichen Organismus auf die Geburt. Letzteres wurde anhand der Untersuchungen des eigenen Materials zunächst angenommen. Einige Autoren weisen aber daraufhin, daß schon im 7. Monat, also zu einer Zeit, da von Geburtsvorbereitungen normalerweise noch keine Rede sein kann, das Kolloid schwindet *(Nicod)*, das ja als sicherstes Aktivierungsmerkmal bezeichnet wurde. Vielleicht ergibt sich die Richtigkeit unserer Auffassung, wenn man bedenkt, daß Feten dieses Alters ja meist per vias naturales durch den gewöhnlichen Geburtsmechanismus ausgestoßen werden. Haben die Feten die hormonalen Geburtsvorbereitungen der Mutter noch erlebt, so sind Einwirkungen zu diesem Zeitpunkt auf die Schilddrüse bereits genauso denkbar wie vor dem geburtsgerechten Termin an ausgereiften Kindern. Fehlt daher bei diesen das Kolloid, so ist nicht einzusehen, weshalb es bei Frühgeburten bzw. unreifen Früchten vorhanden sein soll. Einstweilen muß daher angenommen werden, daß im Erlebensfalle die hormonale Geburtsvorbereitung die Ursache des Kolloidschwundes ist und nicht das fetale Lebensalter an sich. Solange nicht eigens auf diese Fragestellung gerichtete Untersuchungen, z. B. bei notwendig werdender, künstlicher Unterbrechung intakter Schwangerschaften mittels Sectio caes., vorgenommen sind, wird obige Argumentation kaum zu widerlegen sein.
Die perinatale Aktivität des histologischen Bildes, gleichgültig in welchen Zeitabschnitt der Schwangerschaft die Geburt fallen mag, wird durch funktionelle Studien noch weiter wahrscheinlich gemacht. *Gorbmann* et al. konnten feststellen, daß bei Rinderfoeten der Radiojodgehalt pränatal sich steigert und 6 bis 7mal größer ist als beim Muttertier.
Präzise experimentelle Angaben machen *Lampé* et al., die in der fetalen Schilddrüse von Hasen und Ratten pränatal eine zunehmende Jodspeicherung mit ihrem Gipfel zum Geburtstermin feststellen konnten.
Nach Angaben von *Hunter* und *Chow* ist die in vitro-Aufnahme von J^{131}-Trijodthyro-

nin der Erythrozyten drei Tage alter Neugeborener beiderlei Geschlechts bedeutend höher als beim Erwachsenen. *Hamolsky* et al. betrachten diesen Test als Funktionstest der Schilddrüse. Der Befund verträgt sich jetzt mit der Feststellung, daß beim Neugeborenen PBI, BEI und J^{131} generell erhöht sind. Nach *Robbins* und *Nelson* ist beim Neugeborenen freies Thyroxin signifikant erhöht. *Van Middlesworth* stellt fest, daß die J^{131}-Aufnahme bei normalen Neugeborenen bei Werten für erwachsene Hyperthyreotiker liegt. Als mögliche Gründe für den physiologischen Hyperthyreoidismus werden angesehen: vermehrte Empfindlichkeit der Schilddrüse gegenüber TSH, vermehrte Produktion von TSH oder komplexe Alteration des endokrinen Gleichgewichts.
Diese funktionellen Kontrollen der histologisch festgestellten Aktivität dienen nicht gerade zur Stütze der Auffassung, daß die Aktivierungszeichen (Epithelerhöhung und -desquamation, Kolloidschwund) Folge postmortaler Einwirkungen seien *(Murray)*. Auch ist es nicht schwer, den Sinn dieser fetalen Aktivität zu verstehen. Bekanntlich erfolgt postpartal eine erhebliche Belastung und Umstellung des kindlichen Organismus, der ziemlich plötzlich in vollkommen anderem Milieu auf sich selbst gestellt ist. Auf die damit verbundenen und zu erwartenden Aufgaben stellen sich vor allen Dingen auch die endokrinen Organe ein. Ihrer Bedeutung gemäß präpariert sich mit an erster Stelle natürlich die Schilddrüse auf diese Aufgaben. Die Vorbereitung auf diese Umstellung muß intrauterin erfolgen. Wäre das nicht der Fall, käme der ganze Mechanismus zu einer Zeit erst in Bewegung, in der schon seine volle Wirksamkeit erforderlich ist. Die Organismus würde also unvorbereitet sein und von den neuen postpartalen Erfordernissen »überrumpelt« werden. Das könnte sich unter Umständen lebensbedrohend auswirken.
Der Sinn der pränatalen Schilddrüsenaktivierung ist also präparatorischer und schützender Art und bedeutet die rechtzeitige Vorbereitung auf die unmittelbar postnatal einsetzenden Aufgaben. Daher ist die Aktivierung nicht Folge postnatal einsetzender Reize, z. B. der Kälte, sondern eine Bedingung, um dem späteren Kältereiz wirksam begegnen zu können.
Unterlegt man der antenatalen Schilddrüsenaktivierung diesen Sinn, so wird sowohl diese Maßnahme verständlich als auch die Auffassung, daß nicht gestative Schwangerschaftshormone, wie *Korpássy* meint, sondern die mit der Geburtseinleitung ausgeschütteten Hormone die Veranlassung dazu sind.
Diese hormonelle Umstellung betrifft sowohl den mütterlichen wie den kindlichen Organismus. Der Geburtsvorgang ist somit prinzipiell nicht nur in mechanischer, sondern ebenso in hormoneller Beziehung immer gleichgeartet, unabhängig von Alter und Reifegrad der Frucht. Die Schilddrüse ist immer dann aktiviert, wenn der Foet die mütterliche hormonale Geburtsvorbereitung erlebt hat.

c) In der Wachstums- und Reifezeit

Wenn bisher von der Perinatalzeit gesprochen wurde, so war hauptsächlich von der Geburt und der antepartalen Zeit die Rede. Es erscheint notwendig, die Perinatalzeit zu definieren bzw. abzugrenzen. Zweifellos gehören zur Perinatalzeit drei Abschnitte des kindlichen Lebens, der intrauterine, der partale und der extrauterine. Es ist unmöglich, innerhalb des intrauterinen Zeitabschnittes auch nur annähernd den Beginn der Geburtseinleitung zeitlich bestimmen zu wollen, da nicht einmal der normale

Geburtstermin selbst immer genau fixiert werden kann. Nicht ganz so unsicher ist man in der Bestimmung des postpartalen bzw. extrauterinen Zeitabschnittes. Er schwankt selbstverständlich auch erheblich, umso mehr, je unreifer das Neugeborene ist. Man hat aber einen gewissen zeitlichen Anhaltspunkt, mit dem man die Perinatalperiode zu Ende sein lassen könnte. Der Zeitpunkt erscheint uns dafür geeignet, in dem das Neugeborene als Ausdruck der inzwischen gewonnenen Selbständigkeit an Gewicht zunimmt. Es ergibt sich als Definition der Perinatalzeit die Zeitspanne von der hormonalen Geburtsvorbereitung der Mutter bis zum postpartalen Gewichtsanstieg des Kindes. Eine präzisere zeitliche Fixierung ist wohl nicht möglich.

Nun kann es wohl kaum einen Zweifel daran geben, daß auch nach der Perinatalzeit die Neugeborenenschilddrüse noch Aktivierungsmerkmale aufweist. Allerdings ergaben eigene Befunde aus nicht systematischen Untersuchungen, daß nach drei Wochen das Bild sich schon wesentlich geändert hatte (Abb. 55). Die Zeichen der hochgradigen

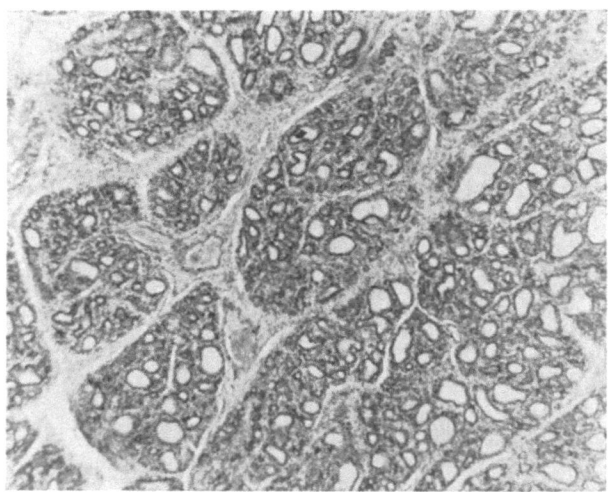

Abb. 55 Neugeborenenschilddrüse, 3 Wochen (Mensch)

Aktivierung waren verschwunden, Follikelkollaps fehlte. Offenbar entwickelte sich die Schilddrüse zu einem ruhigeren und auch gleichmäßigeren Bild. Die perinatale Typenbildung war verlorengegangen. Die Follikel bildeten sich einheitlich zu schön geformten Bläschen um, wenn auch nicht alle zur gleichen Zeit und in gleichem Ausmaß. Es sammelte sich langsam Kolloid wieder an, zunächst spärlich und dünnflüssig. Das Epithel blieb aber sehr viel länger noch aktiv und hoch. Man konnte es noch nach 77 Tagen aktiviert finden, wenn die Follikel bereits deutlich Kolloid führten. Nach einem halben Jahr war das Kolloid schon dichter, das Epithel wurde niedriger bis zur kubischen Form. Bei *Orator* und *Schleussing* überwogen in der zweiten Hälfte des ersten Lebensjahres in den Schilddrüsen des Düsseldorfer Raumes die kolloidhaltigen Bläschen, während *Leicher* im Bergischen Land eine gewisse Entwicklungsverzögerung feststellen konnte. *Hesselberg* stellt die durchschnittlichen Gewichte der Neugeborenenschilddrüsen des norddeutschen Raumes und der Schweiz gegenüber (1,55 g; 6,6 g).

An der Neugeborenenschilddrüse erschöpft sich nun das Bild nicht mit der Beschreibung von Epithel- und Kolloidverhältnissen. Es zeigt sich darüber hinaus eine sehr deutlich ausgeprägte Läppchenzeichnung mit ziemlich breiten Septen. Auch das interlobuläre Bindegewebe ist vermehrt. Die kleinen wie die größeren Gefäße sind zart (s. Abb. 55). Schon makroskopisch ist meist eine deutliche Blutfülle an dem lividen Organ zu sehen. Gewichte bis zu 2 g möchte man noch als normal für den hiesigen Bezirk (Niederrhein) ansehen. In der Schweiz sind sie naturgemäß höher *(Méroz-Tydman)*. In einer jüngst erschienenen Arbeit russischer Autoren erfährt man ein Durchschnittsgewicht von 4,5—5,5 g *(Garapétrov* und *Bliznakov)*. Im Bindegewebe finden sich nun reichlich solide Zellhaufen, die als interfollikuläre oder parafollikuläre Zellen bezeichnet werden. Nach *Yoshimura* et al. und *Ludwig* (hier Literaturübersicht) »gehören die inter- und parafollikulären Zellnester aber der wohlausgebildeten Wand eines schon bestehenden Follikels an und fallen als Matrix für die Follikelneubildung außer Betracht.« Dies wurde zitiert wegen der Frage des Schilddrüsenwachstums. Sie kann an

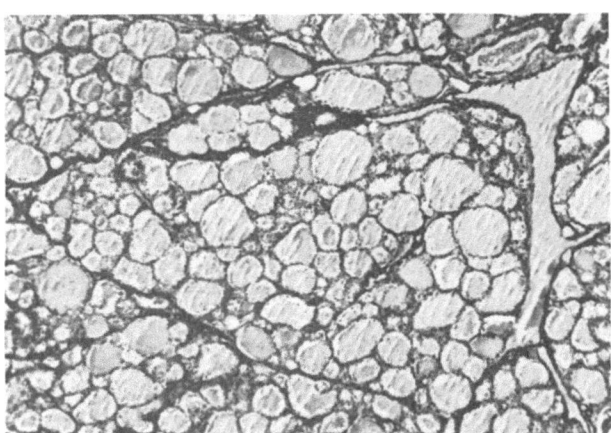

Abb. 56 *Erwachsenenschilddrüse (Mensch)*

der Gewichtsvermehrung äußerlich abgelesen werden. Über die histologischen Vorgänge besteht aber keine Einigkeit in der Auffassung. Zur Frage der Aussprossung, Abschnürung oder Follikelverschmelzung *(Neumann)* soll hier nicht weiter Stellung bezogen werden. Am ehesten ist *Ludwig* zuzustimmen (siehe auch oben). Verfolgt man nun in groben Zügen das Wachstum der Schilddrüse, so geschieht dies wohl überwiegend durch vermehrte Follikelentfaltung. Follikelgröße und Lichtungsgröße nehmen zu, gleichzeitig reichert sich auch das Kolloid an. Das hält so lange an, wie der Organismus wächst und wird in der Pubertät noch vorübergehend gesteigert. Ist das Körperwachstum abgeschlossen, stagniert auch das Wachstum der Schilddrüse, die dann nach *Orator* und *Schleussing* am Niederrhein 28—35 g schwer ist, was dem Schilddrüsengewicht von Berlin, Königsberg und Mainz gleichkommt. Das Bergische Land dagegen grenzt mit dem Durchschnittsgewicht von 33,5 g der gesunden Erwachsenenschilddrüse bereits an die Werte von Endemiegebieten. Im eigenen Material wurde bis zu 35 g die Schilddrüse noch als normalgewichtig angesehen. In dem Maße, wie die Schilddrüse größer wird, sind auch die Follikel zahlreicher und größer. Dadurch ergibt sich eine Verschiebung des Gewebsbildes auf Kosten des septalen Bindegewebes. Die Läppchenzeichnung erscheint weniger prägnant. Der Kolloidgehalt ist in jedem Falle reichlich, das Epithel niedrig (Abb. 56). Dieses zunächst aufstrebende und später stagnierende Schilddrüsenbild wird dann rückläufig.

d) im Alter

Es ist eine offene Frage, wann das Altern der Schilddrüse beginnt. Das ist offensichtlich individuell sehr verschieden. Eigene systematische Untersuchungen der verschie-

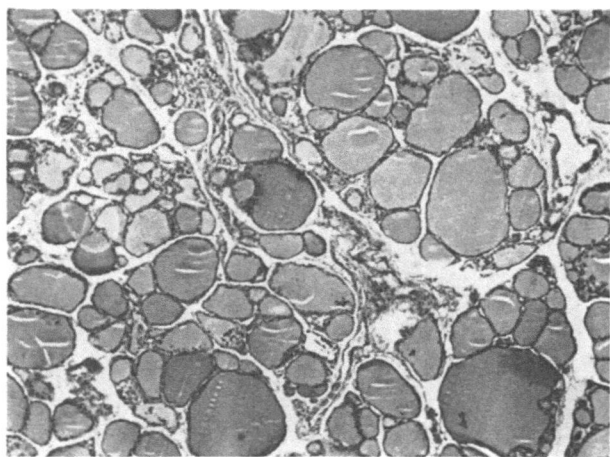

Abb. 57 *Altersschilddrüse (Mensch)*

denen Lebensjahrzehnte liegen nicht vor. Es soll hier nur auf Wegelin und Rice verwiesen werden, die eine gute Übersicht auch der älteren Literatur geben. So wenig wie man die normale Entwicklung der Schilddrüse der Wachstums- und Reifezeit als Hypertrophie bezeichnen kann, sollte man die rückläufige Entwicklung des Seniums, das spätestens vom 60. Jahr an gerechnet werden kann, mit Atrophie benennen. Es han-

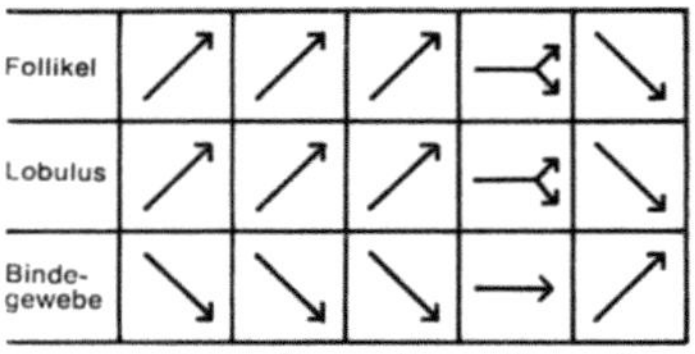

Abb. 58 *Altersabhängige Verhaltensweise von Parenchym und Stroma der Normalschilddrüse (Mensch)*

a = Embryonalzeit; b = Perinatalzeit; c = Adoleszenz; d = Lebenshöhe; e = Senium

delt sich vielmehr um den physiologischen Prozeß der Involution, der von der Atrophie abgegrenzt werden sollte, ein Vorgang, wie er am Thymus schon viel früher studiert werden kann. Der Beginn der Schilddrüseninvolution mag möglicherweise unbemerkt schon früher einsetzen, zeichnet sich aber nach dem 60. Lebensjahr doch sehr deutlich ab (Abb. 57). Die Veränderungen bestehen in einer Verkleinerung der Follikel, die allerdings nicht alle betrifft, so daß auch größere Follikel übrigbleiben können und eine Follikelpolymorphie resultiert. Der Kolloidgehalt ist überall reich und häufig basophil. Das Epithel ist flach, fast endothelial, besonders in den größeren Follikeln. Das septale Bindegewebe nimmt wieder zu, wie auch die soliden interfollikulären Zellhaufen wieder vermehrt auftreten. Das Bild gleicht sich wieder der infantilen Schilddrüse an, wie *Rice* meint. Am besten veranschaulicht Abb. 58 die Lebenskurve der normalen Schilddrüse.

Die Involution der Schilddrüse geht mit funktioneller Dämpfung einher wie das Wachstum mit Funktionssteigerung. Nach *Kühne* und *Billion* läßt sich im Jodstoffwechselstudium die Altersregression sicher nachweisen, und zwar für beide Geschlechter. *Börner* zeigte mit Hilfe eines J^{132}-Kurztestes eine geschlechts- und altersabhängige Radiojodspeicherung der Schilddrüse auf. Beim Mann soll die Radiojodaufnahme mit zunehmendem Alter sinken, bei der Frau mit dem 45.–50. Lebensjahr. *Klein* weist ebenfalls eine Regression der Jodaufnahme der Schilddrüse mit zunehmendem Alter nach. *Falconer* und *Robertson* machen dieselben Angaben für das Schaf und zitieren

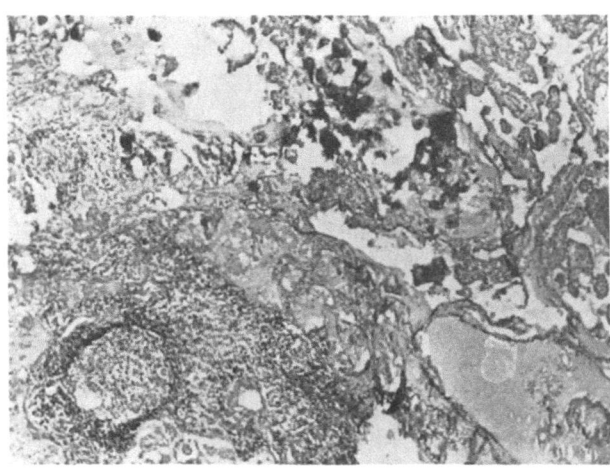

Abb 59 *Psammöse Kalkablagerungen in papillomatöser Schilddrüse (Mensch)*

eine Reihe von Autoren mit gleichen Ergebnissen für Rindvieh, Ziegen, Mäuse und Ratten, so daß es sich um eine allgemeingültige Erscheinung handeln dürfte. *Wilansky* et al. vergleichen die im Alter signifikant herabgesetzte Schilddrüsenaktivität mit einer Hypothyreoidose, wobei Hauttrockenheit, Bewegungseinschränkung, Muskelschlaffheit, Kälteunverträglichkeit und Haarverlust in beiden Fällen in ähnlicher Weise aufträten. Ob Alter oder Funktionsabweichung mit den selten in der Schilddrüse zu findenden psammösen Kalkablagerungen (Abb. 59) in Beziehung stehen, ist ungewiß.

Histomorphologie und Funktionsproben der normalen, euthyreoten Schilddrüse laufen in ihrer Lebenskurve vollkommen parallel und stimmen überein. Morphe und Funktion decken sich, ein Umstand, den besonders hervorzuheben Veranlassung besteht. Es wird später gezeigt werden, daß mit der Abweichung vom Normalbau, d. h. mit Wucherungen gleich welcher Art, diese Einheit verloren geht. Es braucht nicht betont zu werden, daß diese Erscheinung mehr als ein Schönheitsfehler ist, da sie die histologische Schilddrüsendiagnostik weitgehend unsicher macht.

III. DAS LYMPHGEFÄSSYSTEM DER SCHILDDRÜSE

Zweifellos hat lange Zeit das Blutgefäßsystem im Vordergrund des allgemeinen wissenschaftlichen und praktischen Interesses gestanden. Die Gründe hierfür sind mehrfacher Art und so offenliegend, daß sie nicht im einzelnen aufgezählt und diskutiert zu werden brauchen. In den letzten Jahren jedoch ist das Interesse am Lymphbahnsystem gewachsen, und eine ganze Reihe von Veröffentlichungen zeugen von der zunehmenden Beachtung, die dieses in der Tat wichtige Gefäßsystem mehr und mehr findet. Über die Lymphgefäßversorgung fast aller Organe und Regionen wurde eingehend in Einzel- und Zusammenhangsdarstellungen berichtet.

Dennoch ist auch heute noch unser Wissen über das Lymphbahnsystem nicht vollständig. Neben zahlreichen physiologischen Fragen sind die Anatomie und vor allem Topographie mancher organzugehöriger Lymphbahnnetze ungeklärt.

Bei der Bearbeitung unseres Interessengebietes fiel immer wieder auf, daß Kenntnisse über das Lymphbahnsystem der Schilddrüse und des Halses durchaus nicht zum festliegenden Wissensgut gehören. Vorliegende Berichte waren unvollständig und zum Teil widersprüchlich. Vor allem aber fehlten eine genaue Beschreibung und Klassifikation des intra- und extrathyreoidalen und des Halslymphsystems sowie eine exakte Dokumentation der anatomischen und topographischen Verhältnisse des Lymphbahnnetzes in diesem Bereich. Im wesentlichen lagen bisher nur schematisierende Strichzeichnungen vor (*Most, Bartels, Russel* et al.), die der Wirklichkeit in keiner Weise entsprachen und so leicht zu falschen Vorstellungen über die Anlage des Lymphbahnsystems führten. So ausführlich Beschreibungen und schematische Darstellungen sein mochten, besser als am Schema ist am Originalbild eine Vorstellung von Ausdehnung und Verzweigung des Systems sowie von Größe und Beschaffenheit der einzelnen Bahnen zu gewinnen.

a) Darstellung an der Leiche

Verschiedene Methoden führen letztlich zur Darstellung des Lymphgefäßsystems, das im »Nativ«-Zustand nicht sichtbar ist. Welcher Methode man den Vorzug geben sollte, hängt letzten Endes von der Fragestellung und der Eigentümlichkeit des zu untersuchenden Gebietes und der persönlichen Erfahrung ab. Luft- (*Fischer* und *Kaiserling*) oder Sauerstoffeinblasung (*Magnus*), Farbstoff- (*Gerota* u. v. a.) oder Tuscheinjektionen sind die Mittel der Wahl, vorwiegend bei Untersuchungen an Leichenmaterial. Dienen Ziel und Zweck noch speziellerer Ausrichtung und Fragestellung, z. B. Herstellung von Korrosionspräparaten oder Röntgendarstellungen, so ist mit zweckentsprechenden Emulsionen zu verfahren.

1. *Technik der Lymphbahndarstellung*

Nach Prüfung mehrerer Methoden erwies sich für unsere Zwecke die Lymphbahndarstellung an der Schilddrüse durch intraparenchymatöse Injektion mit normaler Ausziehtusche am wirkungsvollsten. Die Tusche gewährleistet bei elektiver Lymphbahnfüllung einen guten Farbkontrast zwischen Lymphbahn und umgebendem Gewebe, und infolge ihrer feinkörnigen Beschaffenheit wird die bei anderen Farblösungen häufig zu beobachtende Imbibition des peri- und paravasalen Gewebes vermieden. Eine Tuscheimbibition tritt immer nur dann auf, wenn entweder der Injektionsdruck zu hoch war oder bei der Präparation die Lymphgefäße anderweitig verlegt wurden. Darum ergibt sich die zwingende Forderung, die Injektion langsam vorzunehmen und die Farbstoffmenge klein zu halten. Zur Fortbewegung der Tusche in den Lymphbahnen kann vorteilhaft eine leichte Massage der Schilddrüse angewandt werden. Es hört sich fast wie eine Eulenspiegelei an, daß man mit geringerem zeitlichen und materiellen Aufwand früher und klarer zum Ziel gelangt als umgekehrt.

Das Ziel einer elektiven Lymphbahndarstellung ist immer dann erreicht, wenn man beobachten kann, daß sich die Lymphbahnen von der Schilddrüse zum nächsten Lymphknoten sichtbar gefüllt zeigen. Die Injektionstechnik ist denkbar einfach. Eine oder mehrere Kanülen sollen soweit in das Parenchym eingeführt werden, daß ein Rückfluß nach außen nicht auftreten kann. Der Einstich ins Parenchym erfolgt am besten durch die intakten, bedeckenden Muskel- und Fettgewebsschichten. Es ist immer wieder erstaunlich, wie leicht sich elektiv die Lymphbahnen unter den gegebenen Kautelen darstellen lassen. Nie findet man ein Eindringen von Tusche in Blutgefäße.

2. *Begründung der elektiven Lymphbahnfüllung*

Zur Frage der »Dignität« der Befunde, die vor einigen Jahren angeschnitten wurde, braucht es keinerlei Worte der Rechtfertigung. Die Tatsachen wie auch die Ergebnisse weiterer Untersuchungen sprechen für sich.

Um die Spitze der gemäß obiger Angaben blind in das Organ eingeführten Kanüle ausschließlich verbreitet sich ein umschriebener See von Injektionsmasse diffus im Parenchym. Diese injizierte Masse beansprucht Raum und bewirkt durch die lokale Volumenzunahme eine Dehnung des Gewebes. Dadurch werden die Blutkapillaren komprimiert, während sich die Lymphkapillaren unter dem allseitigen Dehnungszug erweitern und wahrscheinlich Einlaßstomata freigeben (vgl. *Clark* und *Clark* sowie *Kraus*). Die Begründung dieser Erscheinung liegt darin, daß im Gegensatz zu den Blutkapillaren nach *Shdanow* die Lymphkapillaren keine eigene Basalmembran besitzen und ihre Wandendothelien unmittelbar mit den Bindegewebsfasern in Verbindung stehen, wodurch bei deren Dehnung eine ebenso weite Öffnung der Kapillarräume möglich wird. Dies trifft sich mit den eigenen Feststellungen. Die einmal in die Lymphbahnanfänge eingedrungene Tusche fließt nach physikalischen Gesetzmäßigkeiten in Richtung des geringsten Widerstandes in die Lymphbahnen größerer Ordnung ab und strebt über die Kapselbahnen den extrathyreoidalen Lymphbahnen zu. Weitere Details der thyreoidalen Lymphbahndarstellung können in den Originalarbeiten nachgelesen werden *(Eickhoff* 1963, *Herberhold)*.

3. *Die intrathyreoidalen aufnehmenden Lymphkapillaren*

Am meisten interessieren zunächst die Anfänge des Lymphsystems in der Schilddrüse, da ihnen am ehesten funktionelle Bedeutung zukommt. Diese Ursprungskapillaren des intrathyreoidalen Lymphbahnsystems sind perifollikulär bzw. interfollikulär gelegen (Abb. 60). Nach gelungener Injektion sieht man endothelausgekleidete Spalten im spärlichen perifollikulären Bindegewebe oder man erkennt nichtentfaltete Lymphkapillaren an der charakteristischen Kerndoppelreihe ihrer Wandendothelien. Nur gelegentlich sind sämtliche Lymphkapillaren um einen Follikel so gefüllt, daß dieser in einem Lymphsee zu schwimmen scheint. Man stößt bei der mikroskopischen Untersuchung meist auf Bilder, die streckenweise eine Füllung mit Öffnung oder einen Kol-

laps der Kapillaren zeigen. Dieses wechselhafte Verhalten auf manchmal schon kurzen Strecken erklärt sich aus den Druck- und Saugkräften, die aus dem Gewebseigendruck und dem Injektionsvorgang resultieren und die deswegen nicht einfach als launenhaft angesehen werden dürfen, weil wir sie nicht berechnen können. In gar keinem Falle aber kann die wechselnde Füllung der Lymphkapillaren der Methode als ein Argument gegen die objektive Lymphbahndarstellung oder gar gegen Form und Existenz der Lymphkapillaren zur Last gelegt werden. Dieses Bild der wechselnden Entfaltung der injizierten Lymphkapillaren ist immer wieder anzutreffen. Es vermag aber den Erfahrenen nicht über die Anlage der Kapillaren zu täuschen.
Im mikroskopischen Schnitt lassen sich die perifollikulären Lymphkapillaren bis zur nächsten Einmündungsstelle in größere Bahnen verfolgen. An solchen Zusammenflüssen perifollikulärer Kapillaren entstehen Schnittbilder von Lymphräumen zwischen benachbarten Follikeln, die treffend als Zwickel bezeichnet wurden. Im Flußbett solcher Zwickel sind besonders häufig Strömungsfiguren, Schlieren etc. aufzufinden, die als Ausdruck einer Vermischung des ursprünglichen Lymphbahninhaltes mit der In-

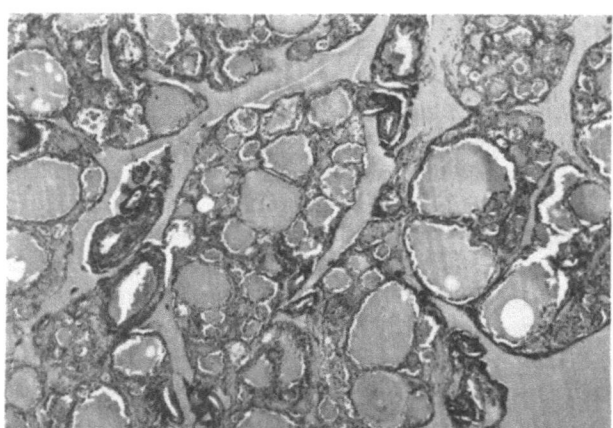

Abb. 60 Lymphbahnerweiterung in der Schilddrüse nach Injektion (Mensch). Perifollikuläre, perilobuläre und trabekuläre Lymphbahnen

jektionslösung anzusehen sind. Weiterhin ist auffallend, daß sich die perifollikulären Lymphkapillaren wie auch meist die nachfolgenden peripheren stärkerkalibrigen Bahnabschnitte fast nur im Längs- und selten im Querschnitt zeigen. Das Blutgefäßsystem verhält sich genau umgekehrt. Es ist selten im Längsschnitt meist im Querschnitt anzutreffen. Diese gestaltliche Verschiedenheit beruht auf der differierenden Bauweise und Lage der beiden Bahnsysteme und erleichtert deren Erkennung und Unterscheidung. Verwechslungsmöglichkeiten sind außerdem dadurch weitgehend ausgeschlossen, daß rote Blutkörperchen nie in dem einen und Tusche nie in dem anderen Kapillarsystem auftreten, und daß weiterhin die Kerne der Wandendothelien von Lymphkapillaren bedeutend schmaler und zarter zu finden sind als die der Blutkapillaren.

4. *Topographie des Follikels und seiner Umgebung*

Aus der mikroskopischen Anatomie der Schilddrüse, besonders nach Injektion ihrer Lymphbahnen, geht augenfällig hervor, daß nicht der Follikel allein, sondern erst zusammen mit seinem eigenen Blut-, Lymph- (und Nerven-) system als kleinste Funktionseinheit zu betrachten ist.

Das Epithel der Follikel sitzt auf einer elektronenoptisch nachweisbaren Basalmembran (s. a. Abschnitt A II a 1). Getrennt durch einen feinen Spalt, der ebenfalls nur im Elektronenmikroskop zu entdecken ist, wird der Einzelfollikel vom Gefäß-Nervensystem umfaßt. Aus Bildern, auf denen Follikelwand, Blut- und Lymphbahn gleichzeitig zu finden sind, können die Lagebeziehungen der einzelnen Strukturelemente zueinander ausgemacht werden (Abb. 61). Grundsätzlich liegt das Netz der Blutkapillaren am nächsten der Follikelwand an. Nur in Abschnitten, in denen Blutkapillaren fehlen, schmiegen sich die Lymphkapillaren an die Follikelwand und können wahrscheinlich bei starker Füllung feine interepitheliale Fortsätze ausbilden. Sonst verlaufen sie, getrennt durch starke Bindegewebszüge, außen an den Blutkapillaren. Diese Verhältnisse finden sich nie umgekehrt. Aus den histologischen Befunden geht hervor, daß die Blutkapillaren in überwiegender Zahl als geschlängelte Röhrchen anzusehen sind, während die Lymphkapillaren vornehmlich sinusoide Gebilde darstellen.

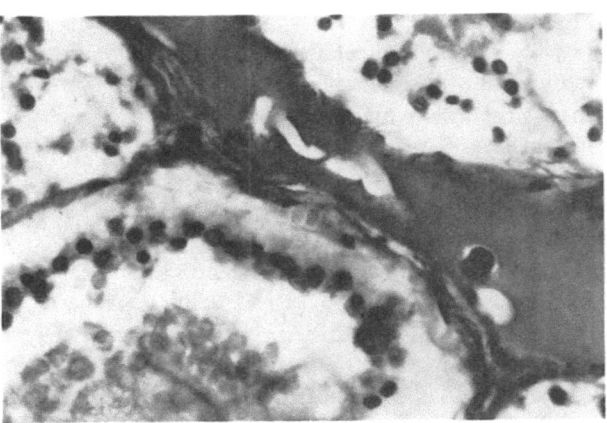

Abb. 61 *Schilddrüsenfollikel mit anliegender Blutkapillare (Erythrozyten-Geldrolle) und benachbarter Lymphbahn*

Diese geschilderten topographischen Beziehungen am Follikel sind konstant. Die enge Nachbarschaft von Follikel, Blut- und Lymphkapillare hat sicherlich eine besondere funktionelle Bedeutung und gibt speziell in einem endokrinen Organ wie der Schilddrüse Fragen auf, deren Beantwortung verlockend und von großer Wichtigkeit ist. Es wird später noch darauf zurückzukommen sein.

5. Die intrathyreoidalen ableitenden Lymphgefäße

Das perifollikuläre Kapillargebiet ist als einzig aufnehmender Teil des intrathyreoidalen Lymphbahnnetzes der Quellort der Schilddrüsenlymhpe, die an der Lobulusgrenze in die nachgeordneten Lymphbahnstrecken weitergeleitet wird. Sind die perifollikulären Kapillaren noch interfibrilläre, endothelausgekleidete, schmale Spalten des Bindegewebes, so kann man bei den folgenden Bahnabschnitten in zunehmendem Maße ihre Selbständigkeit und Erweiterung verfolgen. Die Lumina werden großkalibriger und die Wandungen stärker.

Zwischen perifollikulären und perilobulären Lymphbahnen sind diese drei unterscheidenden Merkmale noch nicht deutlich ausgeprägt.

Das wird anders, sobald die dritte Teilstrecke beginnt, d. h. die interlobulären Bahnen in die trabekulären eintreten. Die Gefäßwand wird nun bedeutend dicker und zunehmend von glatten Muskel- und elastischen Fasern verstärkt. Mit dem Eintritt in die Trabekel bekommen die Gefäße eine gleichsinnige Richtung, d. h. sie streben zur Organkapsel hin. Auf dem Wege dorthin treten vereinzelt die ersten Gefäßklappen auf.

Die Lichtung dieser Gefäße ist nach der Injektion (Tusche) immer weit. Je nach dem Grade der Füllung findet sich in ihnen besonders häufig eine Mischung aus Injektionsmasse und präexistenten Bahninhalt (Lymphe), so daß es, wie schon von den vorhergehenden Teilstrecken beschrieben, auch hier zu Strömungsbildern kommen kann. Die Mischung variiert in ihren Anteilen, gänzlich vermißt wird die Tusche aber kaum. Eigentümlicherweise neigen Tuschepartikel manchmal dazu, sich dem Endothel anzulagern oder sich an den Klappenrändern anzureichern. Ein ähnliches Verhalten zeigten die Lymphozyten bei experimentellem Lymphstau an Hals und Schilddrüse des Hundes.

Je größer die Lymphgefäße werden, umso häufiger begleiten sie die Blutgefäße, die sie manchmal völlig einscheiden können. Die Schnittbilder beider Gefäßgattungen gleichen sich immer mehr an. Die Schwierigkeiten der Differenzierung schwinden aber gleichzeitig. Tusche in dem einen, Erythrozyten in dem anderen, dazu meist dickwandigeren Gefäß schützen vor Verwechslung. Wurde die Injektion sehr weit getrieben, können die Lymphgefäße als schwarze Tuschestraßen leicht makro- und mikroskopisch ausgemacht werden.

Die trabekulären Lymphgefäße gehen in die Kapsellymphgefäße über. Die Schilddrüse hat bekanntlich ein doppeltes Kapselblatt (Abb. 62), wenn auch der Kapselraum als solcher makroskopisch nicht in Erscheinung tritt. Dieser Kapselraum hat wohl funktionelle Bedeutung als Kompensationsfeld für Schwellungsvorgänge, insbesondere akuter Art, die mit der Durchblutung in Zusammenhang stehen. Man kann durch Gelatineinjektion in den Raum zwischen beide Blätter sich eine plastische Darstellung von seiner Dehnungsmöglichkeit und Beanspruchungsfähigkeit verschaffen. Injiziert man da-

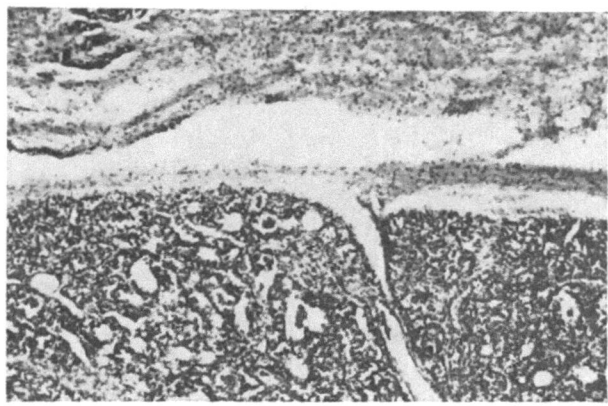

Abb. 62 *Doppelblatt der Schilddrüsenkapsel*

Abb. 63 *Kapsellymph-bahnen mit Klappe*

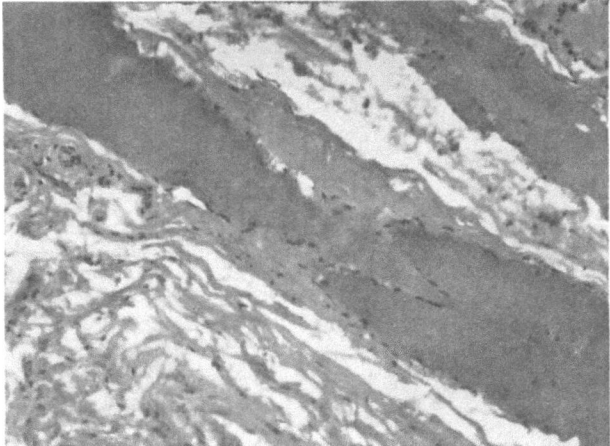

zu vorher noch die Lymphbahnen, so erkennt man, wie die trabekulären Gefäße in die Kapselgefäße übergehen und diese im Kapselraum ein dichtes Gefäßnetz bilden, das die gesamte Schilddrüsenoberfläche umspinnt.

Die Kapsellymphgefäße sind besonders reichlich, auffallend weit und groß entwickelt, so daß sie die Blutgefäße an Kaliber oft wesentlich übertreffen. Ihre Wand ist im Vergleich zu der der Blutgefäße immer noch zart. Regelmäßiger Klappenbesitz (Abb. 63), den die Venen an der Schilddrüse nicht haben sollen, unterscheidet sie von den intrathyreoidalen Lymphbahnen.

Durch einfache parenchymatöse Injektion, z. B. einer Tuschelösung, stellt sich also das gesamte Lymphbahnsystem der Schilddrüse dar, das man entsprechend seiner Funktion zweiteilig, als aufnehmend und ableitend, ansprechen kann. Hinsichtlich seines Baues ist es entsprechend der strukturellen Organisation in der Schilddrüse in peri- bzw. interfollikuläre, peri- bzw. interlobuläre, trabekuläre und kapsuläre Abschnitte einzuteilen (ausführliche Einzelheiten an anderer Stelle).

6. Die Röntgendarstellung

Die beschriebene Darstellung der intrathyreoidalen Lymphbahnen läßt sich unter bestimmten Bedingungen auch röntgenologisch erzielen. Dabei ist es nicht notwendig, an der Leiche in situ zu arbeiten. Es läßt sich ebenso gut an den in toto herausgenommenen Halsorganen das Lymphbahnsystem der Schilddrüse und des Halses demonstrieren.

Die intraparenchymatöse Injektion von Kontrastmittelsuspensionen in die Schilddrüse zur Darstellung des organeigenen Lymphbahnsystems erlaubt zwei wichtige Aussagen. Einmal kann nun endgültig die Methode der interstitiellen Injektion zur Lymphbahnfüllung zumindest an der Schilddrüse als geeignet angesehen werden, und zum anderen findet die Klassifizierung des thyreoidalen Lymphbahnsystems, wie sie von uns (*Eickhoff, Herberhold*) nach Tuscheinjektionen angegeben wurde, vollkommene Bestätigung. Die Röntgenbilder beweisen, daß allein die Lymphbahnen injiziert sind und nicht auch die Blutgefäße. An der charakteristischen perlschnurartigen Form lassen sich die extrathyreoidalen Lymphgefäße in eindeutiger und ästhetisch ansprechender Form

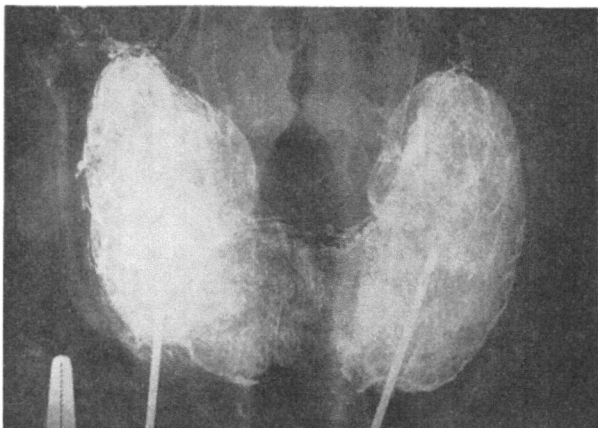

Abb. 64 Komplette Kontrastmittelfüllung des reichhaltigen, zarten, intrathyreoidalen Lymphbahnnetzes. Beginnende Füllung der extrathyreoidalen Bahnabschnitte

erkennen. Außerdem kann der Vorwurf von injektionsbedingten Extravasatbildungen, die eine Identifizierung von Farbstoffstraße und Lymphbahn nicht gestatten sollen, stichhaltig zurückgewiesen werden. Aus den Intervallaufnahmen während der Injektion geht klar hervor, daß sich im Organ, wie oben beschrieben, einzig um die Kanülenöffnung ein winziges Extravasat ausbildet, von dem aus sich radiär die intra- und schließlich extrathyreoidalen Lymphbahnen anfüllen (Abb. 64, 65).
In eigenen Versuchen wurde als Kontrastmittel eine wässrige Bariumsulfataufschwemmung (z. B. Unibaryt, Röhm und Haas, Darmstadt) verwandt (Eickhoff und Herberhold). Für die indirekte Lymphangiographie an der Leiche scheint bislang kein geeigneteres Kontrastmittel erhältlich zu sein.
Nach der parenchymatösen Injektion derartiger schattengebender Suspensionen lassen sich alle beschriebenen Teilstrecken des intra- und extrathyreoidalen Lymphbahnnetzes röntgenographisch darstellen. Durch Aufnahmen in Injektionsintervallen läßt sich der Füllungsmechanismus, wie er nach den Tuschebildern rekonstruiert worden war, vollständig bestätigen und genau verfolgen.

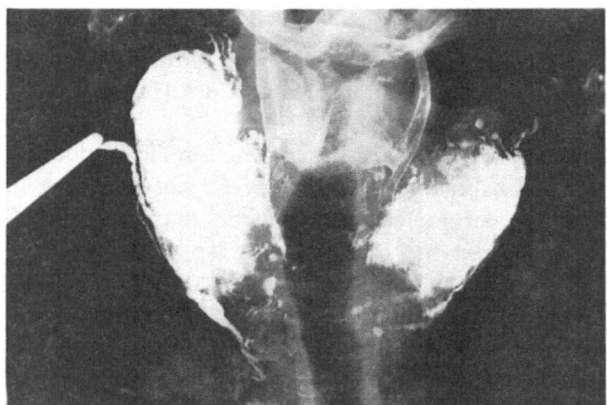

Abb. 65 Kontrastmittelfüllung extrathyreoidaler Lymphbahnen mit ihren typischen Abgangsstellen von der Schilddrüsenoberfläche

b) Darstellung in vivo

Das Gelingen der Lymphbahndarstellung am toten Material ließ den Gedanken aufkommen, die erprobten Methoden auf den lebenden Menschen zu übertragen. Es erwies sich aber bald, daß eine intravitale Lymphbahndarstellung weniger theoretische als praktische Resultate versprechen konnte. Das Vorhaben, intraoperativ Lymphe unmittelbar aus den Kapselbahnen zu gewinnen, stieß auf derartige äußere Schwierigkeiten, daß eine weitere Verfolgung momentan nicht lohnend erschien. Anhaltspunkte für einen möglichen praktischen Ausbau gab einzig die röntgenographische Darstellung der thyreoidalen Lymphbahnen. Die Lymphbahnen nach parenchymatöser Injek-

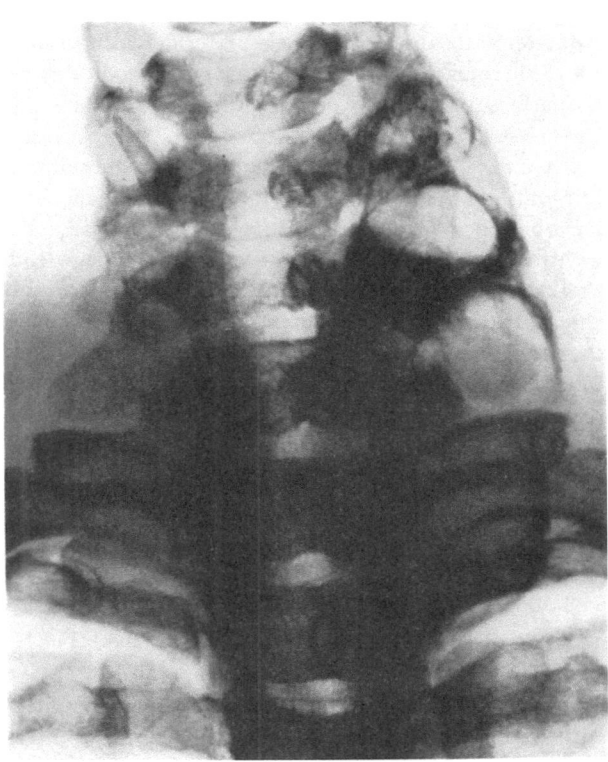

Abb. 66*) *Thyreographie mit Bestimmung der Größe und groben Struktur einer Struma. Intraparenchymatöse Kontrastmittelinjektion in vivo*

tion mit den auf dem Markt befindlichen molekulardispersen Kontrastmitteln elektiv zu füllen, gelingt nicht, da ein wesentlicher Teil der injizierten Masse durch die Blutbahn abgeführt wird. Da sich aber teilweise die intrathyreoidalen Lymphbahnen doch füllen und sämtliche das Organ verlassende Lymphgefäße ihren Weg über die Kapsel nehmen, erfolgt in ihrem Bereich eine sehr dichte Netzzeichnung, wodurch sich indirekt die Kapsel und damit die Begrenzung der Schilddrüse deutlich macht. Man kann also auf diese Weise eine »Thyreographie« erreichen. Sie zeigt einwandfrei Umfang und Sitz einer Struma an, was zweifellos vor der Operation zu wissen von Vorteil ist. Besonders für diejenigen Operateure, denen andere komplizierte Methoden (Szintigra-

---
*) Herrn Prof. Dr. F. H. Schulte, Dorsten, danke ich für die Überlassung des Röntgenbildes

phie) aus äußeren Gründen nicht zur Verfügung stehen, wäre diese relativ einfache »Thyreographie« wahrscheinlich dienlich. Nach *Garbsch* führt die »einfache röntgenologische Größenbestimmung der Halsschilddrüse durch Abgrenzung ihres Weichteilschattens ... zu keineswegs genauen Resultaten«. Der Wert solcher »Leeraufnahmen« wird nur in der Erkennung substernaler Strumen gesehen. Über die Sichtbarmachung der äußeren Begrenzung hinaus lassen sich aber bei einer Thyreographie auch Aufschlüsse über den intrathyreoidalen Bau einer Struma gewinnen (Abb. 66). Zysten und Knotenbildungen verdrängen durch ihre Raumbeanspruchung das umgebende Gewebe mitsamt seinen Lymphbahnen. Dadurch wird die regelmäßige Gewebestruktur unterbrochen und die Gefäßversorgung der veränderten Bezirke eigenständig und von der normalen Umgebung abgehoben. Injiziert man extranodulär, so ergibt sich auf der Röntgenplatte eine scharf begrenzte, deutlich von der Umgebung ausgesparte Zone. Liegt die Injektion intranodulär, so tritt eine intensive, umschriebene Verschattung auf, die sich unverkennbar abhebt. In beiden Fällen ist also durch eine intrathyreoidale Injektion gebräuchlicher Kontrastmittel eine Aufklärung über den grobanatomischen Aufbau des Organs zu erzielen, ohne im einzelnen Lymphbahnen verfolgen zu können. Ein weiterer Ausbau der Thyreographie ist jedoch noch erforderlich. Sie muß Angelegenheit der Klinik sein. Sie wird sich befassen müssen mit der Verbesserung der Kontrastmittel und der Injektionsmethodik sowie der Herausarbeitung der Kontraindikationen der parenchymatösen Injektion. Soweit bisher festgestellt werden konnte, sind Injektionen bei Strumen mit hyperthyreotischen Erscheinungen ohne entsprechende Vorbehandlung kontraindiziert.

Eine befriedigende elektive Darstellung der Schilddrüsenlymphbahnen in vivo mittels parenchymatöser Injektion durch Röntgenkontrastmittel ist das Ziel weiterer Bemühungen. Eine Methode zur Verfügung zu haben, die in ihren Resultaten den postmortalen Füllungsbildern entsprechen würde, wäre sicherlich in mehrfacher Hinsicht bedeutungsvoll.

IV. DIE EXTRATHYREOIDALEN UND ZERVIKALEN LYMPHBAHNEN

Das Lymphgefäßsystem des Halses kann im Bereich der Schilddrüse in drei Strecken aufgeteilt werden: in die intrathyreoidale und extrathyreoidale Strecke sowie in die eigentlichen Halslymphgefäße.
Der intraorganelle Teil der Schilddrüsenlymphbahnen reicht von den Lymphkapillaren bis zu den Kapselgefäßen. Er umfaßt das aufnehmende und ableitende Lymphkapillarsystem.
Die extrathyreoidalen Lymphgefäße beginnen an ihren Austrittsstellen aus dem Doppelblatt der Schilddrüsenkapsel. Sie sind die Zubringerbahnen zur letzten Strecke, den zervikalen Lymphgefäßen. Diese beginnen an den Schalt- und Filterstationen der zervikalen Lymphknotenketten und reichen bis zur Einmündung in die Venenwinkel. Diese dritte und letzte Strecke hat reine kollektive Funktion. Die vorgenommene Einteilung der Halslymphgefäße hat vornehmlich praktische Bedeutung. Bei der Gewinnung von Lymphflüssigkeit kann man mit reiner Schilddrüsenlymphe nur rechnen in den ersten beiden Strecken. Im letzten Teilabschnitt jedoch ist diese zumindest reich-

lich verdünnt, wenn nicht auch noch anderweitig vermischt. Um zum erklärten Ziel der Gewinnung und Untersuchung von Schilddrüsenlymphe zu kommen, war daher die Kenntnis über den Verlauf und Charakter der ersten beiden Teilstrecken des Lymphgefäßsystems im Bereich der Schilddrüse Voraussetzung. Zwangsläufig mußte dabei der größte Wert auf Verlauf und Beschaffenheit der extrathyreoidalen Lymphbahnen gelegt werden.

a) Darstellung an der Leiche

Die Methode der Darstellung der extrathyreoidalen Zubringerbahnen von der Schilddrüse zum Hals-Lymphgefäß-System sind die gleichen wie für die intrathyreoidalen Lymphbahnen. Es erwies sich auch hier einfache Ausziehtusche als das beste Mittel zur Kenntlichmachung der sonst nicht sichtbaren Lymphgefäße. Durch einfache parenchymatöse Injektion läßt sich ihre Füllung erreichen. Bei wiederholten Injektionsversuchen zeigt sich bei aller Vielfalt des Verzweigungsnetzes doch ein wiederkehrendes Bild der die Schilddrüse verlassenden Lymphbahnen. So zahlreich auch bisher die Untersuchungen verschiedener Autoren sein mochten, sie konnten aus mehreren Gründen nicht voll befriedigen. Neben der mangelnden einheitlichen Typisierung und Klassifizierung *(Bartels, Rossi)* erschien auch das Fehlen originalgetreuer photographischer Wiedergaben besonders störend, wenn man sich einen Begriff von der Lage und Größe dieser Gebilde machen wollte. Hiervon hing entscheidend die Orientierung und die Frage ab, ob die Möglichkeit der Gewinnung von Schilddrüsenlymphe überhaupt bestehen würde oder nicht.

1. *Art und Ort der austretenden Schilddrüsenlymphbahnen*

Bei den eigenen Untersuchungen ließen wir es nicht bewenden mit der Wiedergabe der Austrittsstellen der Kapsellymphbahnen. Das Literaturstudium hatte gezeigt, daß keine einheitliche Auffassung über die ableitenden Lymphgefäße vorhanden war und wahrscheinlich auch deswegen nicht zu erzielen gewesen war, weil keine Typisierung der Gefäße vorgenommen wurde. Unterscheidet *Bartels* noch zwei Quellgebiete, so geben *Mahorner* et al. drei Hauptgruppen von abfließenden Lymphbahnen an. *Most* unterscheidet vier Abflußgebiete ebenso wie *Rossi*, der vergleichende anatomische Untersuchungen zusätzlich durchgeführt hatte. Die eigenen Untersuchungen *(Eickhoff* 1962) vervollständigen diese Angaben.

Die Erkennung der Lymphbahnen an der Schilddrüsenoberfläche bzw. der -kapsel macht keinerlei Schwierigkeiten. Abgesehen von der Tuschefüllung heben sie sich durch bauchige oder perlschnurartige Form hervor (Abb. 67). Dabei kann man grundsätzlich zwei Typen von Lymphgefäßen unterscheiden, selbständige bzw. Kantengefäße sowie Trabantengefäße.

Die selbständigen Gefäße sind eigenständig, d. h. sie lehnen sich in ihrem Verlauf nicht den Blutgefäßen an. Im Bereich der Schilddrüsenränder fließen sie vermehrt zusammen und bilden dort größere Gefäße, weswegen sie von uns auch als Kantengefäße bezeichnet werden. Ihre Prädilektionssammelstellen finden sich an der Mitte der lateralen Schilddrüsenkante, am unteren äußeren und am oberen inneren Pol, und dort verlassen sie das Organ. Sie bleiben häufig bis zum nächsten Lymphknoten anastomosenfrei, können aber auch vorher schon mit anderen Lymphgefäßen Verbindung aufnehmen. Als Trabantengefäße wurden diejenigen Lymphgefäße bezeichnet, die sich

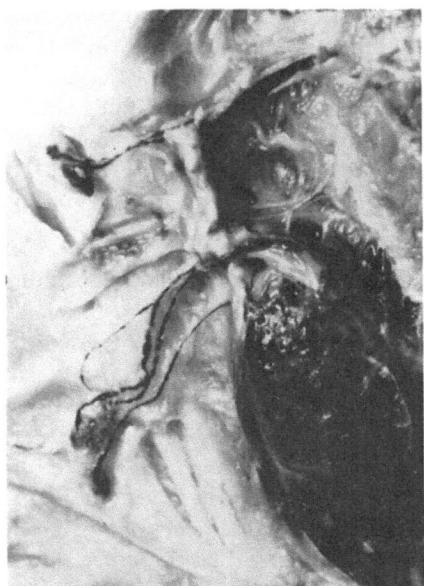

Abb. 67 Tuschegefüllte, perlschnurartige Lymphbahnen der rechten Halsseite, vom oberen äußeren Schilddrüsenpol zu den ersten regionären Lymphknoten verlaufend

den Blutgefäßen meist beidseitig anlehnen. Dabei bevorzugen sie an der Schilddrüsenhinterfläche die Venen, an der Vorderfläche die Arterien. Nach Verlassen des Organs bilden sie manchmal ein perivasales Geflecht und gehen auch Verbindungen zu den Kantengefäßen ein.

Die Trabantengefäße verlassen an den Ein- bzw. Austrittsstellen der versorgenden Blutgefäße die Schilddrüse. Die folgende Aufzählung entspricht der Größenordnung der Lymphgefäße. Die Austrittsstellen sind: der äußere obere Schilddrüsenpol (A. thyr. sup.), die Mitte der Seitenkanten (A. thyr. inf.), der untere äußere Pol (V. thyr. inf.) und der untere innere Pol (V. thyr. ima).

2. *Zuflußbahnen zum zervikalen Lymphbahnsystem*

Die an den genannten Prädilektionsstellen austretenden Lymphgefäße sind die Zubringer der Schilddrüsenlymphe zum zervikalen Lymphbahnsystem. Diese Zubringergefäße sind am größten im Bereich des oberen äußeren Pols. Sie füllen sich bei der Injektion zuerst. Gelegentlich kann man, bevor noch die Tusche erscheint, bemerken, wie sofort nach der Injektion eine regelrechte Welle in diesen Gefäßen vorbeischießt, offensichtlich der herausgedrückte, von der eindringenden Tusche vor sich hergeschobene Lymphbahninhalt. Mehrere Kanten- und Trabantengefäße (2—8) bis zu der Dicke einer Stecknadel verlassen in steilem, kaudalkonkavem Bogen den oberen äußeren Pol, verlassen auf der Bogenhöhe die Blutgefäße und streben den tiefliegenden zervikalen Halslymphknoten zu.

Die Lymphgefäße an der Mitte der Seitenkanten sind weniger zahlreich und weitaus dünner. Sie ziehen quer über oder unter den großen Blut- und Nervenversorgungsleitungen des Halses ebenfalls zu den tiefen zervikalen Lymphknoten.

Am unteren äußeren Pol sind die Verhältnisse wieder komplizierter, die Gefäße zahlreicher und großkalibrig wie am oberen äußeren Pol. Kantengefäße streben einem oder einem Kranz von prätracheal liegenden Lymphknoten zu, von wo ein horizontal verlaufendes Gefäß zu den Lymphknoten am Venenwinkel sich durchwindet. Auch die Trabantengefäße, von denen es 2 bis 4 stecknadelgroße gibt, laufen unter Einschaltung von Lymphknoten zu den tiefen zervikalen Halslymphknoten oder gelegentlich direkt zum Venenwinkel.

Die Lymphgefäße am unteren inneren Pol sind nicht immer eindeutig zu typisieren. Man sieht meist etwa stecknadeldicke Bahnen, die von links und rechts kommend sich in einem prätrachealen und median liegenden Lymphknoten vereinigen, von wo aus Verbindungen zum Kranz des unteren äußeren Abflußgebietes, zum Venenwinkel und sogar zum Mediastinum abgehen.

Spiegelbildliche Lymphbahnverhältnisse zum unteren inneren gibt es am oberen inneren Pol. Hier läßt sich konstant ein prälaryngealer Lymphknoten nachweisen, der Zuflüsse kleinerer Bahnen von beiden inneren oberen Schilddrüsenkanten aufnimmt und Abflüsse nach oben wie nach den Seiten aufweist. Dabei kommen Verbindungen mit den Bahnen der oberen äußeren Pole sowie Direktverbindungen zu den unteren inneren Polen zustande.

3. Die zervikalen Lymphbahnen

Es kann nicht der Zweck dieser Ausführungen sein, einen vollständigen Überblick über das gesamte Lymphgefäßsystem des Halses zu geben. Es soll nur der Teil besprochen werden, der im Rahmen unserer Untersuchungen Beziehungen zum Zuflußgebiet aus der Schilddrüsenregion hat. Nach der Besprechung der Zubringerbahnen ist es klar geworden, daß die Schilddrüsenlymphe im wesentlichen durch die tiefen zervikalen Lymphknoten abfließt. Nach *Becker* herrscht »in Bezeichnung und topographischer

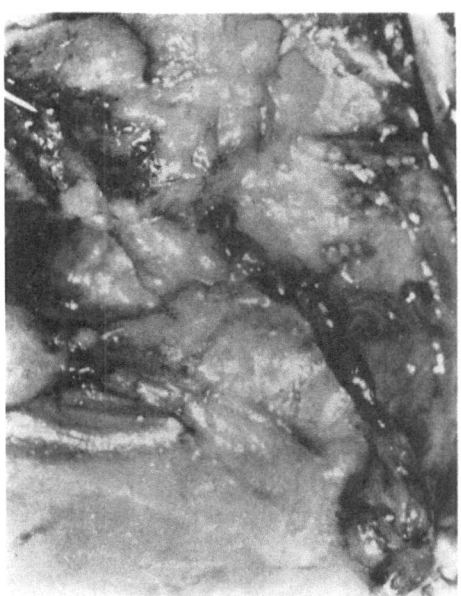

Abb. 68 *Ductus jugularis dexter; perlschnurartig, tuschegefüllt. Vom letzten zervikalen Lymphknoten (linke, obere Bildecke, Pinzettenspitze) zum Venenwinkel (rechte, untere Bildecke) verlaufend*

Auffassung dieser wichtigen Lymphknotengruppe große Verwirrung«. *Lennert* unterscheidet eine anteriore und laterale Hauptgruppe, die wieder in oberflächliche und tiefe Gruppen eingeteilt werden. Die weitere Unterteilung, die sich offenbar nach den tributären Bezirken richtet, ist für unsere Zwecke nicht wesentlich. Es soll hier auch die Gruppeneinteilung nach *Most* rekapituliert werden, nach der die tiefen zervikalen Lymphknoten auf der tiefen Halsfaszie liegen, lateral von der Skalenusgruppe und medial von der Karotis begrenzt und von dem M. omohyoideus in eine obere und untere Gruppe geschieden werden. Beide Gruppen bilden Rankengeflechte um die V. jug. int. bis zum Zusammenfluß von V. jug. int. und V. subclavia (Venenwinkel). Die Lymphknoten der zervikalen Kette sind untereinander verbunden, wobei die Bahnen kaudalwärts immer größer werden. Mit der Größenzunahme folgt eine zahlenmäßige Abnahme, und den letzten Lymphknoten verläßt nur noch ein Gefäß von etwa Streichholzdicke. Dieser als Ductus jugularis (Abb. 68) bezeichnete Gang beginnt etwa auf der Höhe des unteren Schilddrüsenrandes, hat meist eine Länge von 3 cm, kann aber bis zu 6 cm lang sein. Dieser Gang kann selbständig in den Venenwinkel einmünden oder vorher mit anderen Hauptstämmen sich vereinigen, so daß ein erheblichen Variationen unterworfenes Gangsystem am Venenwinkel angetroffen werden kann. Um das Maß der anatomischen Variationen deutlich zu machen, wird auf die Arbeiten von *Shdanow* und *Dahlgren* verwiesen. Besonders die Arbeit des russischen Autors verdient Beachtung, der an 100 Leichen die Endformationen und Mündungstypen der Lymphstämme am Venenwinkel, insbesondere des Ductus thoracicus, untersucht und ihre relative Häufigkeit angibt. Vereinigen sich Ductus jugularis und Ductus subclavius vor dem Venenwinkel zu einem einzigen Stamm, so wird dieser als Truncus cervicalis bezeichnet. Das gesamte Lymphgangsystem weist, hervorgerufen durch den Klappenbesatz in regelmäßigen Abständen, typische bauchige Struktur auf, die auch im kurzen, etwa 1 cm langen Truncus cervicalis nicht fehlt. Eine konstante Klappe findet sich immer als Verschluß an der Mündungsstelle der Lymphstämme im Venenwinkel.

4. Lympho-venöse Anastomosen

Zu den Schwierigkeiten und Ungewißheiten des lymphatischen Gangsystems, die auf den erheblichen Variationen an der Einmündungsstelle im Venenwinkel beruhen, kommen nun noch die direkten Querverbindungen von Lymph- zu Blutgefäß. Der Nachweis solcher Verbindungen wurde bei den eigenen Untersuchungen am Halslymphgefäßsystem indirekt durch Luftinjektionen festgestellt. In Lymphknoten injizierte Luft erschien in benachbarten Venen vorzüglich dann, wenn die efferenten Lymphgefäße unterbunden waren. Beweisender noch für die Existenz lympho-venöser Anastomosen erschien die Luftfüllung der Halsvenen, wenn die Injektion in die Lymphgefäße selbst vorgenommen wurde.

Offenbar ist also ein gewisser Widerstand in den normal ableitenden Lymphgefäßen notwendig, um die direkten Anastomosen zum Blutgefäß zu öffnen. Das deckt sich durchaus mit den Befunden von *Threefoot* et al., die in sieben von acht untersuchten Fällen Anastomosen bei Menschen fanden, deren lymphatisches System belastet bzw. verengt war. Nach *Pressman* und *Simon* passieren Luft, Flüssigkeit und große Bakterien den Lymphknoten via lympho-venöser Anastomose, während Tumorzellen und Erythrozyten dies nicht vermögen. Durch leichte Massage des Lymphknotens kann dessen Inhalt sowohl in die efferenten Lymphgefäße als auch in den lympho-venösen Kurzschluß eintreten. Diese Erfahrung wurde von uns auch bei den Tuscheinjektionen gemacht.

Das Problem des Vorhandenseins lympho-venöser Anastomosen beschränkt sich nicht auf die Halsregion, bezieht sich vielmehr auf das gesamte Lymphgefäßsystem, wovon einige Literaturzitate zeugen mögen.

Pressman und *Simon* geben anhand von eigenen und Literaturergebnissen eine Zusammenstellung all der Fakten, die für direkte Verbindungswege zwischen Lymphknoten und Venen sprechen. In die Lymphbahnen injizierte Farbstoffe des linken Beines treten auch dann in den Venen auf, wenn der Ductus thoracicus verschlossen ist (*Glenn* et al.). In die Halslymphknoten eingebrachtes Material erscheint trotz experimenteller Okklusion des Ductus thoracicus im Venenblut (*Drinker; Yoffey* and *Courtice*). Trotz Unterbrechung sämtlicher großer Lymphgefäße am Hals können nach Injektion von Bakterien in popliteale Lymphknoten positive Blutkulturen gewonnen werden (*Drinker* et al.). Nach Unterbindung sämtlicher bekannter großer Lymphgefäße verschwinden keineswegs die Lymphozyten aus dem Blut (*Bunting* and *Huston*). In Lymphknoten injizierte Bakterien werden auch in der Umgebung wieder gefunden (*McMaster* and *Hudack*). Zahl und Kapazität der afferenten Lymphbahnen sind wesentlich größer vor als hinter einem Lymphknoten (*Kubik*). Dem ist noch hinzuzufügen die Erfahrung von *Bron* et al., daß bei Verlegung der Lymphgefäße in 40% der Fälle die Lymphographie mittels öliger Konstratmittel zu Ölembolien in der Lunge führte, was nur durch lympho-venöse Anastomosen erklärbar ist. Interessant ist, daß auch röntgenologisch Kontrastmittel in den Venen nach Lymphknoteninjektion nachgewiesen wurde (*Shanbron* und *Zheutlin*). *Sabiston* et al. injizierten mit Cr^{51} markierte Erythrozyten in Lymphknoten, die entweder dort hängen blieben oder in den efferenten Lymphbahnen erschienen, nicht aber im venösen Blut der die Knoten versorgenden Gefäße. Selbst nach Unterbindung des efferenten Lymphgefäßes waren keine strahlenden Erythrozyten in den Venen zu finden.

In Übereinstimmung mit *Semeina* und *Andrijushin*, die das Vorkommen hoher lympho-venöser Kommunikationen beim Menschen sogar in Prozentzahlen angeben, glauben wir nach eigenen Befunden schließen zu dürfen, daß es im Halsbereich beim Menschen vier Möglichkeiten des Überganges von Lymphe in die Blutbahn gibt: Einmündung von Lymphgefäßen prä-, intra- oder postnodulär in das venöse System auf jeglicher Höhe des Halses neben der normalen (variablen) Mündung in die großen Venen an ihrem Zusammenfluß (Venenwinkel). Es bedarf keiner Frage, daß die lympho-venösen Anastomosen in mehrfacher Hinsicht von großer praktischer Bedeutung sind (Infektionsausbreitung, maligne Metastasierung).

b) Darstellung am Lebenden

1. *Durch Röntgen-Kontrastmittel*

Im Prinzip stehen hier zwei Methoden zur Verfügung, die direkte und indirekte Lymphangiographie. Die von *Kinmonth* inaugurierte, von *Fischer* und *Zimmermann* modifizierte und von *Kaindl* et al. zusammenfassend dargestellte direkte Methode der Anfärbung, Präparation und Injektion der Lymphbahnen ist hauptsächlich zunächst an den Extremitäten praktiziert worden. Von *Prat* und *Abbes* sowie *Abbes* wurde die Methode noch weiter ausgebaut. Zahlreiche Untersucher, von denen nur einige genannt werden sollen, bringen Bildberichte über die Lymphangiographie der Extremitäten und des Rumpfes (*Gansau, Dierick* und *van Varenbergh, Wellauer* et al., *Via-*

monte et al., *Baum* et al., *Ditchek* et al., *Perez-Tamayo* et al., *Herman* et al., *Flemming* und *Warnke*, *Pomerantz* und *Ketcham*, *Hahn* et al., *Fuchs*).
Unbestreitbar ist der Wert der direkten Lymphangiographie bei den verschiedensten Krankheitsbildern mit Lymphknotenbefall. Am Hals angewandt, erscheint die Methode weniger ausgiebig und erfolgreich, da die Darstellung der Lymphbahnen und -knoten nicht vollständig gelingt. Jedoch halten *Yannoulis* und *Sfoungaris* die direkte Lymphangiographie nach retroaurikulärer Farbstoffinjektion für zukunftsreich. *Abbes* berichtet von 70% Mißerfolgen. *Fisch* und *del Buono* injizierten die durch Patentblaulösung retroaurikulär sichtbar gemachten Lymphbahnen an der Nackenhaargrenze unter Lupenbetrachtung in Lokalanästhesie mit einem öligen Kontrastmittel und konnten so die Kette der tiefen Halslymphknoten röntgenologisch sichtbar machen. Histologische Schnitte vom intranodulären Abbau des öligen Mittels werden abgebildet. Während die Autoren betonen, noch keine Komplikationen erlebt zu haben, weist *Fuchs* auf die Gefahr von Lungeninfarkten mit kardiovaskulärem Kollaps hin. Die örtlichen, entfernten und allgemeinen Komplikationen werden von *Papillon* et al. nicht für wesentlich gehalten. *Bron* macht auf Öl-Lungenembolien in ungefähr der Hälfte der Fälle aufmerksam. *Rüttimann* und *del Buono* wollen den Abbau der öligen Substanz durch das lymphoretikuläre Gewebe mit seinen entsprechenden Speicherbildern geradezu als eine Funktionsprüfung des Lymphknotens ansehen.
Mit der indirekten Lymphangiographie, wie sie durch parenchymatöse Kontrastmittelinjektion in ein geeignetes Organ erreicht werden könnte, ist theoretisch ein besserer Erfolg der Lymphbahndarstellung im Halsbereich zu erwarten. Man begegnet aber am Lebenden denselben Schwierigkeiten, wie sie bereits oben für die Darstellung an der Leiche geschildert wurden (s. III a 6). *Abello* injizierte mit nicht ganz befriedigendem Erfolg die Tonsillen mit wäßrigem Kontrastmittel. *Becker* hebt die wesentlichen Vorteile der indirekten Lymphangiographie gerade für den Halsbereich hervor, sagt aber selbst, daß »Versuche, durch Injektion wäßriger und ölhaltiger Kontrastmittel in den tonsillären und retrotonsillären Bereich eine gute Darstellung der efferenten Lymphwege zu erzielen«, mißlangen. Nach den eigenen erfolgreichen Lymphbahndarstellungen an der Leiche besaßen wir zwar eine geeignete Methode zur indirekten Lymphangiographie, die Versuche am Lebenden scheiterten aber bisher durch den Mangel an brauchbaren Kontrastmitteln. Nach der intrathyreoidalen Injektion von handelsüblichen wasserlöslichen Kontrastmitteln waren zweifellos einige extrathyreoidale Lymphgefäße auf Röntgenplatten sichtbar geworden. Manchmal lassen sich auch die ersten zwischengeschalteten Lymphknotenstationen erkennen. Im ganzen kann aber von einer ausreichenden systematischen Darstellung des Netzes der Schilddrüsen- und großen Halslymphgefäße noch keine Rede sein. Mit den bisher vorhandenen, uns in die Hand gegebenen Mitteln wird dies auch wohl aussichtslos bleiben. Weitere Versuche sind jedoch wegen der großen Wichtigkeit des Zieles geplant. In diesem Zusammenhang interessieren die Angaben von *Welsh*, der durch radioaktives kolloidales Gold das Halslymphgefäßsystem im Szintigramm darzustellen versuchte.

2. *durch operative Freilegung*

Aus den tierexperimentellen Erfahrungen ist bekannt, daß man durch Abklemmung der Weichteile im Venenwinkel, wo man die Endstrecken des Halslymphbahnsystems findet, eine Stauung und damit retrograde Füllung der Lymphbahnen erzielt, ein

Vorgehen, dem wir die Darstellung der Halslymphbahnen beim Hund und Kaninchen verdanken *(Eickhoff* et al.). Auch wenn die anatomische Situation beim Menschen bedeutend komplizierter und die Systemvariationen erheblicher sind, gelang es, durch blinde Drosselung einige der großen Halslymphstämme zur Darstellung zu bringen. Die eigenen anatomischen Arbeiten hatten uns genaue Kenntnisse über den Verlauf der Halslymphbahnen vermittelt *(Eickhoff* 1962; *Herberhold; Eickhoff* und *Herberhold).* Auf Grund dieser Erfahrungen konnte eine Methode zur intravitalen Lymphbahndarstellung am Hals entwickelt werden. Ihre Durchführung war, wenn überhaupt, nur im Verlauf größerer Operationen im Halsgebiet möglich (Einzelheiten der Methode s. *Eickhoff* und *Herberhold* 1965). Nach Kocherschnitt wurde eine tiefgreifende Ligatur des präskalenischen Fettgewebes gelegt. Dadurch stauten sich die tiefen zervikalen Lymphbahnen, die in genügender Länge verhältnismäßig leicht freigelegt werden konnten. Die gestauten Lymphgefäße zeigten ein streichholzdickes Kaliber und präsentierten sich als durchschimmernde, zartwandige Gefäße mit charakteristischem perlschnurartigem Bau, wie sie uns aus unseren Vorarbeiten bekannt geworden waren. In die freiliegenden und gestauten Lymphbahnen ließen sich ohne größere Schwierigkeiten entsprechende Kanülen einführen, aus denen Lymphe tropfenweise ablief. Eine Gerinnung trat innerhalb der zur Verfügung stehenden Zeit (5 Minuten) nicht ein. Nach Entfernung der Kanüle wurde das Gefäß abgebunden. Irgendeine Komplikation durch die Manipulation trat weder intra- noch postoperativ auf. Diese Methode der intraoperativen Lymphbahndarstellung erscheint wegen ihrer Gefahrlosigkeit, raschen Ausführbarkeit und relativen Einfachheit zur intravitalen Lymphgewinnung durchaus geeignet (über die weitere Verwendung der Lymphe s. u. VI b).

V. DER FEINBAU DER LYMPHBAHNEN

a) Schilddrüse

Die Anfänge des Lymphbahnsystems in der Schilddrüse sind ganz unauffällig. Die Kennzeichnung der Kapillaren als zum Lymphbahnsystem gehörig erweist sich erst durch die Injektion (s. Abb. 61 und 63). Die nicht geöffneten Kapillaren zeigen sich durch paarig angeordnete Endothelien, die sich gegenüberliegen und den feinen Bindegewebsfibrillen anhaften. Die Kerne sind zart, schlank und chromatinreich. Auch die perilobulären Bahnen haben noch keine hervorstechenden Merkmale. Erst die trabekulären Bahnen zeigen deutlichen Gefäßcharakter. Ihre Wandungen kennzeichnen sich durch kollagene Bindegewebsfasern, die sich von der Umgebung absetzen und von elastischen Fasern durchwirkt sind. Ein Endothelbesatz, nach wie vor zart, kleidet den Uferrand aus. Die zunächst einfache Spalten darstellenden Bahnen bekommen jetzt eigenständige Wände, die, wahrscheinlich als Folge elastischer Faserbeimengung, leicht gewellt aussehen können. Die Anfänge dieser Bildungen sind fließend, gelegentlich sind auch schon Klappen zu finden. Voll ausgebildet und regelmäßig sind diese erst in den Kapselgefäßen.

Die Kapselgefäße sind weit, meist viel weiter als die Blutgefäße. Dabei ist ihre Wand dünn. Sie besteht aus mehreren Bindegewebslagen kollagener Natur, die welligen Verlauf zeigen können, weil sie spiralig oder zirkulär angeordnet sind. Elastische Fasern sind immer nachweisbar, glatte Muskelzüge vermischen sich mit ihnen. Klappen sind regelmäßig zu finden, sie sind zweiseglig und entspringen als feiner kollagener Faserring von einer wulstigen Verdickung der Innenwand. Sie tragen ebenfalls zartes, schlankes, chromatinreiches Endothel wie die Gefäßwand selbst. Die wulstige Verdickung bedeutet eine Wandverstärkung, die zirkulär angeordnet ist. Dank dieser Beschaffenheit entstehen die besonders bei praller Füllung charakteristischen Einschnürungen, die in auffallendem Kontrast zu den Bäuchen, den Dehnungen der intervalvulären Strecken, stehen. Die Strukturmerkmale der Lymphgefäßwand vermitteln den Eindruck einer Perlschnur.

Die Zubringerbahnen zum zervikalen Halslymphgefäßsystem unterscheiden sich von den Kapsellymphbahnen nur durch ihre größere Wandstärke und weitere Lichtung. Das ist aber durchaus nicht obligat. Kapselgefäße können unter Umständen stärker entwickelt sein als Nebenbahnen des Zubringersystems. Daher ist aus dem mikroskopischen Schnitt allein eine Ortsbestimmung der Lymphgefäße nicht möglich.

b) Hals

Je größer das Kaliber der Lymphgefäße wird, umso deutlicher wird die Dreiteilung der Wandschichtung wie bei den Blutgefäßen. Nach *Bartels* existieren ab Durchmesser von 0,2 mm Intima, Media und Adventitia. Auch *Ebner* berichtet über die Dreischichtung von der genannten Größe an. Diese Ausmaße werden allemal an den Halslymphgefäßen erreicht. Die erste generelle Übersicht und genaue histologische Beschreibung stammt von *Hellman*, der den Übergang der Lymphkapillaren zu den eigentlichen Lymphgefäßen mit dem Auftreten von Klappen zusammenfallen läßt. In dieser Definition besteht Übereinstimmung mit anderen Untersuchern (*Rusznyák* et al.). *Mall* vervollständigt die Systematik der Lymphbahnhistologie mit detaillierter Beschreibung der einzelnen Strukturelemente. Ihnen können wir entnehmen, daß in der Wand elastische, präkollagene und kollagene Fasern neben glatten Muskelzügen vorhanden sind. *Gellért* et al. stellen fest, daß beim Menschen Lymphstämme von vorwiegend muskulär-kollagenem Bau auftreten, wobei die Fasern weitgehend regellos sind in Bezug auf Qualität und Anordnung. So ausführlich von *Rusznyák* et al. das Lymphgefäßsystem beschrieben ist, so kurz kommt die Histologie. *Kaindl* et al. bringen vor-

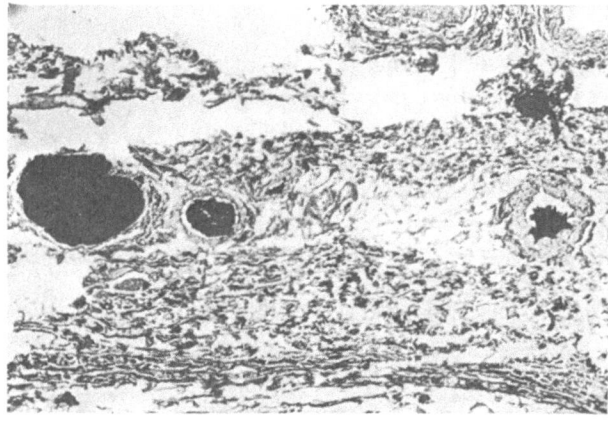

Abb. 69 *Querschnitte tuschegefüllter Halslymphbahnen (Schwankungen von Kaliber und Wandstärke; Klappe)*

zügliche histologische Bilder, allerdings nur von den Lymphgefäßen der unteren Extremitäten. Eine Zusammenstellung der Literatur über den histologischen Bau der Wand der peripheren Lymphgefäße findet sich nebst eigenen Untersuchungen bei *Poberai* et al., wobei allerdings vorwiegend die Lymphgefäße des Mesenteriums, der Extremitäten sowie der Leber- und Nierenpforte abgehandelt wurden, dazu vorwiegend an Tieren.

In eigenen Untersuchungen konnte festgestellt werden, daß, in Übereinstimmung mit den Literaturangaben, die Wandstärke mit dem Kaliber zunimmt. Die Schichtung in Intima, Media und Adventitia ist nicht immer klar und eindeutig hervortretend. Muskel-, Elastika- und Kollagenfasern sind in wechselnder Stärke vorhanden und untereinander verwoben. Die lichte Gefäßweite übertrifft immer die der Blutgefäße korrespondierender Strecken, während die Wandung nie deren Stärke erreicht (Abb. 69). Innerhalb des gesamten Lymphgefäßsystems variieren Weite und Wandstärke der großen Lymphbahnen. Die Lymphstämme der unteren Extremitäten und des Rumpfes haben entsprechend ihrer mechanischen Belastung eine kräftigere Wandung als die größeren Lymphstämme des Halses.

VI. DER INHALT DER LYMPHBAHNEN

Die systematischen Untersuchungen des thyreoidalen Lymphbahnnetzes beim Menschen hatten uns klare und eindeutige Kenntnisse über Histologie und Topographie der intrathyreoidalen *(Herberhold)* und extrathyreoidalen Bahnabschnitte *(Eickhoff 1962)* vermittelt. Insbesondere konnten erstmalig die Befunde in photographischer und auch röntgenographischer Dokumentation vorgelegt werden. Damit waren die Voraussetzungen geschaffen, nun den Inhalt der thyreoidalen Lymphbahnen zu gewinnen, um ihn einer Analyse zu unterziehen. Im Hintergrund dieser Arbeiten standen einmal die Ergebnisse früherer jodanalytischer Studien der Halslymphe des Hundes *(Eickhoff, Kracht, Horst)*, zum anderen das Problem der Pseudohyperthyreose *(Eickhoff 1962)*. Gerade für die letzte Frage war es von Bedeutung, ob in der menschlichen Schilddrüsenlymphe grundsätzlich ein Transportsystem thyreoidaler Produkte gesehen werden konnte. Daher waren unsere Untersuchungen ausschließlich auf die Analyse thyreoidaler Jodaminosäuren oder deren Metabolite ausgerichtet. Die Aufarbeitung der Lymphe erbrachte aber gleichzeitig noch andere Erkenntnisse. Bezüglich eingehenderer Angaben zur Zusammensetzung der Lymphe im Halsbereich verweisen wir auf die umfangreiche Monographie von *Rusznyák* et al. Diese Mitteilungen enthalten allerdings nur Angaben physikalischer Art auf Grund von Tierexperimenten, die ausschließlich die Halslymphe oder die des Truncus cervicalis und nicht die der Schilddrüse betreffen.

a) Schilddrüse

Bei den oben beschriebenen Versuchen zur Darstellung der thyreoidalen Lymphbahnen konnte festgestellt werden, daß kurz nach dem Tode noch ein Lymphbahninhalt zu finden war. Bei Anwendung einer eigens entwickelten Methode konnten Lymphproben aus Lymphbahnabschnitten sowie aus den Randsinus der ersten regionären Lymphknoten der Schilddrüse gewonnen werden. Diese Lymphportionen waren äußerst gering (etwa 2 mm³), reichten aber aus, um mit Hilfe der Dünnschichtchromatographie aussagekräftige Resultate über den Jodaminosäuregehalt der Schilddrüsenlymphe zu erhalten. Bezüglich der Einzelheiten der Lymphgewinnung und der chromatographischen Aufarbeitung sei auf die Originalarbeit verwiesen (*Herberhold* und *Neumüller*).

In der Lymphe von Schilddrüsen euthyreoter Menschen ließen sich regelmäßig Mono- und Dijodtyrosin und die beiden Schilddrüsenhormone Trijod- (T_3) und Tetrajodthyronin (T_4) nachweisen. Bei einer semiquantitativen Auswertung der Chromatogramme ergab sich die T_4-Komponente als überwiegender Bestandteil der untersuchten Lymphproben.

Kontrollchromatogramme von venösem Schilddrüsenblut und den hydrolysierten Schilddrüsenextrakten ergaben, daß in Lymphe, venösem Blut und Gewebsextrakt die gleichen Substanzen nachzuweisen waren (Mono- und Dijodtyrosin, Tri- und Tetrajodthyronin, anorganisches Jodid, Jodproteine). Eine Bestimmung von Jodverbindungen in der Schilddrüsenlymphe findet sich bislang im Schrifttum nicht, so daß nur der Vergleich mit Blutanalysen möglich ist. Dieser zeigt Übereinstimmung mit unseren Befunden auf.

Im Experiment an Hunden, denen vor und nach TSH-Reiz die Halslymphe entnommen worden war, zeigte sich, daß zumindest unter dem thyreotropen Reiz ein bevorzugter lymphogener Transport thyreoidaler Jodverbindungen vorhanden ist. Eine Bestätigung dieser Untersuchungsergebnisse brachten *Daniel* und Mitarbeiter. Darüber hinaus stellten die Autoren fest, daß in der unverdünnten Schilddrüsenlymphe auch ohne TSH-Reiz ein mehrfach höherer Gehalt organischer Jodverbindungen als im thyreoidalen Venenblut vorlag. Eine Aufschlüsselung der Lymphe in einzelne jodhaltige Komponenten wurde aber nicht vorgenommen.

Im Blutplasma sind T_4 und T_3 als konstante Substanzen bei euthyreoten Verhältnissen anzutreffen (*Pitt-Rivers* und *Sacks*), während über die Anwesenheit der Jodtyrosine diskutiert wird, deren Gehalt von *Pitt-Rivers* mit 0—4 % des Blutjods angegeben wird. Mit großer Wahrscheinlichkeit sind für die unterschiedlichen Ergebnisse der einzelnen Autoren die bislang in ihrer Empfindlichkeit unzureichenden Nachweismethoden für die Hormonjodverbindungen, speziell für die Jodtyrosine, verantwortlich zu machen. Mit einer Nachweisreaktion, die Mengen von 0,5 γ/% DJT erfaßt, konnten aber *Wellby* und *Hetzel* in Normalseren DJT und auch MJT nachweisen. Wir waren in der Lage, Jodmengen bis zu etwa 0,01 γ in Lymphe bzw. Blut zu erfassen. Die Untersuchungen der Schilddrüsenlymphe beschränkten sich nicht nur auf chromatographische Analysen. Von der punktierten Lymphe wurden auch Ausstriche angefertigt und mikroskopisch untersucht. Dabei ließen sich nie korpuskuläre Elemente feststellen, insbesondere fanden sich bei euthyreoten Schilddrüsen keine Zellen, die als Follikelepithelien hätten gedeutet werden können.

Das stimmt mit den Angaben von *Daniel* et al. überein, die ebenfalls von ihren Lymphproben Ausstriche herstellten. Auch sie fanden niemals epitheliale Schilddrüsenzellen, dagegen aber gelegentlich Erythrozyten.

b) Hals

Die durch unsere oben angegebene Methodik (vgl. IV b 2) gewonnene Lymphe war eine vollkommen klare, gelblich getönte, wässrige Flüssigkeit ohne sichtbare Blut-

Abb. 70 *Gestauter Truncus cervicalis (Hund). Klappennahe Lymphozyten*

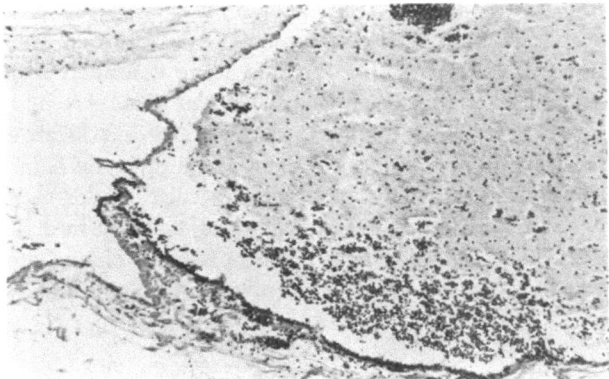

beimengung. Die lebensfrische Lymphe wurde sogleich mit n-Butanol ausgeschüttelt. Die spätere chromatographische Aufarbeitung dieser Lymphextrakte *(Eickhoff* und *Herberhold* 1965) ergab bis auf das Fehlen von Dijodtyrosin ein gleiches Jodaminosäurespektrum wie in der postmortalen Schilddrüsenlymphe *(Herberhold* und *Neumüller).* Durch die zahlreichen Zuflüsse zu den großen Halslymphstämmen ist hier selbstverständlich der Jodaminosäuregehalt im Vergleich zur Schilddrüsenlymphe erheblich verdünnt, worauf schon *Daniel* et al. hingewiesen hatten. Möglicherweise liegt in diesem Umstand das Fehlen von Dijodtyrosin in der Halslymphe begründet.

Aus äußeren Gründen konnte eine mikroskopische Untersuchung der intravital gewonnenen Halslymphe nicht vorgenommen werden. Dagegen wurden von Lymphproben der großen Halsgefäße des Leichenmaterials nach parenchymatöser Injektion Ausstrichpräparate angefertigt. Dabei ergab sich ein wechselnd reicher Gehalt an Lymphozyten. Epithelien wurden nicht gesehen. Der Gehalt an Lymphozyten war nicht überraschend nach den Erfahrungen, die an Hunden in vivo gemacht worden waren. Es ließ sich zeigen, daß nach einer gelösten Stauung reichlich Lymphzellen vorhanden waren (Abb. 70). Offenbar genügt also eine durch Stauung hervorgerufene Durchtränkung des Lymphknotens, um die Lymphozyten aus ihrem Verband zu lösen

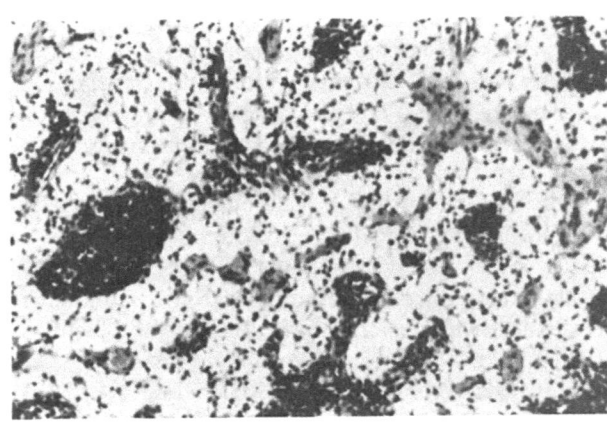

Abb. 71 *Lymphozytenausspülung eines Halslymphknotens (Hund) nach Lösung des Lymphstaus*

und in die Flüssigkeit übertreten zu lassen (Abb. 71). Nachdem bei den mit Stauung verbundenen Injektionsversuchen an der Leiche ebenfalls Lymphozytenanreicherungen im Ausstrich der punktierten Lymphe gefunden wurden, hegen wir keinen Zweifel, daß auch in vivo beim Menschen auf diese Art und Weise Lymphozyten zusätzlich mobilisiert werden könen. Im Lichte dieser Erfahrungen wird uns die sogenannte Schreilymphozytose der Kinder (Hess und Seyderhelm; Hess), die seinerzeit umstritten war (Dietz), durchaus verständlich. Auch bei der menschlichen Appendizitis erscheint uns der wechselnde Gehalt von Lymphozyten in den erweiterten Lymphgefäßen jetzt nicht mehr als Zeichen einer chronischen Reizung, sondern eher als Folge der operativen Manipulationen (Unterbindung, Abklemmung, Massage).

VII. BEDEUTUNG DER LYMPHUNTERSUCHUNGEN AM HALS

Die Untersuchung der Lymphe des Halses war zunächst als Grundlagenforschung gedacht. Es schälten sich aber bald schon konkrete Gedanken und Probleme heraus, für die zunächst Voruntersuchungen im Experiment am Hund vorgenommen wurden. Sie zeigten im wesentlichen zwei Ergebnisse:

1. Die Möglichkeit des vorwiegend lymphogenen Abtransports der Schilddrüsenhormone, gemessen an der vergleichsweise höheren Konzentration von Radiojod in der Lymphe gegenüber dem Blut (s. Abb. 10). Dieser Befund, wenn auch unter extremen Experimentalbedingungen erzielt, gab uns einen wichtigen Hinweis auf die Rolle der Lymphe und des Lymphgefäßsystems im Bereich der Schilddrüse und des Halses. Sie war Veranlassung, systematisch der Frage des Hormongehaltes der Halslymphe an Schilddrüsenhormonen beim Menschen nachzugehen. Diese Frage erschien und erscheint uns von außerordentlicher Wichtigkeit für mehrere bisher ungelöste Probleme der Schilddrüsenphysiologie und -pathologie, auf die im Abschnitt D noch besonders eingegangen werden soll. Differenzen in dem Hormongehalt der Lymphe könnten sehr wohl mit Veränderungen im Bau der Schilddrüse zusammenhängen und so helfen, einige Funktionsstörungen aufzuklären, die sonst nicht verständlich sind. In der Lymphe erscheint uns der Schlüssel zu liegen für die sonst unerklärlichen Diskrepanzen zwischen Histomorphologie und Funktion der Schilddrüse. Da jüngst Czeizel et al. auch endogene Östrogene in der Thoracicuslymphe fanden, muß überhaupt damit gerechnet werden, daß eine Reihe weiterer Hormone in der Lymphe vorhanden ist, so daß die Bedeutung dieser Lymphuntersuchungen gar nicht überschätzt werden kann.

2. Über die Bedeutung für die Schilddrüsenfunktion hinaus kann die Untersuchung der Halslymphe und des Halslymphgefäßsystems von Wichtigkeit sein für das allgemeine Problem der Krebsausbreitung und Krebsdiagnostik. Die Rolle des Lymphgefäßsystems für die Streuung bösartiger Tumoren ist weithin bekannt. Weniger bekannt dagegen ist die Tatsache, daß in die Lymphbahn ausgeschwemmte Krebszellen in Lymphknotenstationen vor der Einmündung der großen Lymphstämme des Körpers in die Venenwinkel zurückgehalten werden können. Demgemäß siedeln sich häufig solche Epithelien in den präskalenischen Lymphknoten an. Die Exzision und

bioptische Untersuchung dieser Lymphknoten ist daher seit der Beschreibung durch *Daniels* erneut von Bedeutung geworden.

Eine noch zu prüfende Frage ist die, ob unter diesem Aspekt nicht das Blut an den Venenwinkeln vermehrt Tumorzellen enthält. *Sträuli* hat darauf hingewiesen, daß in 35 % der Karzinomfälle bei der Obduktion in der Lymphe des Ductus thoracicus Tumorzellen vorhanden sind. Viele Anstrengungen sind bis jetzt zum Nachweis von Tumorzellen im strömenden Blut aus verschiedenen Regionen des Blutgefäßsystems unternommen worden. Möglicherweise würde eine systematische Untersuchung des Blutes am Venenwinkel eine größere Ausbeute an Tumorzellen versprechen. Solche Untersuchungen sind unsererseits geplant, zumal die Technik der Blutgewinnung keine größeren Schwierigkeiten bereiten dürfte.

Selbstverständlich haben die Lymphbahnen auch ihre Bedeutung für die Ausbreitung schilddrüseneigener Tumoren. Das Auftreten ausgereiften Schilddrüsengewebes in den Lymphknoten des Halses hat Probleme allgemeiner und spezieller Art zur Frage der Malignität und der Metastasenbildung aufgeworfen. Da offensichtlich das im Halslymphknoten gefundene Schilddrüsengewebe völlig ausgereift ist und nicht als Karzinom angesehen werden kann, ist dieser Befund als Kronzeuge gegen die Auffassung verwandt worden, daß Metastasierung ein sicheres Kriterium für Malignität sei *(Büngeler, Hamperl)*. In der Schilddrüse liegen sichtlich besondere Verhältnisse vor, sowohl in Bezug auf die Geschwulsthäufigkeit als auch die Blut- und Lymphgefäßversorgung. Der Reiz zur Wucherung und Gewebsneubildung trifft, und das ist das Ausschlaggebende, nur das Parenchym, das meist uni- oder multilokulär antwortet. Es entstehen somit Knoten, die einem Lobulus entsprechen und nur von einer Arterie versorgt werden. Die schon bald einsetzende Insuffizienz des einzigen, jetzt zur nodulären Arterie gewordenen Blutgefäßes hat zwangsläufig regressive Vorgänge am gewucherten Gewebe zur Folge. In dem Maße, wie die Insuffizienz des Blutgefäßsystems sich bei fortdauernder Gewebsvermehrung entwickelt, wächst die Bedeutung des Lymphgefäßsystems, über das die abgebauten, nicht mehr zu ernährenden Gewebsmassen abgeräumt werden. *Földi* et al. beschreiben pathohistologische Veränderungen von regressivem Charakter in makroskopisch normal erscheinenden Schilddrüsen Erwachsener. Bei diesem Prozeß ist es durchaus wahrscheinlich, daß auch noch nicht abgestorbene Epithelien mit in den Lymphstrom geraten und damit den regionären Halslymphknoten zugeführt werden. Bei der bekannten hohen Regenerationsfähigkeit des Schilddrüsenepithels, das nach Transplantation überall angeht, wundert es nicht, wenn im Lymphknoten neues follikuläres Schilddrüsengewebe sich bildet. Das hat nichts mit Malignität zu tun, obschon dieses Gewebe, wie jedes andere auch, gelegentlich maligne entarten kann. Entgegen der Auffassung zahlreicher amerikanischer Autoren, die dieses vollkommen ausgereifte Halslymphknoten-Schilddrüsengewebe als Metastasen eines in einem Schilddrüsenknoten entwickelten Karzinoms ansehen, glauben wir weder an den karzinomatösen Charakter der primären wie der sekundären Geschwulstbildung. Wenn man die Bildung und Entwicklung des primären Schilddrüsenknotens verfolgt und die Rolle des Lymphgefäßsystems dabei nicht vernachlässigt, klärt sich zwanglos die Schilddrüsenfollikelbildung im Lymphknoten auf, ohne dem primären oder sekundären Gewebe Eigenschaften zuzuschreiben, die weder beweisbar noch vorhanden sind. Es ergibt sich also auch aus der Sicht dieser Fragestellung die außerordentlich hohe Bedeutung des Lymphgefäßsystems und damit auch der Untersuchung der Lymphe der Schilddrüse.

VIII. HÄMOKRINIE ODER LYMPHOKRINIE DER SCHILDDRÜSE

Die Schilddrüse ist durch das Fehlen eines Ausführungsganges für ihre Produkte definitionsgemäß ein endokrines Organ. Die reiche Vaskularisierung war dabei eine der Stützen für die Auffassung, daß die Hormonabgabe auf dem Blutwege erfolgte. Lange Zeit wurde das Lymphsystem vernachlässigt oder doch nur als Drainagesystem ohne Beziehung zur Hormonabgabe angesehen, so daß sich das Problem einer eventuellen Lymphokrinie zunächst gar nicht stellte.

Hauptsächlich durch die Arbeiten von *Ottaviani* und seiner Schule wurde die Bedeutung des Lymphsystems der Schilddrüse im Rahmen der Hormonausschwemmung in jüngerer Zeit wieder hervorgehoben. Der Autor glaubt, sichere Zeichen einer Lymphokrinie festgestellt zu haben. Die parafollikulären Zellen sollen in enger Beziehung zu den Lymphgefäßen stehen, teilweise direkt in sie hineinragen. Daher habe das parafollikuläre Gewebe entschieden lymphokrinen Charakter.

Um Wiederholungen bezüglich der parafollikulären Zellen zu vermeiden, sei auf Abschnitt A II b 1 verwiesen, bezüglich der Frage der Hormonabgabe und des Transportes auf Abschnitt A III b. Auf eine jüngere Arbeit von *Yoshimura* et al. sei nur noch hingewiesen, die neben parafollikulären Zellen eine 2. Epithelart annehmen, welche sich unter verschiedenen Versuchsbedingungen zum Follikelepithel gegenläufig verhält.

Zu detaillierten Aussagen über die Lymphokrinie der Schilddrüse kommt *Shmerling*. Der Autor schreibt dem intrathyreoidalen Lymphbahnnetz eine aktive Rolle beim Hormontransport zu und macht einen bestimmten Mechanismus dafür verantwortlich, daß der Follikelinhalt in die Lymphkapillaren gelangt.

Man kann die Frage der Hämokrinie oder Lymphokrinie nicht mit einseitigem Blick auf das Blut- oder Lymphgefäßsystem beantworten. Das Blutgefäßsystem ist zu bekannt, als daß es mit der Ausführlichkeit der Lymphbahnen besprochen werden müßte. Es genügen kurze Hinweise, daß vier Hauptgefäße, gelegentlich noch ein fünftes (A. thyr. ima), die Schilddrüse versorgen. Nach älteren Angaben *(Major)* laufen die Arterien nicht bis ins Parenchym, sondern teilen sich schon an der Organoberfläche in ein Rankenwerk von Arteriolen auf. Nach *Johnson* dringen die häufig anastomosierenden Arterienäste von der Drüsenoberfläche in die Tiefe zwischen die Lappen, wo sie sich in feine Ästchen aufsplittern, von denen je eines zu einem Lobulus führt. Diese solitäre Lobulusarterie wird am Follikel zu einem dichten Kapillarplexus. Zu den in ähnlicher Anordnung verlaufenden Venen bestehen Querverbindungen.

Das Blutversorgungsnetz ist zweifellos sehr dicht und reichlich, und der Gedanke, daß dies aus Gründen schnellen hämatogenen Abtransportes akut benötigter Schilddrüsenhormonmengen so eingerichtet sei, ist zunächst einleuchtend. Nachdem die präparatorischen Voraussetzungen zur Lymphgewinnung durch Darstellung der Lymphbahnen zuerst am Hund geschaffen worden waren, ließ sich exakt prüfen, daß ein Abfluß von Schilddrüsenhormon über den Lymphweg vor sich geht. Der akute Notstand, die Schilddrüsenalarmreaktion, wurde durch hohe Gaben von TSH provoziert, nachdem vorher Radiojod subkutan gegeben und seine Aufnahme in der Schilddrüse festgestellt war. Es kam bei den Hunden zu einem hohen Anstieg von proteingebundenem J^{131} in der Lymphe, während sich der Radiojodgehalt im Serum nur wenig änderte (s. Abb. 10, *Eickhoff* et al. 1956). Damit war erwiesen, daß hormonale Jodverbindungen grundsätzlich auf dem Lymphweg die Schilddrüsen verlassen können. Über diese prinzipielle

Möglichkeiten hinaus wurde durch die Versuche aber auch gezeigt, daß — allerdings unter extremen Experimentalbedingungen — Hormonverbindungen sogar bevorzugt über die Lymphbahnen abfließen können. Etwa zur gleichen Zeit wiesen *Dobyns* und *Hirsch* die Möglichkeit lymphogenen Abtransports thyreogener Hormonverbindungen ebenfalls nach.

Nach diesen Voruntersuchungen im Experiment wandten wir uns den Verhältnissen beim Menschen zu. Die an der Leiche gewonnenen Schilddrüsenlymphproben von Euthyreoten ergaben nun chromatographisch die gleichen Jodverbindungen in Blut und Lymphe, so daß von einer qualitativen Identität in beiden Flüssigkeiten gesprochen werden kann. Der Schluß aus diesen Befunden ist zumindest eine zweigleisige Sekretion der Schilddrüse im Sinne einer Hämo-Lymphokrinie, wie sie auf Grund der Voruntersuchungen bereits vermutet worden war *(Eickhoff* et al. 1956; *Kracht* et al.). Dabei ist nicht die Frage entschieden, wie die Lymphokrinie zustande kommt. Sich der Meinung *Ottavianis* anzuschließen, daß hierfür die parafollikulären Zellen zuständig seien, erscheint zumindest verfrüht. Solange Vorkommen und Charakter der parafollikulären Zellen nicht weiter geklärt sind, kann man der Lymphokrinie im Sinne *Ottavianis* nicht zustimmen, wie das auch mehrfach früher schon zum Ausdruck gebracht worden ist *(Eickhoff* 1962; *Herberhold)*.

Es erhebt sich natürlich sofort die Frage nach dem Sinn dieser Zweigleisigkeit in der Schilddrüse. Bei oberflächlicher Betrachtung kommt man zunächst zu dem Schluß, daß die Lymphokrinie bei einseitiger Betrachtung des Bahnsystems ein Umweg, eine Verzögerung darstellt. Dieser Gedanke ist jedoch zu entkräften. Die Lymphokrinie hat eine Füllung der intrathyreoidalen Lymphbahnen zur Folge, die eine Bevorratung mit Inkreten darstellt. Dieser Vorrat kann durch mechanische Einwirkung sehr schnell ausgeschüttet werden. *Kulenkampff* hat den Gedanken ausgesprochen, daß möglicherweise Stapelung und Ausschwemmung raumbeengende Vorgänge im Follikel seien, die sich in Kompression und Dilatation der Lymphsinus auswirken könnten, wodurch sich ein Einfluß auf Bewegung der Lymphe, Abfluß und Neubildung ergeben würde.

Bisher wurde noch nicht auf die Hyperämie als wesentliche volumenverändernde Kraft innerhalb der Schilddrüse hingewiesen. Nach *Rein* et al. sollen die Schilddrüsengefäße sich so erweitern können, daß sie volumenmäßig die ganze Blutmenge der Carotis communis zu fassen vermögen. Die Autoren sprechen von der Schilddrüse als einem potentiellen Blutreservoir und deuten dies als eine Entlastungsmöglichkeit für den Kopfkreislauf. Exakte Durchblutungswerte für die unveränderte Schilddrüse gibt *Riggs* an, und zwar mit 125 ml/min. Nach *Ingbar* und *Freinkel* kann dieser Wert bei Hyperthyreose auf 1000 ml/min steigen. *Schönthal* et al. registrieren die bei der Mehrdurchblutung entstehenden Geräusche phonographisch und wollen anhand dieser Aufzeichnungen die Diagnose Hyperthyreose erhärten und ihren Verlauf kontrollieren. Dem Aktivitätszustand geht offenbar die Durchblutungsmenge parallel. Der Zweck dieser Einrichtung wurde von *Eggert* noch in der dadurch gegebenen Möglichkeit direkter schneller Kolloidsekretion in die Kapillaren gesehen. Das schien umso naheliegender, als die Durchblutungsverhältnisse ruckartig wechseln können. Die neueren Befunde geben jedoch eine ganz andere Deutungsmöglichkeit. Durch die schnelle Änderung der Durchblutung kommt es bei einer Hyperämie zu einer Schwellung des Organs, das infolge des Doppelblattes seiner Kapsel eine nur begrenzte Ausdehnungsmöglichkeit hat. Spätestens mit der Anspannung des äußeren Blattes ist diese Ausdehnungsmöglichkeit erschöpft, wobei sich der Druck durch die hämodynamischen Verhältnisse im Sinne einer Kompression auf die Lymphbahnen auswirkt.

Das Prinzip einer Volumenzunahme durch Blutbahnauffüllung von Organen wird besonders bei der Neugeborenenlunge deutlich (*Lauweryns*). In den besonders schönen Untersuchungen wird gezeigt, daß nicht der erste Atemzug die Lunge entfaltet, sondern ihre postnatal einsetzende Hyperämie durch die neuen Kreislaufverhältnisse.

Die Wechselwirkung von Blut- und Lymphgefäßbahnen konnte auch in den Experimenten an der Schilddrüse immer wieder festgestellt werden. Bei Erweiterung der gestauten Lymphbahnen waren die Blutgefäße eng bzw. komprimiert und umgekehrt bei Hyperämien die Lymphbahnen kollabiert. Die Kompression der Lymphbahnen durch Hyperämie ergibt sich durch die enge anatomische Beziehung beider Bahnsysteme in der Schilddrüse. Der Lymphvorrat mit seinem Hormongehalt kann also durch eine Hyperämie mehr oder weniger massiv herausbefördert werden und steht damit sehr schnell dem Organismus zur Verfügung, schneller und in größerer Menge, als es bei alleiniger hämokriner Sekretion in der gleichen Zeit möglich wäre. Hätte die früher unterlegte Bedeutung der Hyperämie tatsächliche Berechtigung, so steht der Beweis dafür noch aus, daß Thyroxinabbau und -abtransport hämatogen schneller stoffwechselwirksam werden können als einfache Auspressung präexistenter Hormonvorräte aus den Lymphbahnen. Der tierexperimentelle Befund bevorzugter lymphogener Abgabe von Schilddrüsenhormon im TSH-Versuch kann als Stütze unserer vorgetragenen Ansicht von der Rolle der Hyperämie angesehen werden. Nach den vorliegenden Untersuchungen an Menschen enthalten die Lymphbahnen der Schilddrüse die gleichen Hormone wie das thyreoidale Blut und sind daher als schnell entleerbare Vorratskammern anzusehen. Wurde das in den Injektionsversuchen deutlich, so machen dies auch noch andere Erfahrungen wahrscheinlich.

Es ist noch ein ungeklärtes Problem, in welcher Form die Schilddrüsenhormone physiologisch wirksam werden, offenbar jedenfalls nicht in der Form ihrer bekannten chemischen Struktur. Zwischen Verabreichung von Thyroxin oder in gewisser Weise auch von Trijodthyronin verstreicht unabhängig von der gegebenen Dosis eine Latenzzeit von 48 Stunden bis zur meßbaren Stoffwechselreaktion. Auch die Hypophyse reagiert nicht unmittelbar auf Trijodthyroningaben. Frühestens nach 48 Stunden fanden *Bakke* et al. einen merklich erniedrigten TSH-Gehalt in den exstirpierten menschlichen Hypophysen. Hier besteht eine Diskrepanz in zeitlicher Hinsicht zwischen dem Effekt von exogen zugeführtem und bei akuter Situation endogen freigesetztem Hormon. Wie diese Latenzzeit sich auch aufklären mag, es bleibt die Tatsache, daß in akuten Stressituationen Reaktionen auftreten, die auf eine unmittelbare Wirksamkeit von Schilddrüsenhormonen schließen lassen. Dafür zeugen Beobachtungen an Menschen wie an Tieren. Bei jeder schnell einsetzenden stärkeren Belastung des Organismus oder im Experiment der Schilddrüse selbst kommt es sehr schnell zu einer erheblichen Hyperämie dieses Organs. *Dietrich* und *Schwiegk* fanden bei ihren Versuchstieren eine Hyperämie bei Abkühlung, die in Narkose ausblieb. Nach Sympathektomie an Ratten sah *Comsa* eine intensive Hyperämie der Schilddrüse, die nach einiger Zeit wieder zurückging. *Neumann* beobachtete eine thyreoidale Blutfülle innerhalb von Minuten an Ratten und Meerschweinchen, die unterschiedlichem Stress ausgesetzt waren.

Auch in eigenen Versuchen war die initiale Hyperämie hervorstechend (Intravitalversuch; Schreckexperiment). Diese experimentellen Erfahrungen bestätigten sich bei Obduktionen an Kälte gestorbener Menschen (Erfrierungstod, Ertrinkungstod), deren Schilddrüsen hyperämisch waren *(Watzka)*.
Aus allen diesen Befunden, die voneinander unabhängig erhoben werden konnten, ist zu entnehmen, daß die Schilddrüse bei starker Belastung immer zuerst sichtbar mit einer Hyperämie reagiert. Dieser möchten wir in Verbindung mit unseren Untersuchungen eine zweifache Bedeutung zumessen: erstens bedingt sie die Entleerung der Hormonvorräte aus dem thyreoidalen Lymphbahnreservoir zur unmittelbaren Bedarfsdeckung des Organismus, zweitens gewährleistet sie durch nutritive Versorgung des Organs eine ausreichende Neuproduktion von Schilddrüseninkreten. Diese Deutung erscheint durchaus sinnvoll, da unter dem Blickwinkel experimenteller Erfahrung (Hormonaufbau; Latenzzeit der Hormonwirkung) eine Versorgung des Organismus mit Schilddrüsenhormonen offensichtlich verspätet eintreten würde und somit Sinn und Zweck des Impulses verfehlt wären. Noch weitere Gründe für unsere Deutung des intrathyreoidalen Lymphbahnsystems als Hormonvorratskammer lassen sich anführen.
Bekanntlich fürchten die Chirurgen den postoperativen Basedowtod sehr. Er tritt ein unter den Zeichen nicht beeinflußbarer Kreislaufinsuffizienz. Diese toxische Kreislaufschädigung beruht auf dem vermehrten Einströmen stoffwechselwirksamer Hormonprodukte, die durch die operativen Manipulationen aus den Lymphbahnen der Schilddrüsen unbeabsichtigt herausmassiert werden und gehäuft in die Blutbahn gelangen. Ähnliche Erfahrungen konnten wir anläßlich der Versuche intravitaler röntgenologischer Darstellung der Schilddrüse machen, sei es durch parenchymatöse oder arterielle Injektion von Kontrastmitteln. Die an sich völlig harmlosen Kontrastmittel selbst können nicht kreislaufwirksam werden, wie ihre vielfache Verwendung von anderen Injektionsorten aus am Lebenden beweist. Die parenchymatöse Injektion in die Schilddrüse löst jedoch toxische Kreislaufkrisen aus, die nicht anders erklärt werden können, als daß durch die Injektion der Lymphbahninhalt mit seinen Hormonreserven herausgedrückt wird und somit in die Blutbahn gelangt.
Die Frage Hämokrinie oder Lymphokrinie der Schilddrüse kann nicht so alternativ gestellt und beantwortet werden. Wahrscheinlich ist beides möglich. Wenn aber schon eine Zweigleisigkeit bestehen soll, so ist doch mit hoher Wahrscheinlichkeit die Lymphokrinie vorherrschend. Dafür wurden mehrere Beweise und Anhaltspunkte aufgeführt. Der Reichtum des Blutgefäßsystems und seine schwellkörperähnliche Aufnahmebereitschaft in der Schilddrüse sind keine überzeugenden Argumente für die Hämokrinie, sondern viel eher für die Lymphokrinie, der ohne Einschränkung das Primat eingeräumt werden muß. Die Lymphokrinie der Schilddrüse soll hier verstanden werden lediglich im Sinne des Hormontransportes in den Lymphbahnen unter ausdrücklicher Ausklammerung der Fragen nach Ort und Art der Hormonsekretion. Hyperämie und Schwellkörperfunktion haben keine direkte hämokrine Bedeutung. Sie sind, abgesehen von der Zufuhr von TSH und evtl. Enzymaktivierung, vorwiegend unterstützende mechanische Maßnahmen der Lymphokrinie der Schilddrüse.

IX. ZUSAMMENFASSUNG

Trotz des gleichen Strukturprinzips der tierischen und menschlichen Schilddrüse sind Verschiedenheiten im histologischen Aufbau mit charakteristischen Unterscheidungsmerkmalen von diagnostischem Wert zu beobachten. Die erhebliche unterschiedliche Reaktionsweise der Schilddrüse liegt nicht im Bau, vielmehr in Eigenschaften der Spezies begründet.

Der Feinbau der menschlichen Schilddrüse ist derart variabel, daß schon zur Zeit der Geburt kein einheitliches Schilddrüsenbild anzunehmen ist. Eine Klassifizierung der perinatalen, stets aktiven Schilddrüse in 3 Gruppen bietet sich an. Diese Aktivierung ist nicht Folge des postnatalen Temperatursturzes, sondern durch mütterliche Einflüsse bei der hormonalen Geburtsvorbereitung bedingt. Die perinatale Schilddrüsenaktivierung kann histologisch und funktionell einwandfrei gesichert werden. Eine Definition der Perinatalzeit wird gegeben.

Die Rückbildung der Aktivierung erfolgt in verschieden langen Zeiträumen. Die Schilddrüse verhält sich nicht als statisches, sondern als funktionell und morphologisch sehr bewegliches Organ. Verschiebung von Parenchym und Stroma der nicht krankhaft veränderten Schilddrüse erfolgt in den verschiedenen Lebensstufen. Es bildet sich eine Lebenskurve aus, die regional gebunden ist.

Die Bedeutung des Lymphgefäßsystems der Schilddrüse wird hervorgehoben, und die Technik seiner Darstellung an der Leiche wird beschrieben. Die intrathyreoidalen Teilstrecken von den aufnehmenden Kapillaren und fortleitenden Bahnen bis zu den Kapselgefäßen können sämtlich näher charakterisiert werden. Die Kapselgefäße sammeln sich in Kanten- und Trabantengefäße an bestimmten hauptsächlichen Austrittspunkten an der Schilddrüse. Röntgenologisch können die präparatorisch dargestellten Bahnen ebenfalls erkannt werden. Damit besteht grundsätzlich die Möglichkeit einer Thyreographie am Lebenden, die von großer Bedeutung sein kann.

Die extrathyreoidalen und zervikalen Lymphbahnen können an der Leiche und am Lebenden präparatorisch wie röntgenographisch dargestellt werden. Die Verlaufsrichtung dieser Bahnen ist charakteristisch, ebenso die Einschaltung bestimmter Lymphknotengruppen.

Die thyreoidalen Lymphbahnen beginnen vom perifollikulären Kapillarbereich über die perilobulären Strecken zu den trabekulären und Kapselgefäßen und besitzen jeweils gesonderte histologische Eigenschaften. Mit der Größenzunahme ergibt sich eine deutliche Dreischichtung der Lymphgefäßwand, die extrathyreoidal sich dem Bild der Blutgefäßwand immer mehr angleicht.

Dünnschicht- bzw. papierchromatrographisch konnte der Inhalt der Lymphgefäße der Schilddrüse und des Halses untersucht werden. Es konnte in diesen erstmals durchgeführten Analysen ein grundsätzlich gleicher qualitativer Jodaminosäuregehalt von Lymphe und Blut bei erwähnten quantitativen Differenzen festgestellt werden.

Die Halslymphbahnen konnten unter der Operation erstmalig am Lebenden freigelegt und kanuliert werden. Die aufgefangene Lymphe des Lebenden zeigte vergleichbares Vorkommen von Jodaminosäuren wie in der frisch gewonnenen Leichenlymphe. Zur Frage der Lymphokrinie oder Hämokrinie wird keine ausschließliche Antwort in diesem oder jenem Sinne gegeben. Beide Möglichkeiten sind anzuerkennen. Es kann aber eine neuartige Auffassung zur Bedeutung des Lymph- und Blutgefäßsystems vorgebracht werden. Die intrathyreoidalen Blutgefäße bewirken bei plötzlicher starker Belastung Volumenzunahme der Drüse wie bei einem Schwellkörper. Durch den Schwellkörpermechanismus wird der Hormonvorrat aus den Lymphbahnen der Schilddrüse ausgepreßt, so daß kurzfristig eine Befriedigung akuter Hormonanforderungen (Stress) erreicht ist (Notfallreaktion). Im Gefolge länger dauernden Hormonverbrauches kommt es dann zu Epithelaktivierung und Kolloidabbau. Als Transportwege sind Blut- und Lymphbahn verfügbar.

RESUME

Bien qu'en principe les structures de la thyroïde animale et humaine soient superposables, nous observons des différences dans leur particularité histologique avec des signes distinctifs d'intérêt diagnostique. La réactivité très variable ne relève toutefois pas de la structure, mais des particularités de chaque spécimen.

La structure microscopique de la thyroïde humaine est si variée qu'au moment, même de la naissance, on ne se trouve jamais en face d'un aspect thyroïdien uniforme. On peut classer ainsi les thyroïdes périnatales toujours activées en 3 groupes. Cette »activation« n'est pas une conséquence de la chute post-natale des températures de milieu, mais une résultante des influx maternels dans le processus hormonal prénatal. L'état d'activité péri-natal de la thyroïde peut être démontré du point de vue histologique et fonctionnel. Cette période pré-natale est donc nettement définie.

La régression de l'activité fonctionnelle s'effectue en plusieurs étapes du durée variable. La thyroïde ne se comporte pas comme un organe statique, mais comme un organe fonctionnellement et morphologiquement très mouvant. Des variations du parenchyme et du stroma dans la thyroïde normale, s'observent aux différents stades de la vie. Il s'établit ainsi une courbe graphique de la vie de la thyroïde qui est liée au milieu d'existence. Nous relevons l'importance de système lymphatique de la thyroïde et décrivons les techniques de sa mise en évidence sur le cadavre. Les tracés intrathyroïdiens, depuis les capillaires récepteurs et les voies déférentes jusqu'aux vaisseaux capsulaires peuvent être nettement précisé. Les vaisseaux capsulaires à leur tour, convergent dans les vaisseaux angulaires satellites à certains points d'émergence principaux de la thyroïde. Ces voies vasculaires préparées par disséquation peuvent également être représentées radiologiquement. Par le fait, il existe la possibilité, de principe d'une thyréographie chez le vivant, qui est d'un intérêt capital.

Les voies lymphatiques extra-thyroïdiennes peuvent être démontrées sur le cadavre et le vivant par préparation et par radiographie. Le tracé de ces cheminements est caractéristique, de même que l'existence sur ces tracés de relais ganglionnaires lymphatiques.

Les voies lymphatiques thyroïdiennes naissent des bouquets capillaires périfolliculaires, cheminent par des tracés périlobulaires vers les vaisseaux trabéculaires et capsulaires et présentent des particularités histologiques distinctes. Au fur et à mesure de leur progression et de leur calibre, se précise une structure de plus en plus nettement tristratifiée des parois vasculaires lymphatiques qui se rapproche du plus en plus de l'aspect des autres tuniques vasculaires.

Nous avons pu examiner par chromatographie et chromatographie en couches minces la composition de la lymphe thyroïdienne et cervicale. Pour la première fois, il a pu être démontré la présence di-iodo-amino-acides identiques du point du vue qualitatif, les proportions quantitatives étant différentes dans la lymphe et le sang.

Les ganglions et voies lymphatiques cervicales ont pu être chirurgicalement disséquées et draînées par canules. La lymphe receuillie sur le vivant présentait des iodo-amino-acides comparables à ceux receuillis sur la lymphe fraîche du cadavre.

Le problem de la lymphocrinie ou hémocrinie ne peut être tranché de façon absolue. Les deux possibilités demeurent ouvertes, mais une nouvelle hypothèse de la signification des réseaux vasculaires lymphatiques et sanguins peut être soutenue. Les voies sanguines intra-thyroïdiennes déterminent, sous l'effet d'une surcharge subite glandulaire, en engorgement hyperhémique à la façon d'un corps caverneux. Par ce mécanisme congestif, les réserves hormonales sont exprimées des voies lymphatiques thyroïdiennes, de sorte qu'instantanément un état de saturation hormonale (stress) est atteint. A la suite d'une consommation hormonale prolongée, par contre, la thyroïde réagit par une stimulation proliférative épithéliale et une libération de colloïde. Le transport de ces hormones est assuré par les voies lymphatiques et sanguines.

SUMMARY

In spite of the same structural principle of the animal and human thyroid, differences in the histological pattern are observed with characteristic distinctive marks of diagnostic value. The markedly different type of reaction of the thyroid is attributed to the species and not to its structure. The microscopic structure of the thyroid is so varied that at birth there is no uniform picture of the thyroid. A classification of the perinatal always active thyroid into 3 groups is offered. The activation is not due to the postnatal sudden drop of the surrounding temperature but induced by the hormonal preparation of the birth by the mother. The perinatal activation of the fetal thyroid may be assured by histological and functional methods. A definition of the perinatal period is given. The return of the activation occurs at varying intervals. The thyroid is a highly morphokinetic organ. The portion of parenchyma and stroma of the normal gland changes in the different stages of human life. A life-diagram of the morphologic pattern is bound to the geographic region.

Special attention is called to the significance of the lymphatic system, beginning with the absorbing capillaries and the following pathways to the vessels of the thyroid capsule could all be identified. The vessels of the capsule leave the gland at fixed points isolated (marginal-vessels) or accompanied by the blood vessels (trabant-vessels). The lymphatics could be dissected anatomically and demonstrated roentgenologically. Therefore a way to the thyrography in vivo is seen which may be of great importance. The extrathyroidal and cervical lymph channels could be demonstrated in the body and in vivo by preparation and roentgenography. The vessels are running characteristically in the neck and show well-known lymph nodules on their way.

The thyroid lymphchannels begin with the capillaries in the perifollicular space. From here they run to the perilobular space and then to the trabeculae. The trabecular lymph vessels enter the capsule and leave the organ. Each portion shows its own special histological characteristic. With increase in size three layers of the lymphatic wall can be demonstrated and extrathyroidally the histomorphological pattern resembles more and more the walls of the blood vessels.

The content of the lymphatics of the thyroid and neck could be proved by thin-layer — and paperchromatography. In these analyses, performed for the first time, an identical content of iodine-amino-acids of the lymph fluid and the blood was detected, only differentiated by quantitative variations.

The lymphatic vessels of the neck could be prepared during an operation. For the first time it was possible to cannulate the lymphatic vessels and to get thyroid lymph fluid from a living person. The fluid was of the same quality as that from the cadaver.

Concerning the question of lymphocrinia or hemocrinia a final answer in the one or other sense cannot be given. Both possibilities are to be recognized. But here is a new interpretation of the role and importance of the lymph- and bloodvesselsystem of the thyroid gland. Under the influence of a sudden stress the intrathyroidal blood vessels become hyperemic and grow just like cavernous tissue. By this mechanism the hormone reserve of the lymphatics is expressed and in a very short time it is available to the organism (alarm-reaction). If the hormonal demand is long termed the thyroid gland becomes stimulated with epithelial activation and loss of colloid. Lymph- *and* blood pathways are now available for transport.

ABSCHNITT D

Probleme der menschlichen Schilddrüsenpathologie und -klinik

I. URSACHEN DER PROBLEMATIK

Zahlreich sind die offenen Fragen, die sich im Formenkreis der Schilddrüsenerkrankungen jedem stellen, der sich mit ihnen befaßt, sei es vom Standpunkt des Physiologen, Pathologen, Internisten oder Chirurgen. Eine Unmenge von Tatsachenmaterial, das alle Disziplinen betrifft, ist für die Erkrankungsformen der Schilddrüse zusammengetragen worden, ohne daß es bisher gelungen ist, auch nur die bezeichnendsten und einfachsten Fragen befriedigend zu lösen. Dabei gehört z. B. der Kropf zu den ältesten und bekanntesten Krankheitsformen der Menschheit, die zu klären sich eine wohl kaum vergleichbare Zahl von Untersuchern aus den verschiedensten Disziplinen medizinischer und nichtmedizinischer Art zusammengefunden hat. Nach wie vor ist aber die Frage nach der Ursache des Kropfes nicht befriedigend beantwortet, wenn auch sichere Kropfnoxen bekannt sind. Es ist daher nicht verwunderlich, wenn beinahe ebenso zahlreiche Kropftheorien wie Kropfnoxen bekannt geworden sind.
Einer der wesentlichsten Gründe unserer Unkenntnis ist in der Eigenart der Schilddrüse selbst gegeben. Man kennt zwar einiges über die Geschwulstbildung und Morphokinese dieses Organs, doch läßt sich auch bei subtiler Untersuchung der Strukturen kein sicherer Aufschluß gewinnen über die Bedeutung der Bilder. Insbesondere verläßt uns die Beurteilung der Funktion des Schilddrüsenepithels. Hohes Epithel bedeutet zwar erhöhte Tätigkeit, wobei aber noch nichts darüber ausgesagt ist, ob es sich um Vermehrung und Wachstum oder lediglich um eine Funktionssteigerung oder um beides zusammen handelt. Die Koppelung von Proliferation und Funktion an eine einzelne Zellform ist ein Charakteristikum der Schilddrüse, und in dieser Vermischung der verschiedenen Tätigkeitsformen liegt ein wesentlicher Teil der Beurteilungsschwierigkeiten begründet. Proliferations- und Funktionsaktivität nach Möglichkeit mikroskopisch auseinanderhalten zu können, ist für die Systematik der Schilddrüsenphysiologie und -pathologie von großer Wichtigkeit. Im folgenden soll daher versucht werden, die anatomischen von den funktionellen Störungen getrennt zu betrachten, obwohl Form und Funktion sicherlich zusammengehören, auch wenn unser Wissen es heute nicht immer gestattet, eins aus dem anderen abzuleiten.
Durch die Radiojoduntersuchungen wurde weitgehend Einblick in die Schilddrüsenfunktion gewonnen. Dahinter zurückgeblieben sind unsere anatomischen bzw. histomorphologischen Kenntnisse. Das kann natürlich nicht in dem Sinne verstanden werden, daß die Morphokinese nicht histologisch untersucht und bekannt sei. Was aber fehlt, ist die Möglichkeit, die histologischen Bilder bestimmten Funktionszuständen zuzuordnen. Ohne Zweifel ist dies ein wesentlicher Nachteil. Letzten Endes ist es ja der Sinn der Histologie, aus ihr Krankheitszustände ablesen, d. h. Diagnostik betreiben zu können. Im Falle bestimmter Schilddrüsenerkrankungen versagt aber die Histologie. Dieses Versagen ist aber kein Grund zur Resignation, es gibt vielmehr

einen verlockenden Anreiz zu weiteren Untersuchungen, um die Probleme zu klären, nicht zuletzt mit dem Ziel, Histomorphologie und klinische Symptomatologie zur Übereinstimmung zu bringen. Erst wenn das gelingt, wird die Histologie der Schilddrüsenerkrankungen wieder so verläßlich werden, daß sie den Platz, der ihr allgemein in der Pathologie eingeräumt wird, auch in der Schilddrüsenpathologie wieder ausfüllt.

II. MORPHOKINESE. STÖRUNG DES NORMALBAUS

Nur dem oberflächlichen Betrachter zeigt sich die Schilddrüse als ein statisches, unveränderliches Organ. Das ist aber sicher nicht der Fall. Es erweist sich im Gegenteil, daß das Organ eine erhebliche Dynamik besitzen kann. Das wird verständlich, wenn man weiß, daß die Schilddrüse als beherrschendes, zentrales Organ im Endokrinium an zahlreichen Vorgängen im Organismus teilnimmt. Im allgemeinen wird diese Teilnahme auffallend, wenn es sich um Schwellungen, Vergrößerungen der Schilddrüse handelt. Sie können schnell wieder vergehen, flüchtig sein wie z. B. bei der Menstruation oder langsamer vorübergehen wie in der Pubertät oder Schwangerschaft. Mehr oder weniger auffallend und auch störend werden sie, falls sie stationär bleiben oder gar an Größe dauernd zunehmen. Gegenüber der Größenzunahme, dem krankhaften Wachstum, spielt ihre Verkleinerung keine so häufige Rolle, so daß die Beschäftigung hauptsächlich mit der Struma verständlich ist.

a) Makroskopisch

Die Störungen des Normalbaus der Schilddrüse sind sehr häufig schon mit dem bloßen Auge festzustellen, sowohl am Lebenden als auch am Sektionstisch. Je größer die Struma wird, desto leichter ist sie erkennbar, vorausgesetzt, daß sie sich in ortsüblicher Lage entwickelt hat. Wann eine Schilddrüse als Struma bezeichnet werden kann, ist regional sehr verschieden. Als Anhalt kann das Durchschnittsgewicht der Schilddrüse der betreffenden Gegend angenommen werden, das für zahlreiche Länder weitgehend bekannt ist. Ein Kropf liegt immer dann vor, wenn das Schilddrüsengewicht das Durchschnittsgewicht deutlich übersteigt (s. a. S. 111).

Schon mit bloßem Auge läßt sich eine Verformung der Schilddrüse erkennen, sei sie nun diffus oder umschrieben. Die umschriebenen Vergrößerungen sind leicht zu sehende Knoten oder Adenome, die in der Einzahl oder Mehrzahl auftreten können. Die Adenome haben eine deutliche Kapsel. Ein einzelner Knoten kann so groß sein, daß das restliche Schilddrüsengewebe ihn nur als schmaler Mantel umgibt (Abb. 72). Der Knoten hat meist ein anderes Aussehen als das umgebende Gewebe, von dem er in Farbe, Konsistenz, Flüssigkeitsgehalt und sonstigen Einlagerungen umso mehr und häufiger absticht, je größer und älter er ist. Dies beschränkt sich keineswegs auf solitäre Knoten. Auch beim Vorhandensein mehrerer Knoten sind unter ihnen solche Differenzen anzutreffen.

Das diffus vergrößerte sowie das Knotengewebe hängen in ihrer Verfärbung nicht nur vom Blutreichtum, sondern auch vom Kolloidgehalt ab. Die Schnittfläche kann von dunkelrot bis gelblich getönt sein, wobei noch eine glitzernde, glasige und stumpfe Beschaffenheit in Abstufungen gegeben ist. Alle Übergänge von kompaktem Gewebe über ödematöse Auflockerung bis zu kleinen Erweichungsherden und schließlich vollkommenen Zystenbildungen sind möglich. Je größer nun die Knoten oder je weiter die Erweichungen der Knoten fortgeschritten sind, umso breiter kann die Kapsel werden, wodurch die Unterscheidung von Knoten und Adenomen immer schwieriger wird.

Handelt es sich bei den beschriebenen Verformungen der Schilddrüse meist um gutartige Vorgänge, so gehen die bösartigen meist mit Zerstörung des Gewebes einher, das nur noch in wenig markanten charakteristischen Resten übrig bleibt. Aus dem grobanatomischen Aspekt lassen sich also schon weitgehend Verdachtsmomente und Schlüsse auf die Natur der Veränderungen ziehen. Dies alles spielt auch für den Erfahrenen eine große Rolle in der mikroskopischen Beurteilung, die zwar in der Nomenklatur weitgehend einheitlich ist, aber hinsichtlich des Charakters der Veränderungen doch für Meinungsverschiedenheiten Platz offen läßt. Das gilt nicht nur zur Frage der Funktion, sondern auch zum Problem der Bösartigkeit, wie weiter unten gezeigt werden wird.

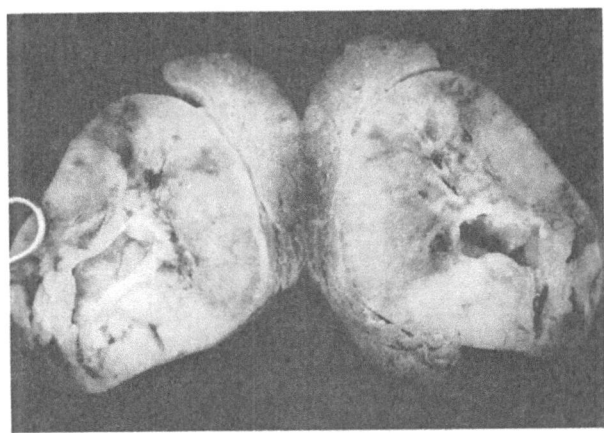

Abb. 72 *Solitäres, verdrängendes Schilddrüsenadenom (Mensch)*

b) Mikroskopisch

Alle summarisch aufgezählten, makroskopisch erkennbaren Störungen des Normalbaus haben nun ihr charakteristisches feingewebliches Bild, das aber nun nicht für jede einzelne Form geschildert zu werden braucht. Nach *Wegelin* unterscheidet man eine Struma diffusa, die parenchymatös oder kolloidhaltig, makro- oder mikrofollikulär sein kann. Die Struma nodosa kann die gleichen Qualitäten aufweisen. Bei den Knoten unterscheidet v. *Albertini* gutartige und bösartige epitheliale Geschwülste. Zu den gutartigen werden die Adenome gerechnet, die groß- und kleinfollikulär, trabekulär, tubulär, papillär und großzellig eosinophil sein können. Da alle diese Formen metastasieren könnten, seien sie fakultativ bösartig. Primär bösartige epitheliale Geschwülste könnten unter den gleichen Bauformen auftreten. Als dritte Form werden dann von v. *Albertini* noch die »eigentlichen Karzinome der Schilddrüse« gesondert aufgezählt.

Uns interessieren hauptsächlich die knotenförmigen Strumen jeglichen Feinbaus. Ihr Werden und Verblühen zu kennen, ist von besonderer Wichtigkeit, weil die Kenntnis dieses Schicksals zu neuen Gedanken und Ergebnissen im Zusammenhang mit den Funktionsstörungen und der Metastasenbildung führt. Prinzipiell laufen die Formveränderungen in diffusen Strumen und adenomatös oder nodös umgewandelten

148 Probleme der menschlichen Schilddrüsenpathologie und -klinik

Schilddrüsen in gleicher Weise ab. Da dieser Zustandswandel im Schilddrüsenknoten besonders augenfällig ist, eignet er sich besser zur Schilderung.
Es ist bekannt, daß die Knoten meistens aus einer diffusen parenchymatösen oder kolloiden Struma hervorgehen. Diese Vergrößerungen, knotige Hyperplasien oder Adenome (Abb. 73) entwickeln sich dabei in der Gewebseinheit des Lobulus, für dessen Ernährung eine eigene solitäre Arterie, die A. lobularis, sorgt. Mit dem Wachstum des

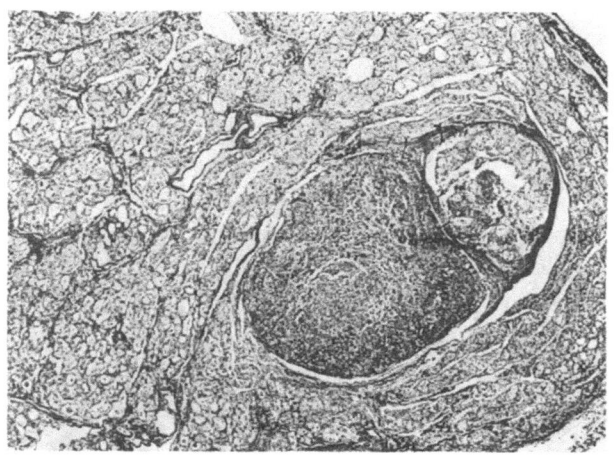

Abb. 73 Kleinfollikuläres Schilddrüsenadenom, proliferierend; schon älteres Nachbaradenom (Mensch)

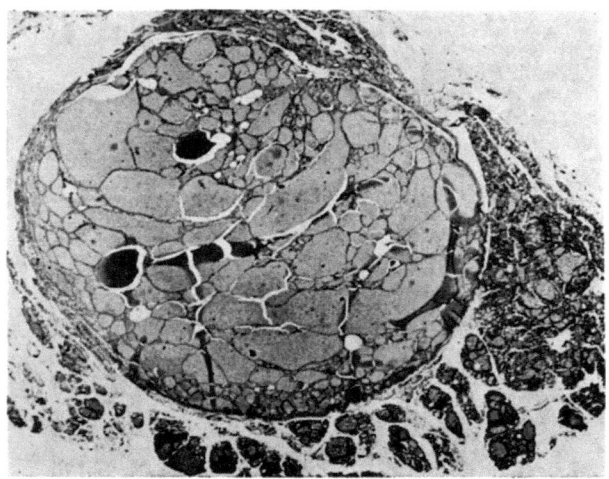

Abb. 74 Weitgehend großfollikulär umgewandeltes Schilddrüsenadenom; nur noch schmale, periphere, kleinfollikuläre Proliferationszone (Mensch)

Lobulus muß die Arterie mitwachsen. Innerhalb des Knotens entwickelt sich ein reiches Netzwerk von Kapillaren, welche aber alle abhängig von dem Wachstum des jetzt zur nodulären Arterie gewordenen Gefäßes sind. Der Größenzunahme des Gefäßbaumes sind aber Grenzen gesetzt, die ihrerseits wieder das Knotenwachstum beeinflussen. Auch wenn der Wachstumsimpuls nicht nachläßt, kommt es zwangsläufig in dem Moment zum Proliferationsstillstand (Abb. 74), wenn das neu gebildete Gewebe

Abb. 75 *Beginn der Degeneration im Schilddrüsenadenom mit Ödem, Lymphstauung und frustranen Proliferationen. Kolloid noch vorhanden (Mensch)*

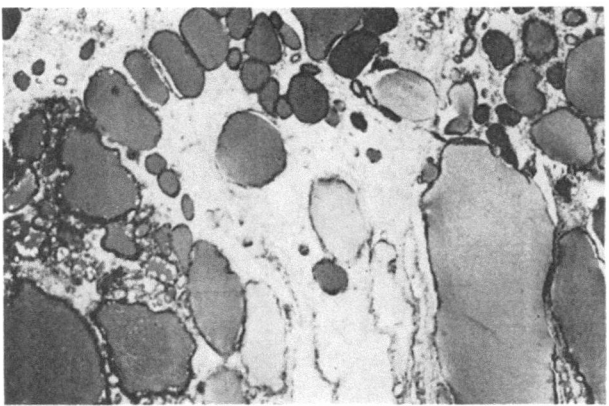

nicht mehr hinreichend ernährt werden kann. Alle diese Bezirke, die nicht mehr ausreichend mit Blut versorgt werden können, machen nun rückläufige Veränderungen durch, die als Gewebsdegenerationen bezeichnet werden müssen. Der Prozeß beginnt charakteristischerweise im Zentrum der Knoten mit ödematöser Auflockerung und Durchtränkung des Stromas (Abb. 75). Die Follikel werden dabei auseinander gedrängt, wodurch sie offenbar von der Blutversorgung noch mehr abgedrängt werden. Dabei verlieren sie ihr Kolloid, das sich wahrscheinlich dem Ödem zunächst beimischt, wie nach dem färberischen Aspekt geurteilt werden kann. Dann geht der Follikel zugrunde, er verschwindet unter Hinterlassung einer entsprechenden Lücke im Gewebe. Die die Follikel umspinnenden Kapillaren verschwinden ebenfalls, manchmal Blutungen hinterlassend. Solche Blutungen können aber auch schon vorher aus dem zarten und reichlich entwickelten Kapillarnetz aufgetreten sein. Auffallend ist, daß sich bei dem schleichenden Gewebsabbau, der sich bis zur Zystenbildung (Abb. 76) fortsetzt, keine entzündlichen Veränderungen einstellen.

Nicht immer muß sich die Gewebsdegeneration in Auflösung und Zystenbildung

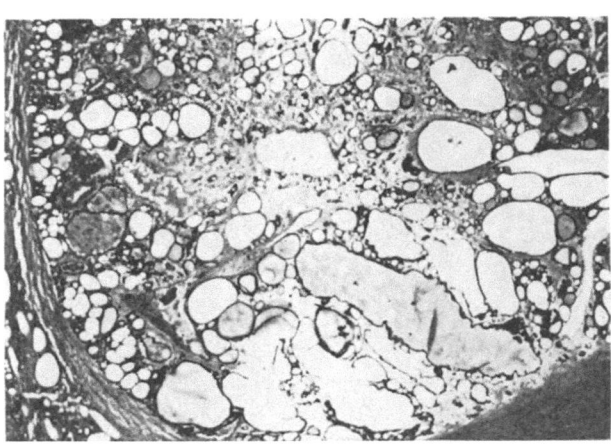

Abb. 76 *Fortschreitende Degeneration im Schilddrüsenadenom; Ödem, Kolloidschwund, Zystenbildung (Mensch)*

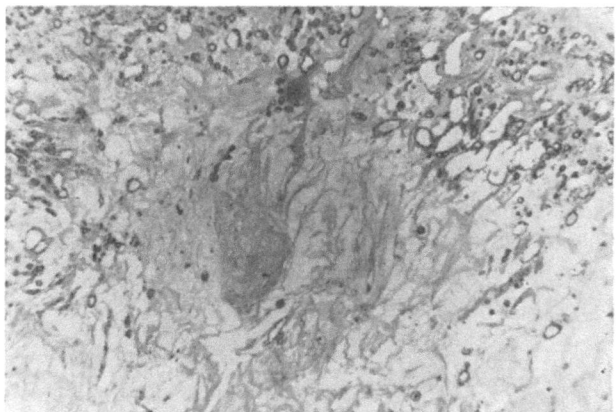

Abb. 77 Fortgeschrittene Degeneration im Schilddrüsenadenom mit Ödem und beginnender Faserbildung (Mensch)

äußern. Es kann auch zu umschriebener Narbenbildung kommen (Abb. 77). Möglicherweise ist die Größe des Prozesses bzw. seine Schnelligkeit ausschlaggebend für den Ausgang in Narben- und Zystenbildung. Ähnliche Alternativen finden sich ja auch im Gehirn mit seinen degenerativen Narben- oder Zystenbildungen. In der Schilddrüse hängt das Tempo der Degeneration wahrscheinlich mit dem Wachstumstempo des Knotens zusammen. Gleichgültig ob nun der Ausgang das Zysten- oder Narbenstadium ist (Abb. 78), das untergegangene Gewebe einschließlich des Kolloids ist weggeräumt. Der Abtransport kann, da das Blutgefäßsystem insuffizient ist, nur über den Lymphweg erfolgt sein. Auf die Folgen wird später noch zurückzukommen sein.

Dieser degenerative Gewebsabbau hat noch verschiedene bemerkenswerte Eigentümlichkeiten.

1. Man sieht nie größere Gewebsnekrosen, z. B. nach Art von Infarkten. Entweder sind die Follikel noch vorhanden oder sie fehlen; eine Zwischenstufe ist nicht zu erkennen.

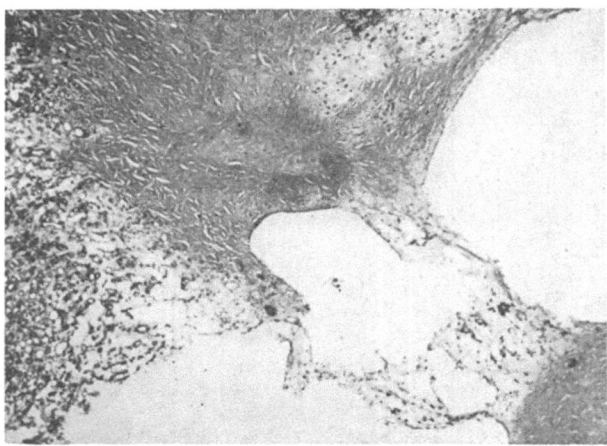

Abb. 78 Endzustände der Degeneration im Schilddrüsenadenom; Narbe und Zyste. Randständig noch floride Degeneration

2. An den noch erhaltenen größeren Follikeln ist das Epithel immer flach, ruhend, inaktiv. Eine Beteiligung am Jodstoffwechsel hat nicht mehr statt, wie Radiojodstudien beweisen. Das gibt einen Hinweis auf die funktionelle Insuffizienz des Gefäßsystems.
3. Die Wandungen dieser Follikel sind glatt, es fehlen die Zeichen einer proliferativen Aktivität mit Buckelbildungen, Knospen und Papillen.
4. Die meisten Follikel in noch gut erhaltenen Randzonen führen Kolloid wechselnder Dichte. An diesem fehlen fast immer die sonst so häufig anzutreffenden Randvakuolen. Dies ist ein Hinweis auf einen anders gearteten Abbau des Kolloids im Vergleich zu dem, wie er bei gewöhnlicher inkretorischer Hyperaktivität erfolgt.
5. Schemenhaft erscheinen in den Randzonen des Ödems kleine neugebildete Follikel, die bei näherem Zusehen noch übriggebliebenen Kapillarstrecken angelagert sind. Selbstverständlich gehen diese Follikel auch wieder zugrunde, so daß man sie als frustrane Neubildungen ansehen muß.
6. Die frustranen Neubildungen haben hohes Epithel. Dieses beteiligt sich nicht oder nur ganz unwesentlich am Jodstoffwechsel, so daß fast ausschließlich eine Proliferationsaktivität vorliegt. Diese kann allerdings erheblich sein, so daß kapselnahe Bezirke beinahe parenchymatösen Eindruck machen.
7. Im Laufe der zunehmenden Degenerationen verdichtet sich das lobuläre Bindegewebe, das immer mehr einer Kapsel ähnelt, so daß knotige Hyperplasie jetzt nicht mehr von dem Adenom unterschieden werden kann.
So eindeutig die mikroskopische Entwicklung in ihrem Ablauf verfolgt werden kann, so schwer ist die Ursache der Wucherung und der Degeneration zu fassen. Man kann vorläufig nur vom Wachstumsfaktor x sprechen. Möglicherweise könnten die geschilderten degenerativen Veränderungen auch durch Ausschaltung dieses Wachstumsfaktors spontan einsetzen. Dagegen spricht jedoch die Tatsache, daß in den meisten Schilddrüsen mehrere Knoten vorhanden sind, die dem Augenschein nach und entsprechend ihrer mikroskopischen »Altersveränderungen« nacheinander entstanden sein müssen. Der Wachstumsfaktor muß also über die Zeit der Degeneration hinweg erhalten geblieben sein, es sei denn, man wolle ihn nicht als zentral übergeordnet anerkennen und ihm lediglich autochthonen, umschrieben wirksamen Charakter zuschreiben. Dieses Postulat wäre wohl zu weitgehend angesichts der nächstliegenden Deutung einfacher nutritiv bedingter Degeneration.

III. SCHWIERIGKEITEN DER HISTOLOGISCHEN DIAGNOSTIK

a) Altersbestimmung

Die Problematik der feingeweblichen Schilddrüsendiagnostik beginnt nicht erst bei der Beurteilung des Funktionszustandes der veränderten Schilddrüsenstruktur. Schon die Charakterisierung des normalen Gewebes bietet Schwierigkeiten, wenn versucht wird, das Alter des Organs abzuschätzen. Am ehesten gelingt das noch an der perinatalen Schilddrüse. Nicht, daß zu dieser Zeit ein einheitliches Bild vorhanden wäre! Im Gegenteil, die Variationen sind ebenso groß wie in späteren Lebensabschnitten, so daß man von dem »Normalbild« kaum sprechen kann, wie die obigen Ausführungen im einzelnen gezeigt haben. Und doch finden sich charakteristische Merkmale, die auf die perinatale Periode hinweisen. Sie bestehen in der ·Aktivierung des Epithels der meist kleinen Follikel, die entweder solide oder lichtunghaltig sind. Im letzten Falle sind sie mehr oder weniger verformt in einer Weise, die bei Erwachsenen kaum vorzukommen pflegt. Die Abbildungen zeigen auf den ersten Blick die geschilderten Verhältnisse.

Hat sich die Schilddrüse in den ersten Lebensmonaten voll entwickelt, so wird es schwer fallen, die weiteren Lebensabschnitte aus ihr zu erkennen. Ähnlich dem allgemeinen Wachstum nimmt sie an Größe zu, wahrscheinlich entsprechend den Anforderungen, die an sie gestellt werden. Die einmal erreichte Organisationsform ist aber anscheinend so optimal, daß an ihr nichts Wesentliches mehr geändert wird. Bei aller Konstanz des Strukturprinzips, das sich, wie wir gesehen haben, quer durch die ganze Tierreihe ergibt, finden sich natürlich Verschiebungen in der Größenordnung der Follikel und der Relation von Parenchym und Stroma. Diese sind aber nur mit umständlichen histometrischen Methoden zu erfassen, wie das zum Beispiel *Wilflingseder* durch volumetrische Untersuchungen und vergleichende Kernmessungen auf Grund des Jakobj'schen Gesetzes zur Erkennung des Geschwulstwachstums in der Schilddrüse und *Klein* durch Bestimmung der Größenordnungen und Verschiebungen der Massen von Follikel und Bindegewebe im Verlaufe eines Jahres an Kaninchenschilddrüsen ausführten. Ihre Ergebnisse sind aber wohl kaum geeignet, um auf ihnen eine sichere Altersdiagnostik aufbauen zu können. Vielleicht ließe sich noch am ehesten die unveränderte Greisenschilddrüse determinieren, wenn die Bilder der Involution sehr ausgeprägt sind. Die Zwischenstufen der Adolescenz und des Erwachsenenalters aus dem histologischen Bild abgrenzen zu wollen, wird wohl kaum gelingen.

b) Ortsbestimmung

Können bei der Altersbestimmung noch einige, wenn auch begrenzte Möglichkeiten der Diagnostik eingeräumt werden, so fallen diese hier wohl weitgehend aus. Nicht erst seit den Arbeiten von *Abelin* und *Wegelin*, den Altmeistern der Schilddrüsenpathologie, sondern im Grund bereits seit der Handhabung der Mikroskopie als Untersuchungsmethode ist bekannt, daß Schilddrüsengewebe auch außerhalb seiner typischen Lage auftreten kann. Die Gewebsstreuungen können grundsätzlich verschiedener Art sein. Ihrer Herkunft nach sind sie in 2 Hauptgruppen aufzugliedern, nämlich 1. in solche, die sich entwicklungsgeschichtlich ableiten lassen und 2. in solche, die vom Boden des ausgebildeten Organs abstammen.

1. Wie erinnerlich, entsteht die Schilddrüse aus einer Epithelausstülpung am fetalen Mundboden (3. und 4. Kiemenbogen), die sich kaudalwärts senkt. Die dabei entstehende Epithelknospe schnürt sich später ab, und der Verbindungsschlauch bildet sich zurück. Dieser entwicklungsgeschichtliche Weg kann an Überbleibseln von Schilddrüsengeweben rekonstruiert werden, so daß man an den verschiedensten Stellen des Schlundes und Halses geschlossene Inseln von Schilddrüsengewebe finden kann (Abb. 79). Es ist keiner Gesetzmäßigkeit unterworfen, zu welcher Zeit des späteren Lebens sich dieses Gewebe bemerkbar macht. Es wird immer nur dann erkannt, wenn es wächst und mehr oder weniger große Knoten bildet. Solche Knoten können vom Mundboden bis zum Herzbeutel gefunden werden. *Lechner* zählt 19 solcher möglichen Fundstellen embryonaler Keimversprengungen auf. Ein Teil der Knoten wird meist wegen mechanischer Störungen operativ entfernt, ein Teil kommt erst am Obduktionstisch oder unter dem Mikroskop zum Vorschein. *Rosenthal* berichtet z. B. von einer Zungen-

Abb. 79 Zungenstruma

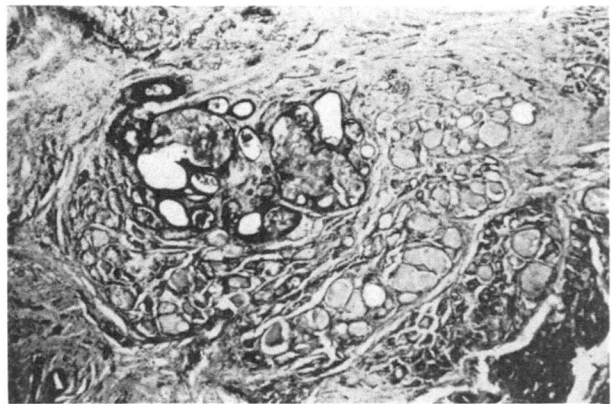

struma bei vollkommenem Fehlen der Organanlage am eigentlichen Schilddrüsenplatz. Da dies häufiger vorkommen soll, wird vor einer Totalexstirpation der Zungenstrumen gewarnt, bevor nicht eine entsprechende Kontrolle ortsgerechtes Schilddrüsengewebe nachgewiesen hat.

Untersucht man nun mikroskopisch diese ektopischen Knoten, so findet man vollkommen ausgereiftes Schilddrüsengewebe, das in seinem Bau alle Variationen der ortsgerechten Schilddrüse aufweisen kann. Eine Unterscheidung dieses Gewebes vom regelrechten Schilddrüsengewebe ist daher nicht möglich, eine Ortsdiagnose aus dem Schnitt vollkommen undenkbar.

In diese Gruppe der entwicklungsgeschichtlich zu erklärenden Heterotopien gehört auch das Vorkommen von Strumen im Ovar (Abb. 80). Selbstverständlich handelt es sich hierbei nicht um Streuungen, Abtropfungen, oder wie immer man sie sonst nennen mag, sondern meist um Teilneubildungen im Rahmen anderer teratoider Geschwülste. Von Ovarialstrumen solchen Charakters wird mehrfach in der Literatur berichtet. Es sei

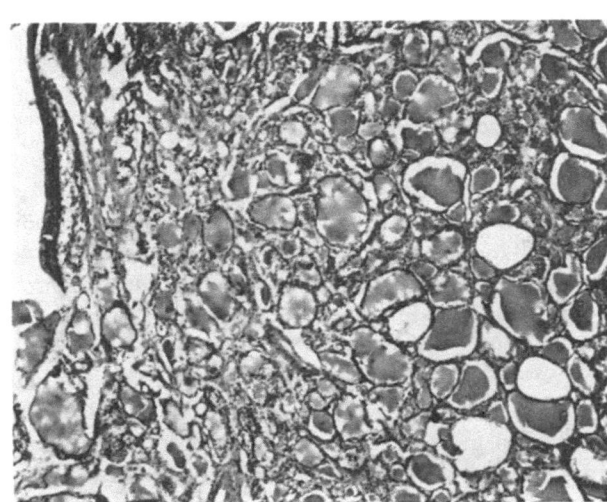

Abb. 80 *Struma ovarii unter dem Epithel einer Ovarialzyste (am linken Bildrand)*

hier verwiesen auf *Kleine*, der 6 Fälle bei Frauen im Alter von 35—58 Jahren beschreibt, die histologisch in sämtlichen Einzelheiten einer Struma colli glichen. *Daalgaard* und *Wetteland* fanden unter 62000 Biopsien 21 Ovarialstrumen in 19% der Ovarialteratome sei Schilddrüsengewebe nachzuweisen gewesen. In unserem eigenen Biopsiematerial konnten wir — und zwar ohne systematische Aufarbeitung der Ovarialgeschwülste — 3 mal Schilddrüsengewebe nachweisen. Die Strukturen variierten erheblich am gleichen Fall, sowohl in der Form wie im Aufbau der Follikel. Darüber hinaus ließen sich auch deutliche Epithelaktivierungen erkennen, ohne daß klinisch hyperthyreotische Zeichen vermerkt worden wären. *Ganse* berichtet allerdings von einem Basedow, der durch eine Struma ovarii ausgelöst worden war und nach der Exstirpation des Ovars abklang. *Nieminen* et al. berichten über 19 Fälle von Schilddrüsengewebe in Ovarialteratomen, das nur dann als Struma angesprochen wird, wenn es den größten Teil des Teratoms ausmacht. In 5 bis 6% der Fälle soll eine Thyreotoxikose bestehen und in gleicher Häufigkeit eine Metastasenbildung, die gut- oder bösartig sein kann, gefunden werden.
Bösartigkeit der Ovarialstruma liegt in 5—10% der Fälle vor. Nicht nur in strukturellen Einzelheiten, sondern, wie die Beispiele zeigen, auch in der Funktion kann sich eine so vollkommene Imitation des orginalen, ortsgerechten Schilddrüsengewebes einstellen, daß es verständlich erscheint, wenn weder eine Ortsbestimmung (Zunge, Ovar etc.) noch eine Aussage darüber möglich ist, ob das Gewebe überhaupt aus der Schilddrüse oder von einem anderen Ort stammt.

2. Ähnliche Verhältnisse liegen bei der anderen großen Gruppe heterotopen Schilddrüsengewebes vor, bei der die Autoren sich nicht so einig sind bezüglich der Herkunft und des Charakters der Gebilde. Diese umfassen 2 Untergruppen, einmal die lateralen aberrierenden Strumen, dann die sogenannten metastasierenden Kolloidstrumen.

Als laterale aberrierende Struma bezeichnet man das Schilddrüsengewebe, das in einem oder mehreren Lymphknoten des Halses zu finden ist. Es kann zu größeren, tast- und sichtbaren Knotenwucherungen kommen, die in ihrem Aufbau alle Varianten des originalen Schilddrüsengewebes nachahmen können. Die Meinung ist nicht ganz einheitlich, ob sich gleichzeitig in der Schilddrüse Knoten finden oder nicht. Sie sollen dort teilweise erst bei genauer histologischer Untersuchung nachzuweisen sein, da sie gelegentlich nur von winziger Größe seien (s. u.). Daher wird die laterale aberrierende Struma meistenteils als Metastase aufgefaßt. Bei dieser Auffaßung ergibt sich fast zwangsläufig eine Einstufung dieser Gebilde in die Gruppe der bösartigen Tumoren mit allen Folgen für Präventiv- und Nachbehandlung. Es ist daher mehr im Spiele als ein Streit um Worte, wie man die laterale aberrierende Struma einzuschätzen hat. Der vollkommene Schwund des lymphatischen Gewebes scheint die Bösartigkeit noch zu bekräftigen. Allerdings wird der befallene Lymphknoten des Halses erst zu einer Zeit herausgenommen, in der kaum noch zu entscheiden ist, ob das Wachstum expansiv oder infiltrativ war, da das lymphatische Gewebe bereits ersetzt ist. Die Abb. 81 zeigt einen selten zu erhebenden Befund von Schilddrüsenfollikeleinschlüssen in noch weitgehend erhaltenen Lymphknoten des Halses. Offenbar geht die Besiedlung von den Randsinus der Lymphknoten aus. Kein Histologe kann auf die Idee kommen, hier ein Karzinom zu diagnostizieren, da entsprechende Kriterien vollkommen fehlen. Die Ansicht vorwiegend der amerikanischen Autoren von der Bösartigkeit der lateralen aberrierenden Struma und der entsprechenden Knoten in der Schilddrüse kann nicht länger unwidersprochen bleiben. Nicht nur wegen der praktizierten radikalen therapeutischen Konsequenzen, sondern auch aus theoretischen Gründen bezüglich der Entstehung dieser Gebilde erscheint eine Diskussion erforderlich.

Wenn die Vermutung stimmt, daß die Schilddrüse, wenigstens in bestimmten geographischen Regionen, an Wucherungshäufigkeit das Ovar noch übertrifft, so würde sie mit dieser Eigenschaft wohl an der Spitze der endokrinen Organe stehen und sich wahrscheinlich auch weit vorn in einer entsprechenden Gesamttabelle der Geschwulsthäufigkeit aller Organe einreihen. Bei der überaus lebhaften Morphokinese und der funktionellen Bipolarität des Epithels kommt es sehr häufig zu Erschöpfungszuständen des Epithels sowie ganzer gewucherter Knoten. Dabei werden die Epithelien zu Onkozyten. *Steiner* spricht von Überalterungsformen, *Lennox* sah ihr Auftreten als Folge einer sekundären regressiven Veränderung in Adenomen an. Es ist erinnerlich, daß *Hamperl* den Begriff der Onkozyten gerade bei den Studien an der Schilddrüse geprägt

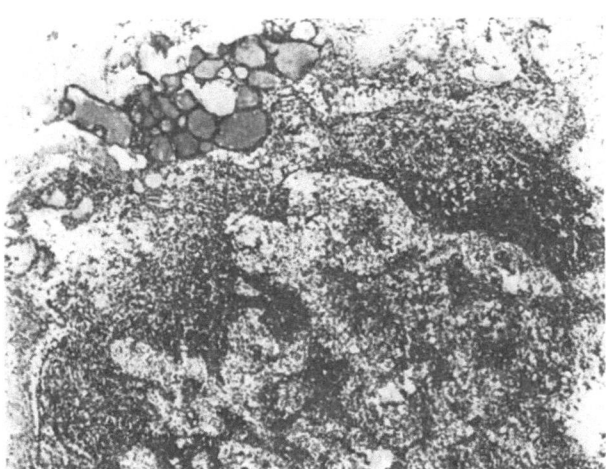

Abb. 81 *Struma aberrans im Halslymphknoten.* »*Thyreogene Follikulose*« (vgl. Text)

hat. Trotz der überreichlichen, plexusartigen Blutgefäßversorgung der Schilddrüse ist nun nicht anzunehmen, daß bei den degenerativen Vorgängen das Abbaumaterial in weitestem Sinne hämatogen abtransportiert wird. Das entspricht nicht der allgemeinen Erfahrung und ist auch im Falle der Schilddrüse wegen des reichlichen Lymphbahnnetzes nicht notwendig. Es ist nun durchaus denkbar, daß beim Abbau von Follikeln nicht nur bereits nekrotische, sondern gelegentlich auch noch erhaltene Epithelien sich aus dem Verband lösen und mit abgeschwemmt werden, und zwar immer dann, wenn der Follikel gesprengt ist. Die Follikelzellen erreichen den nächsten Lymphknoten, in dessen Maschen sie festgehalten werden. Hier brauchen sie dann nicht unterzugehen. Bei der bekannten Regenerationskraft des Schilddrüsenepithels bereitet es nun keinerlei Schwierigkeiten, sich vorzustellen, daß in dem Lymphknoten unter dem Einfluß des körpereigenen TSH die Neubildung von Schilddrüsengewebe nach Art der Matrix beginnt. Ähnliches sehen wir ja auch im Experiment mit Gewebskulturen. *Kerkhof* et al. stellten kolloidfreie Zellsuspensionen von Schafschilddrüsen her, die unter TSH-

Behandlung sich zu follikelähnlichen Gebilden so reorganisieren konnten, daß sie sich schließlich nicht mehr vom Urgewebe unterschieden. Studien an Kulturen menschlicher Schilddrüsenzellen zeigten ebenfalls Wachstums- und Follikelneubildung in Abhängigkeit von Thyreotropin *(Bengmark* et al.). Im Lymphknoten des menschlichen Organismus handelt es sich also wahrscheinlich um ein expansives Wachstum der Follikel mit Verdrängung und Schwund des vorhandenen lymphatischen Gewebes. Da das entstandene Schilddrüsengewebe im Lymphknoten völlig ausgereift ist und der Matrix gleicht, kann man dieses Wachstum nicht, ohne ihm Gewalt anzutun, als karzinomatös bzw. maligne bezeichnen. Außerdem unterscheidet sich das Gewebe in nichts vom ortsgerechten Schilddrüsengewebe, und es ist so normal, daß keine Hinweise gegeben sind, die eine Ortsbestimmung ermöglichen.

Die Ausschwemmung von Follikelepithelien ist also bedeutend wahrscheinlicher eine Begleiterscheinung bzw. Folge von Degenerationsvorgängen als von malignen Proliferationen in der Schilddrüse. Sie als Metastasierung zu bezeichnen, erscheint trotz mancher Gemeinsamkeiten mit Absiedlungen bösartigen epithelialen Gewebes nicht vorteilhaft, weil mit diesem Ausdruck die Vorstellung der Malignität fest verwurzelt ist. Der Ansicht *Bauers,* daß schon die Tatsache der Metastasierung diese Geschwülste in die Reihe der Krebse einstuft, kann nicht zugestimmt werden. Von *Bauer* wird auch gleich eingeräumt, daß die anderen Zeichen der Malignität fehlen. Die Krebsnatur wird nicht an den Zellen, sondern am biologischen Verhalten abgelesen. Nach eigener Auffassung handelt es sich aber um eine Streuung, die gutartiger Natur ist. Das schließt natürlich nicht aus, daß die Follikelheterotopien einmal maligne werden können wie jedes andere Gewebe auch. In welche Verlegenheit man kommt, wenn man diese primäre knotige Wucherung als Karzinom bezeichnet, wird sofort klar, wenn man an die multinodulären Wucherungen eines oder beider Lappen denkt. Mit vollem Recht kann man wohl behaupten, daß hier keine intraorganellen Metastasen vorliegen und daß es sich nicht um plurizentrisch entstandene Karzinome handelt. Auch *Redon* und *Dupas* lehnen diese Theorie aus anatomischen und histologischen Gründen ab. Die weitere Streuung von einem befallenen Lymphknoten sozusagen »flußabwärts« in die nächsten Lymphknotenstationen ist kein Argument für eine Malignität, wie leicht einzusehen ist. Für den ähnlichen Prozeß gutartiger heterotoper Gewebsmanifestation, die Endometriose, nimmt niemand eine Malignität an und bezeichnet sie auch nicht als Metastase. Aus diesen Überlegungen heraus ist ein eigener Begriff für derartige Schilddrüsenabsiedlungen geprägt worden. Jeder weiß, was unter einer Endometriose zu verstehen ist. Analog dazu wurde von *Gricouroff* für diesen Vorgang die Bezeichnung »gutartige metastatische Thyreoidose« vorgeschlagen, ein Name, der angesichts der zahlreichen ähnlich lautenden Bezeichnungen aus dem Formenkreis der Funktionsstörungen leicht zu Verwechslungen und Verwirrungen Anlaß geben könnte. Es sei nur auf den Ausdruck Hyperthyreoid *(Hennig)* verwiesen und auf eine Tabelle von Synonyma, die als überflüssig bezeichnet werden. Nimmt man Bezug auf die Endometriose, so ist bei der Namensgebung nicht der ganze Uterus mit einbezogen, sondern nur das Endometrium als ein Teil desselben. Im Falle der Schilddrüse bezöge sich das auf die Follikel, so daß man vielleicht von »thyreogener Follikulose« sprechen könnte. Andere, vielleicht zu diskutierende Termini technici könnten »thyreogene Lymphopathie« oder »Lymphadenopathie« lauten, die aber ihre Beschränkung auf die Lymphknoten zum Ausdruck bringen würden. Mit der Bezeichnung »thyreogene Follikulose«

fällt eine solche Beschränkung fort, so daß auch die Absiedlungen in andere Organe mit ihm erfaßt werden. Weiterhin ist der Ausdruck vollkommen funktionsneutral.

Was von der lateralen aberrierenden Struma gesagt wurde, gilt im Prinzip auch für die andere große Gruppe der sogenannten metastasierenden Kolloidstruma. In den Blutkapillargebieten der Organe finden sich reichlich Möglichkeiten zur Ansiedlung ausgeschwemmter Epithelien, ähnlich wie in den Lymphknoten. Die von Degenerationsvorgängen in der Schilddrüse stammenden Epithelien können in den Kapillaren festgehalten werden und hier zu tumorös aufgetriebenem Gewebe angehen. Meist wird die Ätiologie solcher Anschwellungen klinisch nicht auf Anhieb gestellt, und die Überraschung ist groß, wenn sich in einem exstirpierten Tumor mikroskopisch Wucherungen von Schilddrüsengewebe entdecken lassen. Gewiß ist z. B. bei Ansiedlung und Wucherung in der Klavikel (Abb. 82) der Knochen aufgetrieben und zerstört, aber nicht infolge destruierenden Wachstums, sondern durch Druckatrophie auf der Grundlage von Gewebsexpansion. Histologisch sieht man in solchen Wucherungen im Knochen alle in der Schilddrüse vorkommenden Formen und Strukturen, so daß man dem Ge-

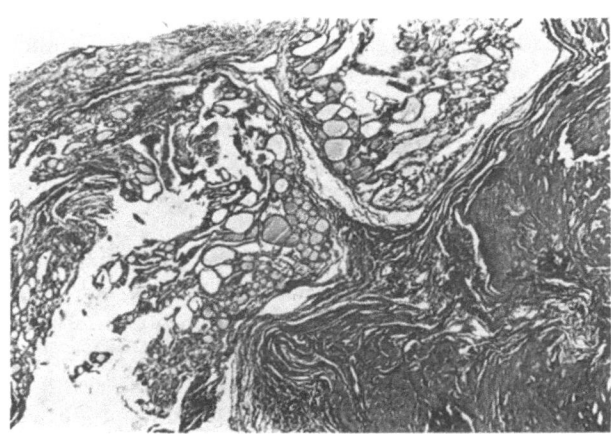

Abb. 82 *Metastasierende Struma der Klavikel. »Thyreogene Follikulose« (vgl. Text)*

webe mikroskopisch seine Herkunft nicht ansehen kann. Von dem heterotopen Schilddrüsengewebe im Knochen gilt dasselbe wie von der Wucherung im Lymphknoten, daß nämlich zusätzlich eine maligne Entartung auftreten kann. Offenbar spielt hier der Zeitfaktor eine Rolle. Über die Häufigkeit oder vielleicht leichtere Anfälligkeit solcher ortsunüblichen, verschlagenen Gewebe zur malignen Degeneration soll und kann nichts ausgesagt werden, da diese Frage nicht geprüft worden ist. Die Möglichkeit einer zusätzlichen malignen Entartung enthält aber schon den Hinweis, daß die einfache Streuung, die »thyreogene Follikulose« — ein vorläufiger Behelfsbegriff zu verbalen Unterscheidung zu Metastase oder Absiedlung — qualitativ ganz etwas anderes ist als ein Karzinom, nämlich zunächst nur eine gutartige epitheliale Heterotopie. Diese kann entstehen, wenn bei den oben beschriebenen Degenerationsvorgängen die Epithelien Lymphknoten passieren, über lympho-venöse Anastomosen oder auf direkt in den Venenwinkel mündenden Lymphbahnen unter Umgehung der Lymphknoten ins Blut gelangen. Solche Bahnen sind nachgewiesen und oben beschrieben worden (C IV a 4).

Daher ist es nicht unbedingt erforderlich, daß bei Organmanifestationen dieser Art auch laterale aberrierende Strumen sozusagen als Vorstationen derartiger Funde vorliegen müssen. Einmal ins Blut gelangt, ist die Verschleppung von Schilddrüsenepithelien in alle Organe möglich. *Horn* et al. geben folgende Häufigkeitsreihe: Halslymphknoten, Knochen, Lungen, Leber, Gehirn, Mediastinallymphknoten, Uterus; bezüglich der Knochen: Femur, Schädel, Becken, Sakrum, Brust-Lendenwirbel, Rippen, Humerus, Radius, Unterkiefer. Eine eigene Beobachtung betrifft eine »thyreogene Follikulose« in der Klavikel, die in obiger Häufigkeitsreihe gar nicht aufgeführt ist (s. Abb. 82). *Breitfort* beschreibt den Fall eines 10-jährigen Jungen mit disseminierten Lungentumoren, die zunächst einmal eine Lungentuberkulose vorgetäuscht hatten, deren wahrer Charakter später aber sichergestellt werden konnte.

Das Vorkommen aberrierender Strumen oder metastasierender Kolloidknoten glauben amerikanische Autoren gebunden zu sehen an entsprechende Knoten in der Schilddrüse, die auch als Epitheliome bezeichnet werden. Damit ist aber ohne weiteres das Problem noch nicht gelöst. Entscheidend erscheint die Frage der Eintrittsmöglichkeit der Schilddrüsenepithelien nach Lösung aus dem Verband des Follikels in die anliegende Lymphbahn. Nach unseren heutigen Kenntnissen muß damit eine Zerstörung der Follikelwand bzw. der Basalmembran verbunden sein. Die Epitelabschilferung, gleich aus welchem Grunde, ist leicht verständlich. Ihre Richtung ist follikellumenwärts. Eine Passage aber der intakten Follikelwand in die Lymphbahn setzte aktive Bewegungsmöglichkeit der Epithelien voraus. Da hierfür keine Anhaltspunkte gegeben sind, kann nur an passive Ausschwemmung auf der Grundlage von Lückenbildungen im sonst geschlossenen Verband gedacht werden. Solche degenerativen Vorgänge sind in Knotenbildungen häufig. Ob sie auch in normalen Schilddrüsen vorkommen, ist unsicher, in diffusen Strumen schon wahrscheinlicher. *Heterotopes Schilddrüsenvorkommen ist daher nicht unbedingt von der Existenz von Epitheliomen, sondern von Degenerationsvorgängen in der Schilddrüse abhängig.* Sie sind Voraussetzungen und Quelle lymphogener Streuungen, der »thyreogenen Follikulose«, deren Charakter gutartig ist, gleichgültig an welchem Ort sie sich herausgebildet hat. Die Möglichkeit der Umwandlung in »eigentliche Karzinome« (v. *Albertini*) unterstreicht, wie schon gesagt, den wahren Charakter dieser Heterotopien als gutartige Gebilde. Hier geschieht in natura etwa das, was *Sanders* et al. im Experiment durch Lungenimplantation autologen Schilddrüsengewebes durch Rechtsherzkatheterisierung erreichten. Es ergeben sich dabei funktionstüchtige Emboli aus Schilddrüsengewebe in enger Nachbarschaft zu kleineren Bronchien, von wo aus eine weitere lymphogene Verschleppung ins paraaortale Fettgewebe stattfinden konnte. *May* und *Jeanmaire* transplantierten embryonales Schilddrüsengewebe ins Auge erwachsener Mäuse, wobei sich die Strukturen des Erwachsenenorgans ohne Tumorbildung entwickelten. Auch Transplantation in die Rektusscheide führte nicht zu gut- oder bösartigen Tumoren, das Gewebe geht nur an, d. h. es bildet die ursprüngliche Matrix nach, mehr nicht (*Marshal*). Diese Zitate sind hier nur angeführt zur Charakterisierung der Proliferationsfähigkeit von Schilddrüsengewebe im euthyreoten Organismus, d. h. ohne die vis a tergo durch besondere Wachstumsimpulse, wie sie der Ausbildung von Strumen zugrunde gelegt werden müssen. *Die »thyreogene Follikulose«, gleichgültig ob in der Form der lateralen aberrierenden Struma oder der metastasierenden Kolloidstruma, hat Degenerationsvorgänge der Schilddrüse zur Voraussetzung.* Da diese häufiger in den Knoten der Schilddrüse auftreten als im unveränderten Organ, findet man auch entsprechend häufiger heterotopes Gewebe beim Knotenwachstum. Amerikanische Autoren behaupten eine Koppelung von Knotenvorkommen und Schilddrüsenheterotopie. Sie ziehen daraus den Schluß, daß die Heterotopien Metastasen seien und daher die Knoten nicht gutartige Epitheliome, sondern bereits Karzinome seien. Dieser Schluß ist anfechtbar, wie auseinandergesetzt wurde. Weder sind die intrathyreoidalen Knoten in ihrem histologischen Bau und biologischen Verhalten maligne noch die Heterotopien. Der histologische Bau ist hier wie dort so ausgereift, daß man nicht entscheiden kann, ob es von Gewebe innerhalb oder außerhalb der Schilddrüse stammt, ganz zu schweigen davon, daß es nicht möglich ist, ohne beigefügte Organstrukturen den Ort bestimmen zu wollen, in dem das heterotope Gewebe seinen Sitz hat. Mehr als die Diagnose »Schilddrüsengewebe« ist unter dem Mikroskop nicht abzulesen, eben infolge der Wiederkehr ausgereifter und natürlich vorkommender Formationen und Strukturen an allen hier in Frage stehenden, oben aufgezählten Orten. Diese weitgehende Imitation des Schilddrüsengewebes an ortsunüblichen Stellen macht die ortsbestimmende Diagnostik unmöglich.

c) Malignitätsbestimmung

Die geschilderten Schwierigkeiten der Diagnostik hören nun keineswegs bei der Ortsbestimmung auf. Wie schon aus den vorstehenden Ausführungen entnommen werden konnte, bereitet auch die Bestimmung der Malignität erhebliche Schwierigkeiten. Die Ansichten gehen darüber weit auseinander, was als maligne angesehen werden soll. In der histologischen Struktur der Knoten sind keine Anhaltspunkte der Malignität gegeben. Gilt als Kriterium das biologische Verhalten, dann ergeben sich Schwierigkeiten in der Definition der Tumoren. Oben wurde dargelegt, daß aus der Tatsache der Heterotopie weder dieses Gewebe als bösartig angesehen werden kann noch das des »Primärtumors«. Die Heterotopie ist nicht abzuleiten von einem Primärtumor, sondern von Gewebsdegenerationen, sei es mit oder ohne Tumor bzw. Knotenbildungen. Außer der Heterotopie ist kein Kriterium im biologischen Verhalten der Knoten anzuführen, das zur Diagnose »bösartig« zwänge.

Woodruf schließt sich der Meinung von *King* und *Pemberton* an, die die Halsknoten als Lymphknotenmetastasen entsprechender Veränderungen in der Schilddrüse auffassen, welche oft nur sehr klein und wenige mm im Durchmesser aufweisen. Die Kapsel würde nicht infiltriert oder etwa durchbrochen, und der Tumor wüchse langsam. *Hazard* berichtet über 56 Tumoren der Schilddrüse, 1,5 cm groß oder kleiner, von denen 23% Lymphknotenmetastasen gemacht hätten. In der Schilddrüse wachsen sie scharfrandig, mit und ohne Kapsel, teils auch infiltrierend. Sie waren von papillärem Bau. *Woolner* et al. bezeichnen die kleinen Schilddrüsentumoren also okkulte Karzinome (Abb. 83), die teils nur zufällig gefunden würden (s. a. Fig. 152, S. 157 in der Illustrierten Tumor-Nomenklatur, Springer Berlin–Heidelberg–New York, 1965). Von 140 Fällen wiesen 58 Metastasen auf, die ungewöhnlich gut operativ heilbar gewesen seien und von denen keiner der Patienten aus Gründen des Karzinoms gestorben sei. Die Überlebenszeiten betrugen bis zu 30 Jahren. Bei Patienten ohne Metastasen fanden sie die gleichen Verhältnisse, und es gäbe nichtoperierte Fälle, die bis zu 32 Jahren noch hätten verfolgt werden können. Es wird betont, daß histologisch keine Regeln über Beziehungen von okkulten Karzinomen mit oder ohne Metastasen zu den Schilddrüsenstörungen aufgestellt werden könnten. Die Geschwulst müsse einen besonderen Charakter haben. *Walt* et al. zitieren Literaturangaben, nach denen kleinzellige Tumoren in 3–18% der Fälle vorkommen, teils mit langer Überlebensdauer. *Welti* et al. fanden bei 8000 Kropfoperationen 233 Krebse (2,9%), deren verschiedene Formen mitgeteilt werden. 184 hatten eine Überlebenszeit von mehr als 6 Jahren, in 138 Fällen, bei denen ein Kropf schon 5 Jahre vor dem Umschlag in Malignität bestand, konnte noch eine Weiterentwicklung und klinische Manifestierung des Krebses verhindert werden. *Nishiyama* et al., die Karzinome von Jugendlichen und Adoleszenten untersuchten, kommen zu dem Schluß, daß keine Beziehungen von histologischem Bau und Überlebenszeit gegeben sei, so daß eine Prognose nicht gestellt werden könnte. Dies sei eher aus der Größe des Primärtumors und der Anzahl der Metastasen zu beurteilen, da manchmal die Beschwerden schon bis zu 10 Jahren vor der ersten Behandlung vorhanden gewesen seien. Histologisch sei in 72% der Fälle eine Neubildung von papillärem oder follikulärem Bau vorhanden gewesen. Vorwiegend papilläre Strukturen fanden *Johnson* und *Saha*, die nach ausdrücklicher Festlegung des gutartigen Charakters dieser »Metastasen« primärer Schilddrüsenkarzinome sich dafür aussprechen, daß man den Ausdruck laterale aberrierende Schilddrüse für diese Art der Gewebsversprengungen am Hals fallen lassen könnte.

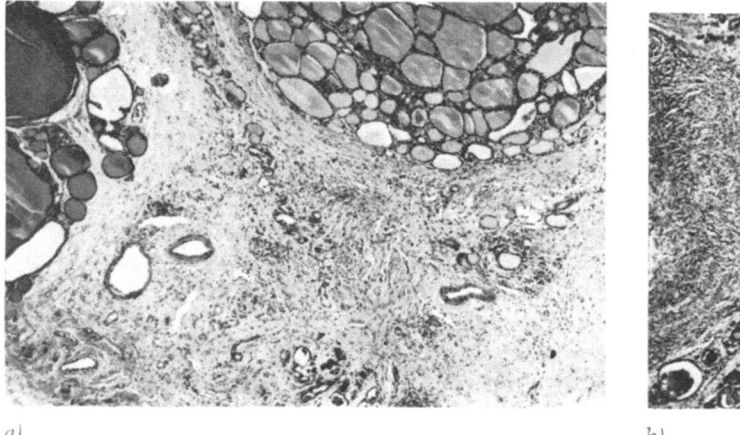 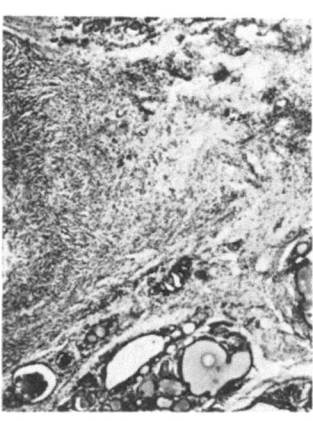

a) b)

Abb. 83 *Sogenanntes okkultes Karzinom in einer Narbe.*
a) *Narbe mit verdämmernden Follikeln.*
b) *Verdämmernde Follikel und Epithelien. Umgebung unauffällig. (Kein Karzinom)*

Ausführlicher befassen sich *Nassif* et al. mit Schilddrüsentumoren von 3 bis 20 mm Größe, die nur bei gründlicher Untersuchung in Adenomen oder unverdächtigen Schilddrüsen versteckt gefunden würden und auffällige, maligne Strukturen besäßen. Der Tumor habe das Aussehen eines fibrösen Degenerationsherdes mit ubiquitärem Sitz unter Bevorzugung der Kapsel; er sei derb und unregelmäßig und histologisch vom Aussehen eines papillären Adenokarzinoms mit reichlicher Bindegewebsentwicklung, manchmal mit Kalkablagerung und psammösen Strukturen. Wand und Lichtung von Gefäßen sowie die Bindegewebskapsel seien infiltriert. Der Tumor entwickle sich langsam, mache keine Rezidive, sondern nur laterale Lymphknotenmetastasen. Dieser Spezialtyp der Schilddrüsenkarzinome wird als sklerosierendes okkultes Epitheliom bezeichnet. *Howard* fordert, die irreführende Bezeichnung laterale aberrierende Schilddrüse aufzugeben, weil es sich bei den außerhalb der Schilddrüse am Halse aufgefundenen Knoten aus Schilddrüsengewebe um Metastasen von primären Schilddrüsentumoren in zervikale Lymphknoten handele, wobei Primärtumoren und Metastasen immer auf der gleichen Seite zu finden und histologisch von gleichem Bau seien.

Judmaier teilt 7 Fälle metastasierender Strumen mit gutartigem histologischem Bild, ohne Nachweisbarkeit eines bösartigen Primärtumors in der Schilddrüse, mit. Neben diesem histologischen Merkmal wird zur Charakterisierung eines metastasierenden Adenoms noch sein mindestens 5jähriges Bestehen ohne Störung des Allgemeinbefindens (Kachexie usw.) verlangt. Endlich geben *Wozencraft* et al. 5 Entstehungsmöglichkeiten für die laterale aberrierende Struma an: 1. der Knoten besteht aus normalem Schilddrüsengewebe; 2. er besteht aus gutartigem Adenomgewebe, das aus präexistenten lateralen Schilddrüsenknoten hervorgegangen ist; 3. er stellt ein Karzinom dar, mit oder ohne Metastase im Schilddrüsenkörper; 4. es handelt sich um eine Karzinommetastase der Schilddrüse in aberriertem Knoten; 5. es liegt ein unabhängig voneinander in Schilddrüse und aberriertem Gewebe entstandenes Karzinom vor. Immer gibt es, allerdings oft nur mikroskopisch zu entdeckende Knoten an der Schilddrüse, so daß die metastatische Entstehung aus primären Schilddrüsenknoten für besser fundiert gehalten wird als die Theorie der latenten embryonalen Keimversprengung. *Zimmermann* et al. sahen keine Abkunft von Krebsen aus präexistenten Adenomen.

Diese kleine Leseprobe mag genügend Orientierung geben, einerseits über die Differenzen in der Auffassung vom Vorkommen lateralen Halsschilddrüsengewebes, andererseits von Art und Charakter dieser Bildungen. Sie werden meist als Metastasen bezeichnet, wobei aber immer wieder der oft weitgehend ausgereifte Bau, die oft lange Latenzzeit bis zum Manifestwerden, die gute Operabilität, die häufige Rezidivfreiheit, die lange postoperative Überlebenszeit und der seltene Exitus durch diese Wucherungen hervorgehoben werden. Diese Kennzeichen passen gar nicht zur Charakterisierung eines Karzinoms. Daher wurde oben die eigene Ansicht über diese Gewebsformationen entwickelt und sie als »thyreogene Follikulosen« bezeichnet. Dieser Ausdruck beinhaltet die Benignität dieser Bildungen und kommt ihrem Wesen sicher näher als der Name Karzinom. Für die Theorie der Ableitung aus Degenerationsherden der Schilddrüse mit oder ohne Knotenbildungen finden sich ebenfalls Literaturstützen. Wenn zweifellos die überwiegende Mehrheit dieser Formationen gutartig ist, so werden jedoch auch Fälle eindeutiger Umschläge in Malignität gemeldet. Von wenigen Ausnahmen abgesehen, handelt es sich dabei um einen sekundären, zeitlich sich länger hinziehenden Umwandlungsprozeß. Das wirft die oben schon einmal gestreifte Frage auf, ob im heterotopen Gewebe die Neigung zur malignen Degeneration vielleicht größer sein könnte als im ortsgerechten.

Für den Diagnostiker aber hat die Frage den Vorrang, woran überhaupt Malignität, sei sie primär oder sekundär, erkennbar wird. *Sinclair* et al. sprechen von einem weiten Spektrum der Strukturen, das histologisch von normal bis undifferenziert reiche und dem auch die Funktion und Radiojodaufnahme entsprächen. *Bertelsen* et al. erklären ohne Umschweife, daß mit heutigen diagnostischen Mitteln keine klinische Malignitätsdiagnose zu stellen sei, es sei denn in vorgeschrittenem Stadium. Von solch fortgeschrittenen Stadien sprechen offensichtlich *Garnier* et al., wenn sie auf die sicheren klinischen Zeichen wie schnelle Vergrößerung, Verwachsung mit der Umgebung und Konsistenzvermehrung hinweisen. Ähnliche Stellungnahmen finden sich bei den Histologen. Einbruch in Blut- und Lymphgefäße wird teils als sicheres Malignitätszeichen angesehen, teils aber soll er bedeutungslos sein *(Horn* et al.). *Zimmermann* et al. halten den Gefäßeinbruch nicht für ein Prognostikum, da von 15 Patienten mit malignen Adenomen nur 2 am Krebs starben, die anderen bis zu 13 Jahren überlebten. Kapseldurchbruch und infiltrierend-destruierendes Wachstum gelten als sicherer Ausdruck der Malignität. Doch ist bei diesem Stande des Wachstums die makroskopische Beur-

teilung auch schon ausreichend, die nicht mehr der histologischen Bestätigung bedarf. Die funktionelle Diagnostik, mit Radiojod etwa, ist ebenfalls nicht verläßlich, da das Karzinomgewebe sich sowohl funktionstüchtig ausweist als auch völlig funktionslos sein kann. *Fitzgerald* et al. verabreichten 100 Schilddrüsenkarzinomen Radiojod und fanden in 46 Fällen eine Isotopenanreicherung. Je mehr Kolloid die Follikel enthielten, je reichlicher war ihr Gehalt an J^{131}. *Pochin* et al. sahen höheren Radiojodgehalt in kleineren als in größeren Follikeln und halten dies für eine Folge der Verschiebung des Zell-Kolloidverhältnisses zugunsten der Zellen, die besonders in Karzinomen J^{131} zwar aufnehmen, aber schnell abstoßen. *Meyer* teilt den gleichen Befund höheren Radiojodgehaltes in kleineren Follikeln mit, führt das aber auf Verteilungsschwierigkeiten infolge höherer Viskosität des Kolloids in großen Follikeln zurück. Im Epithel funktionstüchtiger Tumoren fand er autoradiographisch kein Jod. Es ließ sich ausschließlich paraepithelial am oder im Kolloid nachweisen. *Doering* ist der Ansicht, daß malignes Schilddrüsengewebe mit zunehmender Entdifferenzierung die Fähigkeit zur Radiojodspeicherung progressiv verliert. Weniger verbreitet ist wohl die Meinung von *Myhill* et al., die die Schilddrüsenradiosensitivität lediglich abhängig sein lassen wollen von der Kropfgröße, unbeschadet der Struktur und Funktion.
Es kann aber nicht zweifelhaft sein, daß neben der histologischen Struktur noch andere Fakten bei der Jodanreicherung eine Rolle spielen. Im Neoplasma wie im normalen Schilddrüsengewebe werden trotz gleichen Kolloidgehaltes Follikel mit und ohne Anreicherung nebeneinander gesehen, was aber auf verschiedene Tätigkeitsphasen zurückgeführt werden kann. Da nur funktionstüchtiges Karzinomgewebe speichert, ist die Radiojodmethode auch kein verlässliches Diagnostikum der Malignität.
Wenn man nun die Literaturberichte studiert, so ergeben sich zweifellos auch echte Karzinomfälle (Abb. 84a, b). Besonders deutlich kommt dies in amerikanischen Berichten über kindliche Schilddrüsenkarzinome zum Ausdruck. Nach *Rickles* betragen sie allerdings weniger als 1% aller Schilddrüsenkarzinome. Im deutschen Schrifttum sind sie fast eine Rarität, wie auch *Wöckel* berichtet, der die Problematik dieser Tumoren behandelt. Es ist aber nicht das Alter, ob jugendlich oder erwachsen, das die Problematik ausmacht, sondern die Schwierigkeiten der histologischen Diagnostik, die in allen Lebensstufen besteht. Schon *Wegelin* bekannte, daß »die Bösartigkeit keineswegs an bestimmte morphologische Strukturen gebunden ist, sondern in der Hauptsache von biologischen, morphologisch oft nicht faßbaren Eigenschaften der Tumorzellen abhängt.« Bei diesen Unsicherheiten ist es wohl selbstverständlich, daß die Zahlen über das Vorkommen von Schilddrüsenkrebsen stark schwanken, und zwar von 0,025 % *(Sokal)*, 0,08% *(Silliphant et al.)*, 1% *(Nadal)*, 1,5% *(Heimann)*, 1,68% *(Ross et al.)*, 4% *(Shallow et al.)*, 4,8% *(Mortensen et al.)*, 5% *(Jackson)* bis zu 8,5% *(Brull)*. Diese Schwankungen beruhen vorwiegend auf der Einstellung der Untersucher, wobei allen die Schwierigkeiten klar sind, die auch nicht verschwiegen werden. *Welti* et al. berichten über 8000 operierte Fälle von 1930 bis 1950 mit einem Krebsvorkommen von 2,9%. In den 6 Jahren ab 1950 fielen 3000 Kropfoperationen an mit einer Häufigkeit von 7,7% Karzinomen. Interessant sind die Mitteilungen *Majarakis* et al. Sie teilten ihr Material von 1429 Thyreoidektomien mit 5,2% Gesamtmalignität in 3 Gruppen auf und errechneten für die toxische Knotenstruma 1%, für die diffuse toxische Struma 0,1% und für die atoxische Knotenstruma 15,6% Malignität. Zu ähnlichen Zahlen kommt *Bondy*, der bei der nichttoxischen uninodulären Knotenstruma auf 12%, bei der nichttoxischen

multinodulären Knotenstruma auf 5% und bei der toxischen Knotenstruma auf 1% Malignität kommt. Es ist fast selbstverständlich, daß je nach der gefundenen Prozentzahl die Untersucher eine verschiedene Meinung zur Frage der operativen Behandlung äußern. *Pittman* zitiert das Meinungspendel, das von extremer chirurgischer bis zu extremer konservativer Behandlung ausgeschlagen habe, wobei auch die Statistiken der Malignität kritisiert werden, deren weit schwankende Zahlen auf ungleichem Ausgangsmaterial basierten. Lediglich 1 % der Knoten würde maligne entarten. *Woolner*

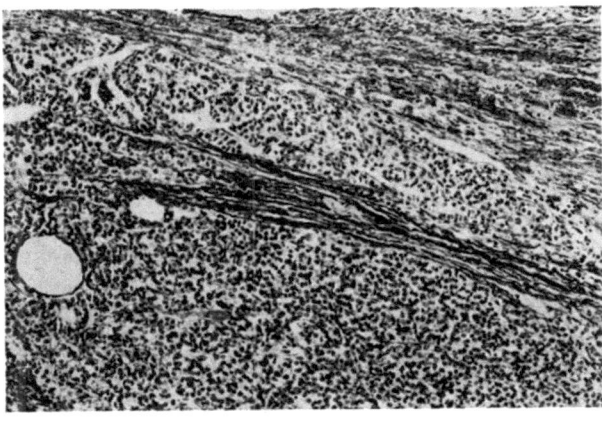

a)

Abb. 84 *Schilddrüsen-Karzinom.*
a) *Wuchernde Epithelien mit Infiltration der Umgebung;*
b) *Karzinom mit Gefäßeinbruch*

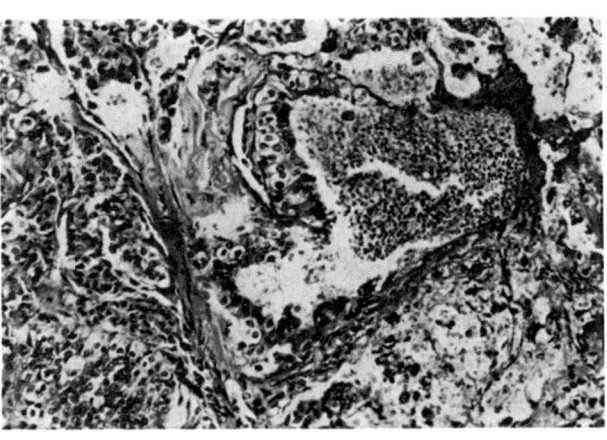

b)

et al. schlagen eine radikale chirurgische Behandlung vor, während *Sokal* keine prophylaktische Entfernung der Knoten wegen drohender maligner Entartung für nötig hält. *Beahrs* empfiehlt eine chirurgische Behandlung der symptomlosen Kröpfe aus der Überlegung der Risikoverteilung. Eine Operation sei praktisch risikolos, während die Möglichkeit der karzinomatösen Entartung, der Hyperthyreose oder der Verdrängungsbeschwerden nicht so sicher ausgeschlossen sei. *Russel* et al. berichten von

einem Anteil von 1,6 % Schilddrüsenkarzinomen am Gesamtkarzinommaterial einer Tumorspezialklinik in Texas.
Vergleicht man die Zahlen mit denen der Todesursachenstatistik, so ergibt sich 1 % Todesfälle auf das Konto des Schilddrüsenkrebses in der Gesamtheit der malignen Tumoren. Nach *Yagawa* beträgt die Rate der Schilddrüsenkarzinome im Sektionsmaterial 0,4%. Nur 0,13% der Todesfälle an malignen Geschwülsten gehen auf das Konto bösartiger Schilddrüsentumoren. Man wird die wahre Rate des Kropfkrebses natürlich etwas höher einschätzen müssen als die Todesursachenstatistik ausweist, da sicherlich auch »echte Krebse« gelegentlich an anderen Erkrankungen ad exitum kommen. Die hohen Zahlen aber beweisen schlüssig, daß ein guter Teil diagnostizierter Krebse in Wirklichkeit keine Krebse sind, sondern in die Gruppe der »thyreogenen Follikulosen« (lateralen aberrierenden Schilddrüsen, metastasierenden Kolloidstrumen oder wie immer man sie nennen will) hineingehören. Man kann sich nicht der Auffassung anschließen, daß die »thyreogenen Follikulosen« a priori Karzinome seien, höchstens die Frage aufwerfen, ob die heterotopen Gewebsformationen vielleicht sekundär besondere Anfälligkeiten für maligne Degeneration entwickeln könnten. Auch das erscheint keineswegs sicher, wenn man das histologische Verhalten berücksichtigt. *Yagawa* hält die malignen Strumen des Kindes- und des Greisenalters überwiegend für primäre Karzinome, während die des mittleren Alters in der Mehrzahl ihre Matrix im Gewebe präexistenter Strumaknoten besitzen sollen. Schon vor einigen Jahren wurde auf das Problem aufmerksam gemacht *(Eickhoff* 1951), daß operierte »Krebse« geheilt werden mit 10-, 20- oder 30jähriger Überlebensdauer *(Woolner* et al.) und der Tod aus anderen Ursachen eintrat. *Russel* et al. geben die postoperative Überlebensrate mit 80 % auffällig hoch an. *Yagawa* hat Überlebenszeiten von 16—20 Jahren beobachtet. Man kann auch nur sehr widerstrebend von einem »Rezidiv« nach 24 Jahren sprechen. Die Alternativfrage, einen gutartigen Tumor oder einen langsam wachsenden, gutartigen Krebs anzunehmen, kann eigentlich so nicht gestellt werden. Zweifellos gibt es echte Krebse, die histologisch wie biologisch der vollen Definition eines Krebses entsprechen. Bei dem Schilddrüsengewebe aber handelt es sich in der Mehrzahl um Epitheliome und »thyreogene Follikulosen«. Das Problem ist hier nicht die Kenntnis dieser Tumoren, sondern die Schwierigkeit ihrer Abgrenzung und die Erkennung ihrer Art. Ein kleiner Schritt auf dem Wege zur besseren Differentialdiagnose ist das Wissen um den Entstehungsvorgang der »thyreogenen Follikulosen«, deren Quelle Degenerationsvorgänge in der Schilddrüse sind. Hier, wie oben dargelegt, von Metastasen zu sprechen, ist nur irreführend.

IV. STÖRUNG DER FUNKTION

a) intrathyreoidal

Hinter der morphologischen Kombinationsform des zylindrischen Follikelepithels verbergen sich Wachstums- und Sekretionsaktivität zugleich. Wie schon oben ausgeführt, ist histologisch eine Differenzierung der Aktivitäten schlecht möglich. Dieser Mangel an Aussagekraft des histologischen Bildes erschwert auch das Verständnis der Hintergründe der Sekretionsaktivität des Schilddrüsengewebes. Da klinisches und histologisches Verhalten sich häufig nicht decken, müssen andere Methoden zur Klärung des Krankheitsbildes mit herangezogen werden. Hier bieten sich die Untersuchungen

mit markiertem Jod in Verbindung mit weiteren klinischen und experimentellen Methoden an. Die Jodstoffwechseluntersuchungen sowie die Kenntnis thyreotrop stimulierender und thyreostatischer Einwirkungsmöglichkeiten geben Anhaltspunkte dafür, daß funktionelle Schilddrüsenstörungen sowohl intra- als auch extrathyreoidaler Natur sein können.
Bei der Betrachtung intrathyreoidaler Funktionsstörungen sollte man sich jedoch immer vor Augen halten, daß diese möglicherweise nur vordergründig sein könnten. Diese Einschränkung ist deswegen vonnöten, weil die Schilddrüse als zentrales Jodumschlagsorgan zahlreiche funktionelle Bindungen zu vorgeschalteten Zentren (Hypophyse, Diencephalon), zu nachgeschalteten Geweben (Organe, Flüssigkeitsräume), zu synergistischen oder antagonistischen endokrinen Organen und zur Peristase (exogener Jodgehalt) hat. Alle diese miteinander verschlungenen Fäden haben einen Einfluß auf die Schilddrüsentätigkeit. Was sich zunächst als intrathyreoidale Funktionsstörung präsentiert, kann sich unter Umständen schon bald als sekundäre reaktive Störung erweisen.
Durch *Klein* sind wir über den Jodhaushalt dahingehend orientiert, daß seine Störungen nicht einheitlicher Natur sind. Der Verbrauch an Hormonen durch die peripheren Organe kann fehlerhaft verändert sein, oder die Synthese der einzelnen Jodhormonfraktionen ist gestört. Jodid- und Hormonphase sind Ausdruck nacheinander ablaufender Vorgänge, die nicht aufeinander abgestimmt zu sein brauchen und isoliert störanfällig sein können. Diese spezifischen Tätigkeiten sind enzymatischer Natur. Wenn sie auch durch extraorganelle Einflüsse gehemmt bzw. blockiert oder beschleunigt werden können, so möchte man die spontanen Störungen doch primär als intrathyreoidal ansprechen. Es ist klar, daß Enzymmangel an irgendeiner Stelle der Hormonsynthese zu einer Schilddrüseninsuffizienz führen muß, die hypophysenunabhängig ist. Daher spricht z. B. die Kretinenschilddrüse auch nicht auf TSH an.
Ganz so eindeutig intrathyreoidal wie bei der primären Hypothyreose durch Jodfehlverwertung sind die Störfaktoren bei der Schilddrüsenüberfunktion nicht zu lokalisieren. Das hat seinen Grund in der engen Beziehung der inkretorischen Tätigkeit der Schilddrüse zum Verbrauch von Hormonen in der Peripherie sowie in ihrer Abhängigkeit von der Hypophyse (TSH-Rückkoppelungseffekt). Erst wenn es sich erweist, daß eine umschriebene Wucherung der Schilddrüse hypersekretorisch tätig und gleichzeitig hypophysenunabhängig ist, möchte man annehmen, daß eine primäre intrathyreoidale Störung vorliegt. Das scheint z. B. der Fall zu sein beim sogenannten toxischen Adenom. Dieses zeichnet sich durch autonome, vermehrte inkretorische Tätigkeit aus. Gaben von Schilddrüsenhormon, die normalerweise das Schilddrüsengewebe über den Weg der Dämpfung hypophysärer Thyreotropinsekretion ruhigstellen, zeigen hier keine Einwirkung. Die hypersekretorische Tätigkeit des toxischen Adenoms geht unbeeinflußt durch solche Maßnahmen weiter. Diese sozusagen ex iuvantibus abzuleitende Deutung der primären intrathyreoidalen Funktionsstörung wird noch unterstützt durch das Verhalten des toxischen Adenoms, das seine Tätigkeit nach wechselnd langer Zeit einstellt. Da dies mit histomorphologischer Einschmelzung seines Gewebes bis zur Zystenbildung einhergehen kann, wird plastisch vom »Ausbrennen« des toxischen bzw. heißen Adenoms gesprochen. Einen sicheren Beweis primärer intrathyreoidaler Störung beim toxischen Adenom können aber die Argumente nicht liefern. Darauf wird später noch zurückzukommen sein.

Primäre intrathyreoidale Funktionsstörungen können auch durch Entzündungsvorgänge hervorgerufen werden, wobei hyper- und hypothyreotische Zustände auftreten können, je nach dem Stadium der Entzündung und den dadurch hervorgerufenen Gewebsveränderungen (Umbau, Abbau, Narbenbildung usw.). Daß in diesem Zusammenhang neben der Thyreoiditis und Strumitis die Struma lymphomatosa eine (umstrittene) Sonderstellung einnimmt, sei nur am Rande vermerkt. Wohl einmalig ist die Mitteilung von *Bitan* et al., die bei einer Leukämie in einer Schilddrüse dichte Lymphozytenansammlungen und polymorphe Leukoblasten fanden. Die Schilddrüse war das einzige an der Leukämie beteiligte endokrine Organ, in dem wahrscheinlich vorher eine Lymphfollikelbildung (Hashimoto) vorhanden gewesen war. Ebenso beiläufig und nur der Vollständigkeit halber soll erwähnt sein, daß echte primäre Malignome der Schilddrüse zu den Vorgängen gehören, die primäre intrathyreoidale Störungen der Funktion auslösen können.

b) extrathyreoidal

Die Möglichkeiten endogener extrathyreoidaler Funktionsstörungen sind so mannigfach wie die Beziehungen der Schilddrüse zu den endokrinen oder nicht-endokrinen Organen sowie zum Stoffwechsel überhaupt. Im Abschnitt A wurde über diese Relationen schon berichtet. Es ist leicht einzusehen, daß es auf den Bahnen physiologischer Relationen auch schnell zu krankhaften Regulationen kommen kann. Eine solche Anfälligkeit ist immer gegeben durch Verstärkung, Hemmung oder Wegfall der normalen Beziehungen. Störfunktionen brauchen aber klinisch nicht eher manifest zu werden, als (meist vorhandene) Kompensationsvorgänge nicht mehr ausreichend sind. Die wichtigsten Beziehungen der Schilddrüse bestehen zur Hypophyse. Als Produzent thyreotropen Hormons leitet diese die Steuerung der Schilddrüsenfunktion. Vermehrte TSH-Produktion führt zur Hyperaktivität und sinkendes TSH-Angebot zu entsprechender Abnahme der Schilddrüsentätigkeit. Diese sehr engen Beziehungen von Hypophyse und Schilddrüse sind allerdings doppelgleisig insofern, als durch Ausschüttung von Schilddrüsenhormon die TSH-Sekretion gedämpft wird (feed-back mechanism oder Rückkoppelungs-Effekt). Alle Einwirkungen auf die basophilen Zellen der Adenohypophyse als den eigentlichen Produzenten des Thyreotropins führen zu entsprechenden Reaktionen an der Schilddrüse, wobei es selbstverständlich ist, daß physiologische Regulationen sich in pathologische umzuwandeln vermögen. Das Bild gestörter hypophysenabhängiger Schilddrüsenfunktion ist klinisch wie experimentell zu häufig verifiziert, als daß hier weiter darauf eingegangen werden müßte.

Von besonderer Bedeutung sind auch zentral-nervös bedingte Schilddrüsenfunktionsstörungen. Klinische Anhaltspunkte sprechen für solch eine Annahme. Nach der amerikanischen Statistik von *Bram* geht in 60 % der Fälle dem Basedow eine psychische Erregung voraus. Eine exakte pathologisch-anatomische Beweisführung leidet aber unter dem Mangel des Nachweises somatisch-nervöser Veränderungen. Zwar sind Jodzentren des Gehirns bekannt, doch fehlt bisher die Möglichkeit der Erkennung von Schäden dieser jodaviden Herde oder anderer Hirnbezirke. Ein Basedow-Stich, analog dem Zuckerstich, ist bisher noch nicht gefunden. Allerdings sagen Versuche von *Harris* und *Woods* aus, daß die Reizung des vorderen Anteils der Eminentia mediana des Tuber cinereum eine Erhöhung der Schilddrüsenaktivität mit Anstieg der Blutkonzentration der Schilddrüsenhormone bis zu 4-fachen Werten zur Folge hat. Die Angabe dieses Zentrums ist nach eigenen Worten des Autors mehr eine Vermutung als eine exakt bewiesene Tatsache. Unsere bisherige Unkenntnis in diesen Dingen ist aber kein Grund, die Möglichkeit zentral-nervös ausgelöster Schilddrüsenfunktionsstörungen zu leugnen, zumal auch die Wildkaninchenexperimente *(Eickhoff* 1949) eine eindeutige Sprache sprechen. Das manchmal explosionsartige Auftreten eines Basedow nach entsprechend starker und akuter Reizeinwirkung kann gar nicht anders als in dem genannten Sinne aufgefaßt werden. Die relative Seltenheit solcher akuten Fälle, z. B. auch während des Krieges, ist kein Argument gegen diese Auffassung. Im Gegenteil erhellt sie blitzlichtartig den sonst schleichenden Verlauf. Im Zeitraffertempo rollt hier unter extremen Bedingungen ein Spontanexperiment ab. Der Reiz führt zu einer extremen Belastung mit plötzlicher Unterbrechung der zentral-nervösen Regulation der Schilddrüse.

Die wichtigsten Quellen endogener extrathyreoidaler Schilddrüsenfunktionsstörungen wären damit genannt. Von den exogenen sei nur das Jod hervorgehoben. Variationen im Jodangebot verursachen aber nicht unmittelbar Störungen, sondern erst nach Erschöpfung von Kompensationsvorgängen. So führt Jodarmut nicht gleich zur Hypothyreose und Jodüberangebot löst nicht sofort einen Jodbasedow aus. Jodstoffwechselstudien haben in diese verwickelten Regulationsmechanismen einigen Einblick gewährt. *Klein* bringt den überzeugenden Nachweis, daß die Peripherie als Verbraucher zunächst allgemein regulierenden Einfluß auf die Schilddrüse ausübt, dann aber auch durch elektive Hormonentnahme der Organe aus dem Blut mitbestimmend ist für Hormonproduktion und -inkretion der Schilddrüse. Wenn man also vom Jod spricht, so ergeben sich gleich 2 extrathyreoidale Regulations- und damit auch Störmöglichkeiten: das exogene Jodangebot und der periphere Jod-(Hormon-)Verbrauch.

c) kombiniert

Theoretisch scheinen die Störfaktoren nicht alternativer Natur zu sein, d. h. nur extra- oder intrathyreoidal. Es ist gut vorstellbar, daß es auch Kombinationsstörungen gibt. Entsprechend den oben aufgezeichneten Jodstoffwechselvorgängen gibt es intrathyreoidal stufenweise Störungsmöglichkeiten bei der Jodisation und Jodination. Darüber hinaus sind strukturelle Vorgänge progressiver und auch regressiver Art imstande, Störungen auszulösen. Primäre Störungen dieser Art haben Rückwirkungen auf die endogenen Zusammenhangsfunktionen, z. B. der Hypophyse oder der dienzephalen Zentren. Diese wiederum beeinflussen nicht immer nur regulierend im Sinne eines Ausgleichs die Schilddrüsentätigkeit.

Die Quelle extrathyreoidaler Funktionsstörungen kann einmal im imaginären Jodraum der Peripherie liegen. Wir wissen, daß die Peripherie nicht nur in der Rolle des passiven Empfängers gesehen werden darf, sondern durch ihre Ansprüche auch aktiv bei der Regulierung der Schilddrüsentätigkeit mitwirkt. Ebenso führt eine Jodfehlverwertung zu entsprechender Rückantwort der Schilddrüse. Der andere Ort provozierter Schilddrüsenfunktionsstörung liegt in der Hypophyse sowie in den dienzephalen vegetativ-nervösen Zentren des Gehirns. Während die Rolle der Hypophyse klar ist, wird der Beweis primärer nervöser Schädigung und Reizauslösung schwerer zu führen sein, da Ursache und Wirkung so innig miteinander verflochten sind, daß ihre Trennung kaum möglich ist. Erschwerend kommt hinzu, daß es Fälle und Grenzsituationen vegetativer Reizerscheinungen ohne erkennbare Folgen für die Schilddrüse gibt. Die Indizien scheinen aber dafür zu sprechen, daß bei einigen als Schilddrüsenerkrankungen angesprochenen Leiden der ursprüngliche Krankheitsherd zentralnervös zu suchen ist und die Schilddrüse erst das Erfolgsorgan der Störung darstellt.

Bei all diesen kombinierten intra- und extrathyreoidalen Funktionsstörungen steht die Frage an, ob es sich um ein Nacheinander oder Nebeneinander handelt, d. h. ob beide Störungen gleich von Anfang an vorhanden waren oder eine sich erst später aus der anderen ergeben hat. Mit letzter Klarheit sind die Verhältnisse oft nicht einzusehen, da die Erkrankungen meist schleichend einsetzen und in fortgeschrittenem Stadium erst zur Beobachtung gelangen. In einem Falle allerdings, nämlich dem akuten Basedow (Schreckbasedow), ist mit überwiegender Wahrscheinlichkeit die Reihenfolge nervöser Schaden und Schilddrüsenfunktionsstörung ebenso deutlich wie die Rückwirkung der Funktionsstörung auf das Vegetativum. Die zeitlich enge, um nicht zu sagen unmittelbare Aufeinanderfolge von extrathyreoidaler zentral-nervöser Schädigung und intrathyreoidaler Schilddrüsenstörung hat deswegen den Charakter einer kombinierten Störung, weil die Schilddrüse vollkommen autonom wird und die Störung eigengesetzlich weiterläuft. Die daraus rückwirkende, verstärkte nervöse Schädigung ist nicht anders korrigierbar als durch Entfernung des »Störenfrieds« Schilddrüse. Welche Schwierigkeiten bei der Klärung der Funktionsstörungen es zu überwinden gilt, mag daraus hervorgehen, daß noch nicht einmal die Frage der anatomischen Störungen befriedigend gelöst ist. Die Frage nach der Entstehung des Kropfes ist immer noch nicht ausreichend beantwortet. Obwohl einige strumigene Faktoren bekannt sind, läßt sich noch darüber streiten, ob am Anfang der Kropfentwicklung ein noch unbekannter Mangelfaktor X oder eine Funktionsstörung bzw. -insuffizienz stehen. Denkbar und zu begründen ist beides. Der Hormonmangel, gleich aus welchem Grunde er provoziert wird, scheint immer der Anlaß der Kropfentwicklung zu sein. Nach *Grab* führen Jodmangel, alimentäre Noxen und Enzymopathien zu dem initialen Hormondefizit. Regionale Faktoren, ob sporadisch oder endemisch, spielen sicher mit hinein. Wechselwirkung anatomischer und funktioneller Schilddrüsenstörungen und ihre Koppelung mit exogenen Störungsmöglichkeiten schnüren die zahlreichen Fäden zu einem gordischen Knoten, der die Schwierigkeiten versinnbildlichen mag, die der Lösung entgegenstehen.

V. EINZELPROBLEME

Bei der Erörterung von Einzelproblemen ist es immer gut, sich vor Augen zu halten, daß trotz der Vielfalt unserer Kenntnisse die eigentliche Ursache der anatomischen und funktionellen Entgleisung der Schilddrüse unbekannt ist. Aus dieser Unkenntnis der Grundtatsachen ergeben sich von selbst Fragestellungen der verschiedensten Art, die zu beantworten die Wissenschaft sich schon seit langem bemüht. Zwiespältig sind die Gedanken bei der Beurteilung von Teilergebnissen eben wegen der Unkenntnis der fundamentalen Tatsachen, zu denen sie in einer gewissen Relation vermutet werden können. Trotzdem kann auf die Bearbeitung von Teilproblemen nicht verzichtet werden, da sie Bausteine im Gesamtkomplex darstellen. Die Schwierigkeit der Erforschung der Schilddrüse liegt in deren zentraler Rolle im Jodstoffwechsel sowie in deren Beziehung zum Endokrinium. Vom Jodstoffwechsel laufen die Fäden in den extrathyreoidalen und sogar extrakorporalen Raum und im Endokrinium über die einzelnen Drüsen hinaus ins Neuro-Vegetativum. Gerade die letzte Verbindung ist insofern noch weitgehend unklar, als einerseits neuro-vegetative Erkrankungen ohne Schilddrüsenbeteiligung sehr ähnliche Symptome hervorzurufen imstande sind und andererseits pathologisch-anatomische Substrate im Bereich des Nervensystems weder für die einseitige noch für die wechselseitige Erkrankung bekannt sind. Gilt das für die funktionellen Entgleisungen, so mag auch bei der anatomischen Störung der Ausbildung des Kropfes darauf hingewiesen werden, daß hier das allgemeine Problem der gut- oder bösartigen Tumorbildung noch von hormonalen und komplizierten (Jod-) Stoffwechselbedingungen überlagert ist.

Die Schwierigkeiten des umrissenen komplexen Geschehens fordern nun geradezu zur Theorienbildung heraus, und der Hypothesenreichtum für den Bereich der Schilddrüse wird verständlich. Mit der Zahl der Hypothesen wächst auch die Zahl der Begriffe, was nicht immer der Verständigung und dem Verständnis zum Vorteil gereicht. Der Begriff Thyreotoxikose deutet eine Vergiftung des Organismus durch erhöhte Schilddrüsentätigkeit an, wobei offen gelassen ist, ob durch abartige Stoffe (qualitatives Problem) oder durch Überproduktion (quantitatives Problem). Der Thyreotoxikose nahe verwandt ist die Dysthyreose, die besagt, daß die Schilddrüse ein fehlerhaftes Produkt ausstößt. In dieser Weise kann man sich jedoch mit der Nomenklatur nicht festlegen, da die Beweise für diese Aussagen noch nicht ausreichend erbracht wurden. Der heute allgemein übliche und meist gebrauchte Ausdruck Hyperthyreose bezieht sich lediglich auf die vermehrte Tätigkeit, die Überfunktion der Schilddrüse ohne nähere Hinweise qualitativer oder quantitativer Art.

Es entspricht einem theoretischen wie praktischen Bedürfnis, die verschiedensten Formen der Hyperthyreose zu klassifizieren. Die Benennung ist aber keineswegs einheitlich, teils aus den eben skizzierten Gründen, teils wegen des Mangels gesicherter pathologisch-anatomischer Unterlagen, aus denen die Funktionszustände abgelesen werden könnten. Über Variabilität und Unverlässlichkeit des histologischen Bildes der Schilddrüse wurde schon oben berichtet (s. III). So beklagenswert dieser Umstand auch sein mag, gibt er doch keine Veranlassung zur Resignation und zur Vernachlässigung der Probleme. Da klinische Beurteilungen und Einteilungen der Schilddrüsenüberfunktion ohne pathologisch-anatomische Unterlagen nicht ganz befriedigen können, soll generell versucht werden, durch Überprüfung des histologischen Bildes neue Beziehungen zu den Funktionsstörungen herzustellen mit dem Ziel möglichster Einheit von Klinik und Pathologie. *Nicht die histo-pathologischen Bilder*, die hierzu herangezogen werden müssen, *sind neu, sondern die Beurteilung ihrer Relation zum klinischen Bild.* Ein solches Vorgehen ist naturnotwendig mit neuen Bewertungen und Theorien verbunden. Dadurch, daß diese das Vakuum ausfüllen, brauchen sie zunächst noch nicht als Tatsachen hingenommen zu werden. Das würde der Theorie schlecht bekommen. Sie kann nur eine Arbeitshypothese sein, die anregend wirken und gleichzeitig den Weg zur weiteren Arbeit und Prüfung vorzeichnen soll. Dabei sollte man sich aber von vornherein von der Vorstellung frei machen, daß mit einer Theorie gleich alles ausnahmslos erklärt werden könnte. Dafür ist das Geschehen um die Schilddrüse zu kompliziert, als daß diese Erwartung gehegt werden könnte.

So notwendig die Klassifizierung der einzelnen Strumaformen aus gewissen Gründen sein mag, sie führt uns nicht weiter in der Klärung der hier anstehenden Fragen der Hyperthyreose. Die Überfunktion ist nicht gekoppelt an groß- oder kleinfollikuläre, papilläre oder andere Strukturen, sondern an die Beschaffenheit des Epithels, ob flach oder erhöht. Epithelerhöhung ist gleichbedeutend mit Aktivierung. Diese Aussage gilt eindeutig für das Tierexperiment, das jederzeit bereitgestellt werden kann.

Beim Menschen gehen wir nicht vom Experiment aus, sondern von der Erkrankung, dem klinischen Erscheinungsbild. Kontrollieren wir bei einer Hyperthyreose die Schilddrüse, so kann man mit einiger Sicherheit nur bei bestimmten Erkrankungsformen mit einer Aktivierung rechnen. Das ist z. B. beim Basedow der Fall. Die ganze Schilddrüse, ob strumös oder nicht, weist aktiviertes Epithel auf. Histopathologie und Klinik stimmen vollkommen überein. Weniger vollkommen ist schon die Übereinstimmung bei einer Hyperthyreose auf der Grundlage eines toxischen Adenoms, da es nur im Bereich des Knotens eine Aktivierung gibt, der übrige Teil der Schilddrüse auffallend ruhiggestellt ist. *Alle anderen Hyperthyreoseformen weisen keine Schilddrüsenaktivierungen auf.* Vom pathologisch-anatomischen Standpunkt aus ergeben sich also zwei deutlich voneinander zu unterscheidende Erkrankungsgruppen:

1. die Hyperthyreosen mit diffuser oder umschriebener Schilddrüsenaktivierung. Sie können als »echte Hyperthyreosen« bezeichnet werden;
2. die Hyperthyreosen ohne Schilddrüsenaktivierung. Diese kann man mit »Pseudohyperthyreosen« bezeichnen.

Im Folgenden wollen wir uns mit diesen beiden Formen der Schilddrüsenstörung beschäftigen, ihre histopathologischen und theoretischen Grundlagen herausarbeiten und zur Diskussion stellen.

a) Echte Hyperthyreosen

Aus der Tatsache, daß klinisch sehr nahe verwandte Erkrankungserscheinungen histopathologisch verschiedene Bilder entfalten, kann die Berechtigung der oben gegebenen Gruppeneinteilung der Erkrankungsformen der Hyperthyreosen abgeleitet werden. Nimmt man die Histopathologie als Grundlage der Gruppeneinteilung, so erspart man sich eine ausführliche Rekapitulation der in der Literatur festgelegten Daten der klinischen Bilder. In der Gruppe der echten Hyperthyreosen sind alle Erwartungen, die sich aus der Physiologie der Schilddrüse ergeben, im histologischen Bilde erfüllt, während das in der anderen Gruppe keineswegs der Fall ist. Es wäre ein Fehlschluß, folgern zu wollen, daß im Falle der Pseudohyperthyreose die erarbeiteten physiologischen Grundlagen der Schilddrüsentätigkeit in Zweifel gezogen werden müßten. Die Zweifel haben vielmehr an einem ganz anderen Punkt einzusetzen, nämlich bei der Ansicht, daß die echte Hyperthyreose eine primäre Erkrankung der Schilddrüse darstelle. Für die Pseudohyperthyreose dagegen gilt, daß die Erkrankungsursache primär in der Schilddrüse zu suchen ist, wie später ausgeführt werden wird. Da die Ursachen der Schilddrüsenerkrankung jeweils verschieden sind, wechseln auch ihre histologischen Ausdrucksformen an der Schilddrüse. Eine Gemeinsamkeit ist nur ganz locker. Sie besteht lediglich darin, daß sich die Schilddrüse nach initialem Impuls selbständig macht. Erst wenn dies erreicht ist, manifestiert sich das Krankheitsbild.

Das Problem verschiebt sich also in der Weise, daß nicht mehr a priori die Schilddrüse im Mittelpunkt steht, sondern der Ort des primären Reizes, d. h. die Suche nach dem

Erstlingssitz der Erkrankung. Allem Anschein nach ist dieser für die echte Hyperthyreose zentral-nervös zu vermuten. Leider ist es bisher nicht möglich, sich auf einen räumlich umschriebenen Herd, auf ein »Schilddrüsenzentrum« festzulegen, weil pathologisch-anatomisch faßbare Veränderungen oder Schäden nicht umschrieben auftreten bzw. nicht bekannt geworden sind, weder im Hypothalamus, noch an irgendeiner anderen Stelle des Gehirns. Daher gibt es bislang keinen direkten Beweis für die Behauptung, daß die echte Hyperthyreose eine sekundäre Schilddrüsenerkrankung ist. Mehrere Indizien sprechen aber dafür, daß eine vorgeschaltete, primär zentral-nervöse Erkrankung die Funktionsstörung in der Schilddrüse auslöst.

1. *Die klinische Erfahrung*

Das klinische Bild soll hier nur gestreift werden, nicht weil es für die Beweisführung weniger wichtig erschiene, sondern weil es allzu bekannt ist. Seit *Sauerbruch* spricht man von dem nervösen Vollbasedow »dem Schrecken in Permanenz«. Einschränkend muß jedoch hervorgehoben werden, daß auf der Höhe der Erkrankung Ursache und Wirkung kaum mehr auseinandergehalten werden können. Vermehrte nervöse Reizempfindlichkeit kann sicherlich auch in diesem Stadium Folge quantitativer oder qualitativer Veränderung der Schilddrüsenhormonproduktion sein. Auf den Jodbasedow muß in diesem Zusammenhang hingewiesen werden, auch wenn er nicht überall anerkannt ist und als Spontanerkrankung nicht vorkommt. Prüft man die Anamnese des Basedowikers, so stößt nicht auf einen Jodabusus, sondern auf prolongierte oder summierte psychisch-nervöse Reize, die als überschwellig empfunden und unterbewußt als Traumen verarbeitet wurden. Zugrunde liegen hier offenbar die Abartigkeit und der erhöhte Tonus des Zentralnervensystems, die die Ansprechbarkeit für die Reize bedingen. Über die Beziehungen von psychischem Trauma zum Basedow haben *Mandelbrote* und *Wittkover* berichtet. Das leitet über zu der Frage der Konstitution, über die nachher noch gesprochen wird. Ganz besonders deutlich wird aber die primäre nervöse Erkrankung im Falle des akuten M. Basedow aus voller Gesundheit heraus nach starker äußerer Einwirkung von Schreck und Angsterregung. Nicht immer stehen dabei die Schreckmomente auch äußerlich sichtbar im Vordergrund, sie können sich hinter anderen, äußerlich augenfälligeren Vorgängen verbergen. Das ist z. B. der Fall bei körperlich strapaziöser Belastung unter besonderen Umständen wie bei der Zwangsarbeit in der Gefangenschaft (s. Kap. VI). Hier ergibt sich ein fließender Übergang zu den ebenfalls chronischen, mehr oder weniger versteckten, sexuellen, beruflichen oder häuslichen Konfliktsituationen, die sich als seelische Traumata auswirken können.

Der von der Erkrankung des Zentralnervensystems ausgehende sekundäre Reiz erreicht wahrscheinlich die Schilddrüse direkt, nicht über den Umweg der Hypophyse. Die gewöhnliche Wechselwirkung von Schilddrüse und Hypophyse (Rückkoppelungseffekt) ist daher einbahnig ausgeschaltet. Gabe von Schilddrüsenhormon, die sonst im Blut den TSH-Spiegel senkt und durch die Bremsung des thyreotropen Stimulans die Schilddrüsenaktivität nachfolgend herabsetzt, ist unwirksam. Die krankhafte Schilddrüsentätigkeit ändert sich nicht, da die Eigenhemmung versagt. Die TSH-Produktion ist in diesem Erkrankungsfalle nicht erhöht, sondern durch den erhöhten Schilddrüsenhormonspiegel schon herabgesetzt. Daher wird zusätzliche künstliche Erhöhung des Schilddrüsenhormonspiegels keine weitere Senkung des TSH-Gehaltes veranlassen. Künstliche Erhöhung des TSH-Spiegels dagegen steigert weiter die Schilddrüsentätigkeit. Daraus geht hervor, daß die wechselseitigen Zügel einseitig gekappt sind. Die Ausschaltung der Hypophyse durch die Schilddrüse zeugt von einer hypophysenunabhängigen Erkrankung, deren Ursache daher nicht in der Schilddrüse selbst, sondern im Zentralnervensystem zu suchen ist. Die allgemeine Meinung geht heute dahin, daß generell die Sekretion troper Hypophysenhormone von hypothalamischen Impulsen über vaskuläre und neutrale Bahnen gesteuert wird. Bei einer Unterbrechung dieser Verbindungen stellen sich erhebliche Funktionsänderungen der Hypophyse ein *(Harris)*. *Daniel* et al. berichten über Veränderungen an den spezifisch-hormonproduzierenden Zellen der Hypophyse nach ihrer Isolation sowie über die daraus sich ergebenden Veränderungen der nachgeschalteten tropen Organe beim Rhesus-Affen. Anhaltspunkte für einen hypothalamischen Regulationsmechanismus geben auch die Metamorphose-Versuche *Bargmanns*. Für die Metamorphose der Kaulquappen ist ein hoher Thyroxintiter erforderlich, der sich aber selbst auf Grund des Rückkoppelungseffektes sozusagen abwürgen würde. Das Neurosekret des Hypothalamus unterbindet aber die Hypophysenhemmung, so daß die für die Metamorphose erforderliche hohe Thyroxinproduktion weiterlaufen kann. Nach *Etkin* kann man annehmen, daß Thyroxin hypothalamisches Neurosekret zur vermehrten Ausschüttung bringt, das wiederum die hypophysäre Empfindlichkeit gegenüber Thyroxin herabsetzt, so daß die TSH-Produktion zur Aktivierung der Schilddrüse vollauf erhalten wird. Alle diese und noch viele andere Versuche machen ein übergeordnetes, zentral nervöses Regulations- oder Funktionszentrum wahrscheinlich. Sie geben auch wertvolle Anhaltspunkte für die Theorie der zentral-nervösen Erkrankung bei der echten Hyperthyreose. Über weitere pharmakologische Gesichtspunkte zur Rolle des Hypothalamus in der Regulation der Schilddrüsentätigkeit kann auf die Zusammenstellung bei *Grab* verwiesen werden, der den Reglerkreis einschließlich der übrigen endokrinen Organe zusammenstellend beschrieben hat.

2. *Die Erfahrung mit Laboratoriumstieren*

Sicherlich würde sich ein Fortschritt in der Kenntnis der Hyperthyreose ergeben, wenn man einen Basedow experimentell auch bei den gebräuchlichen Laboratoriumstieren produzieren könnte. Es sind kaum Eingriffe unversucht gelassen, um diesem Ziel näher zu kommen. Weder Nervenresektionen oder elektrische Nervenreize noch Injektionen von Schilddrüsenextrakten hatten Erfolg. Gaben von Arzneimitteln oder Hormonen waren zwar nicht wirkungslos, ließen aber keinen M. Basedow hervorrufen. Sämtliche, auch unphysiologisch starke Maßnahmen, seien sie nun an der Schilddrüse selbst oder sonstwo angesetzt, erreichen höchstens eine kurzfristige und vorübergehende Erhöhung der Schilddrüsentätigkeit, eine transitorische Hyperthyreose. Ein M. Basedow kann durch nichts erzwungen werden. Der gestörte Stoffwechsel des tierischen Organismus kehrt immer wieder zur Ausgangslage zurück. Das weist auf einen grundlegenden Unterschied tierischer und menschlicher Reaktionsweise hin, die nur im Nervensystem oder in der Artkonstitution gelegen sein kann. Insbesondere das Verhalten gegenüber Hormongaben regt zu diesem Schluß an, da die Schilddrüse zunächst auf sie antwortet. Das übergeordnete Regulationsprinzip macht aber schon nach kurzer Zeit nicht mehr mit. Hierauf wurde schon im vorigen Abschnitt verwiesen (A IV c 2 β; A IV 2). Die Annahme der Existenz von Antihormonen ist weniger wahrscheinlich als die Blockade des Reizes durch das Nervensystem. *Harris* und *Woods* machen allerdings noch auf einen anderen Regulationsmechanismus aufmerksam. Emotionaler Reiz wie physischer Stress werden von der Nebennierenrinde mit erhöhter Aktivität beantwortet. Die ACTH-Ausschüttung verhindert entweder die TSH-Produktion oder die Schilddrüsentätigkeit direkt. Bei Insuffizienz der Nebennierenrinde ergibt sich im gleichen Versuche eine vermehrte Schilddrüsenaktivität.

3. Die Lehren des Wildkaninchenexperimentes

Wenn soeben von der negativen experimentellen Erfahrung an Laboratoriumstieren gesprochen wurde, so zeigt uns das Wildkaninchen als einzige Tierart ein gegenteiliges Verhalten. Wie im vorigen Abschnitt schon eingehend berichtet, ist das Wildkaninchen das einzige bisher bekannte Tier, bei dem ein echter Basedow auftreten kann. Dieser kann durch Schreckeinwirkung ohne irgendeine andere Maßnahme oder einen sonstigen Eingriff hervorgerufen werden. Der Schreckbasedow des Wildkaninchens ist einerseits reproduzierbar, andererseits therapeutisch beeinflußbar. Der Grund dieser Basedow-Schreckreaktion liegt in der besonderen Konstitution des Wildkaninchens, das als nervös degeneriert bzw. vegetativ stigmatisiert bezeichnet werden kann. An diesem Beispiel des Schreckbasedow der Wildkaninchen wird die Rolle der nervösen Vorbelastung besonders eindeutig demonstriert, dank derer der Reiz eben in dem genannten Sinne und nicht auf andere Weise verarbeitet wird. Wie anders als auf nervösem Wege sollte man sich sonst den Schreckbasedow vorstellen können. Er trägt als positives Indiz auf seine Weise sehr wesentlich zu der Auffassung primärer zentral nervöser Erkrankung bei, mehr noch als das negative Verhalten der Laboratoriumstiere. Bei diesem Sachverhalt einen primären Schilddrüsenreiz mit nachfolgendem M. Basedow zu postulieren, wäre irreal. Die Schilddrüse als Reizrezeptor anzusehen, wäre schlecht denkbar.

4. Die Lehren der Wildschilddrüsenforschung

Es wäre nun weit gefehlt, wollte man den Unterschied in der Verhaltensweise von Laboratoriumstieren und Wildkaninchen lediglich auf die verschiedene Lebensweise — hier domestiziert, dort wildlebend — zurückführen. Die ausgedehnten Untersuchungen an den verschiedensten Wildarten, über die oben berichtet wurde, haben nun ergeben, daß in unseren geographischen Breiten jedenfalls kein verfügbares Wild nachgewiesen werden konnte, das ähnliche Reaktionen wie das Wildkaninchen erkennen ließ. Der Schreck, verbunden mit Todesangst, führt, außer beim Wildkaninchen, bei keiner anderen Spezies zum M. Basedow. Das kann man immer wieder am Wild beobachten. Waidwund geschossenes Hoch-. und Niederwild, das außerdem noch von Hunden gehetzt oft erst nach vielen Stunden gefunden wurde, zeigte keinerlei basedowoide Reaktion in seinem Verhalten. Die Reizstärke allein kann also für die Auslösung der Reaktion nicht ausschlaggebend sein, da sie nach Schuß und Hetze eher noch größer sein dürfte als bei reinem Schreckerlebnis. Die Reize werden also anders verarbeitet, wofür man nur das Nervensystem als Regulator verantwortlich machen kann. Eine andere verständliche Erklärung läßt sich nicht geben. Obschon die Konstitution zwar eine schlecht definierbare Größe ist, gebührt ihr doch volle Aufmerksamkeit. Gerade die Untersuchungen und Experimente am freilebenden Wild weisen eindringlich auf die konstitutionellen Faktoren hin, die entscheidend sind für

Reizempfang und -abwehr, d. h. für Krankheit oder Gesundheit, besonders in diesem Zusammenhang.

5. Die Erfahrung an operierten Patienten

Es ist noch sehr die Frage, ob durch die Schilddrüsenresektion der Krankheitsherd entfernt wurde. Niemand kann beweisen, daß der M. Basedow nach der Operation geheilt ist. Durch die subtotale Resektion ist dem kleinen Schilddrüsenrest die Möglichkeit einer gleich großen Hormonproduktion wie ante operationem genommen. Das Problem ist also operativ durch gewaltsame Reduktion des hormonproduzierenden Gewebes nur quantitativ gelöst Dadurch kann die Erkrankung des Zentralnervensystems unmöglich geheilt sein. Es ist nur der »Multiplikator« Schilddrüse entfernt und dadurch die Unterhaltung der Erkrankung beschnitten im wahrsten Sinne des Wortes. Die Behandlung der Symptome schafft in diesem Ausnahmefall den Effekt einer Heilung. Die zentrale Erkrankung ist durch die Operation nicht beseitigt. Das refraktäre Verhalten gegenüber dem Schilddrüsen-Hemmtest *(Werner)* nach der Operation kann als Stütze dieser Ansicht dienen.

6. Die besondere histopathologische Form der Schilddrüse

Oben wurde bereits erwähnt, daß im Falle der echten Hyperthyreose das histologische Bild den Erwartungen entspricht. Es zeigt sich eine Aktivierung des Epithels verbunden mit einer gewissen Wucherung (Hyperplasie). Das Follikelepithel bildet Proliferationsknospen und Papillen, so daß die Follikel vergrößert sind. Diese Vergrößerung führt auch klinisch zur tast- und sichtbaren Vergrößerung der Schilddrüse. Die Besonderheit dieser Verhältnisse (neben anderen) liegt nun darin, daß sich die Veränderungen des Gewebes im allgemeinen wie der Epithelien im besonderen gleichmäßig über die ganze Schilddrüse verteilen. Das spricht für einen universellen, gleichmäßig überall am Schilddrüsengewebe angreifenden Reiz, der seinem Charakter nach wohl kaum anders als zentral-nervös sein kann. Ein hormonaler, vielleicht ebenso universell stimulierender Reiz steht aber beim M. Basedow nach unseren heutigen Kenntnissen als Ursache wohl nicht zur Diskussion. Das TSH, das hierfür in Frage käme, wird nicht vermehrt produziert.

7. Die Unabhängigkeit vom Bau der Schilddrüse

Es ist eine bekannte Tatsache, daß die Hyperthyreose eine bestimmte anatomische Form oder histologische Struktur nicht zur Voraussetzung hat. Im Gegenteil, gleichgültig wie die Schilddrüse auch beschaffen sein mag, der Reiz prägt sich ihr in jeder vorliegenden Form auf. Die Aktivierung wird gleichmäßig ausgebildet einschließlich der anderen histologischen Kriterien eines Basedow. Geschieht diese Reizimprägnation an nicht vergrößerter Schilddrüse, so spricht man histologisch von einer Basedow-Schilddrüse. Läuft der Reiz an einer Struma ab, so spricht man von einer Struma basedowificata. Diese Vorgänge der Reizimprägnation am Gewebe, gleichgültig welcher Struktur, scheinen mehr für einen von außen kommenden Reiz nervöser Natur als für eine primäre Schilddrüsenerkrankung zu sprechen. Es wird später bei der Pseudohyperthyreose dagegen gezeigt werden können, daß der Bau bzw. die Aktivierung der Schilddrüse, wenn überhaupt nachweisbar, sehr unterschiedlich sein können.

8. Der Mangel an degenerativen Veränderungen

Eine Basedow-Schilddrüse ist vorwiegend gekennzeichnet durch Aktivierungen des Epithels mit Kolloidarmut unterschiedlichen Ausmaßes. Daneben aber — und das erscheint wichtig — findet man Wachstumsvorgänge des Epithels. Diese sind aber meist beschränkt auf intrafollikuläre Vermehrungen in Form von Epithelknospen, Proliferationshügeln und Papillenbildungen, so daß der Schilddrüse überall ein gleichmäßigeres Gepräge gebundener proliferativer Art gegeben wird (Abb. 85).

Degenerationsprozesse pflegen nicht großräumig oder flächenhaft einzutreten, sie beschränken sich auf einzelne Epithelutergänge und Abschilferungen, die man als Folge von Erschöpfungszuständen auffassen kann. Auflösung ganzer Follikel oder gar Acini findet nicht statt. In basedowifizierten Strumen allerdings sind sie zu sehen. Dann gehören sie aber zur Struma und erklären sich aus deren Bau. Mit der Basedowifizierung, die Ausdruck eines zentral-nervösen, progressiv sich auswirkenden Reizes darstellt, haben sie nichts zu tun.

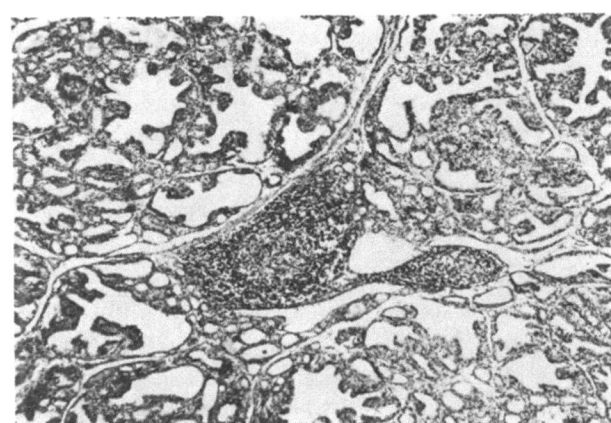

Abb. 85 *Typisches Bild einer Basedow-Schilddrüse*

9. Die Progredienz der Erkrankung

Die Klinik der echten Hyperthyreose, des M. Basedow also, spricht von seltenen Remissionen der Krankheit. Spontane Heilung käme kaum vor *(Oberdisse)*. Das entspricht durchaus den Vorstellungen über eine primäre zentral-nervöse Erkrankung. Die Schilddrüse als Erfolgsorgan zeigt wegen der stimulierenden zentralen Impulse eine gleichmäßig progressive Entwicklung. Der Mangel an größeren degenerativen Veränderungen ließe sich schwerer erklären, wollte man eine primäre intrathyreoidale Erkrankung annehmen. Eine dauernde Aktivierung der Schilddrüse kann immer nur von außen kommen, d. h. extrathyreoidal bedingt sein. Ist das aber der Fall, so liegt nichts näher, als den Reiz in einem höher gelegenen, nervösen Zentrum zu suchen.

10. Die Unübertragbarkeit der Erkrankung

Durch Injektion eines Extraktes der erkrankten Schilddrüse läßt sich keine echte Hyperthyreose hervorrufen, wie schon oben mehrfach erwähnt. Bei primärer Schilddrüsenerkrankung müßte man mit einiger Wahrscheinlichkeit erwarten, daß der Empfänger ebenfalls im gleichen Sinne erkranken würde. Offenbar ist es aber nicht möglich, das Nervensystem in diesem Sinne zu beeinflussen. Der zentral-nervöse Faktor, offensichtlich gekoppelt mit dem Konstitutionsfaktor, bedarf eines anderen als thyreogenen Reizes, um im Sinne einer Erkrankung überwunden zu werden. Ist das regulierende nervöse Zentrum einmal überwunden (durch spontane Erkrankung), dann wird es auch empfindlicher gegenüber Schilddrüsenhormonen, so daß dann der Kreis geschlossen wird. Die Indizien einer zentral-nervösen Ursache der echten Hyperthyreose bei diffuser Struma sind also mehrfacher Art und zum Teil schwerwiegend. Schwieriger wird die Argumentation für das sogenannte toxische Adenom. Dieses stellt gegenüber der diffusen Hyperplasie beim Basedow eine umschriebene Hyperplasie dar. Die Gründe für diese lokale Überaktivierung sind allerdings noch nicht fixiert. Es befriedigt nicht ganz, die herdförmige Hyperplasie als partielle, zentralnervöse Erkrankung oder als »forme fruste« des Basedow zu deklarieren. Damit ist wenig gewonnen. Grundsätzlich muß man aber wohl anerkennen, daß das toxische Adenom in die Gruppe der echten Hyperthyreosen und damit der primären, zentralnervösen Erkrankungen hineingehört. Dazu zwingen die histologische Aktivierung und die klinische Überfunktion, die aus der Aktivierung entspringt. Ein kurzes Eingehen auf das toxische Adenom erscheint notwendig zur Klarstellung und Abgrenzung gegenüber einem Adenom anderer Art.

Das toxische Adenom ist ein gut abgegrenzter Knoten des Schilddrüsengewebes mit Überfunktion und entsprechender histologischer Aktivierung. Diese beiden Eigenschaften müssen sich mit der 3., der Wucherung, von *Anfang an* koppeln. Eine Abstufung der Knoten in heiße, warme und kalte je nach der Radiojodaufnahme im Verhältnis zum übrigen Schilddrüsengewebe haben *Dobyns* et al. vorgenommen, eine Einteilung, die unsere Hypothese nicht stört, wie auch die späteren Tabellen zeigen. Eine Gemeinsamkeit der heißen und warmen Adenome mit der Basedow-Schilddrüse besteht in ihrer Autonomie, d. h. ihrer Hypophysenunabhängigkeit. Die Überfunktion ist stark an das Wachstum gebunden. Mit zunehmender Größe der Adenome steigt die Hormonproduktion, so daß man, wie schon beim Basedow, auf das Quantitätsprinzip stößt. Solange der Knoten klein ist, kann die Hormonmenge auch nicht so intensiv steigen, daß eine Hyperthyreose entsteht. Früher oder später wird das jedoch der Fall sein. Die Überfunktion des autonomen Knotens setzt durch Drosselung des TSH die Tätigkeit des extranodulären Gewebes bis zur völligen Ausschaltung immer mehr herab (Abb. 86). Das Quantitätsprinzip deutet aber auch schon die Grenze der Hormonproduktion an, die in der begrenzten Möglichkeit des Wachstums, in der Bereitstellung des hormonproduzierenden Gewebes gegeben ist. Aus ernährungstechnischen Gründen, auf die im nachstehenden Kapitel noch eingehender zurückzukommen sein wird, können die proliferativen Vorgänge nicht unbeschränkt fortschreiten. Es kommt zu Gewebsrückbildungen, zu Degenerationen in Form von zunehmenden Gewebseinschmelzungen, begleitet zwar von kompensatorischen Wucherungen, die aber den rückläufigen Prozeß bis zur Zystenbildung letzten Endes nicht aufhalten können. In dem Maße, wie der Knoten sich zur Zyste umbildet, sinkt die Hormonproduktion, die schließlich erlischt. Durch die Selbstreinigung des Knotens sinkt stetig die Produktion an Schilddrüsenhormonen, so daß der thyreotrope Reiz der Hypophyse wieder hochkommen kann und sich entsprechend das extranoduläre Schilddrüsengewebe wieder funktionell belebt. Dieser geschilderte Verlauf kann durch Szintigramme, Radiojodstudien und histologische Untersuchungen erhärtet werden, worauf *Zukschwerdt* kürzlich noch hingewiesen hat. Auf die Einzelheiten seiner Zusammenstellung kann verwiesen werden. *Garnier* et al. charakterisieren in aller Kürze Art und Verhalten des toxischen Adenoms und weisen darüberhinaus darauf hin, daß es nicht durch seine vielseitigen klinischen Symptome hervorgehoben wird, sondern durch das spezifische Bild der Szintigraphie. Vordringlicher als die Wiederholung klinischer Einzelheiten erscheint die histologische Charakterisierung, und zwar des proliferativen und des degenerativen Stadiums. Weshalb die Wucherung unter follikulären, papillären, tubulären und anderen Formen vor sich gehen kann, ist völlig unbekannt. Gemeinsam ist ihnen die hohe Aktivierung durch zylindrisches Epithel. Bemerkenswert ist die mit der Größe, wahrscheinlich aber auch mit der Zeit allein schon zunehmende, dichter bzw. derber werdende Bindegewebskapsel, die die Abgrenzung zum perinodulären

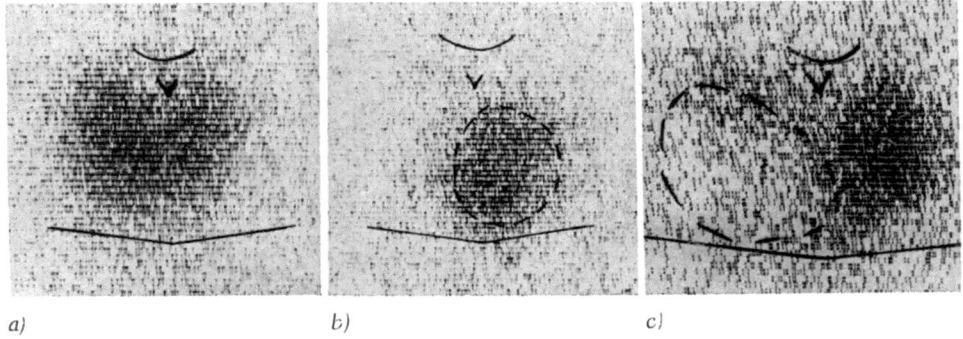

Abb. 86 *Schilddrüsenszintigramm*) a) Normal; b) Heißes Adenom; c) Kaltes Adenom*

Gewebe schon makroskopisch immer deutlicher werden läßt. Die Zirkulationsverhältnisse werden dadurch nicht gerade gefördert, und es ergeben sich vom Zentrum zur Kapsel hin fortschreitend Auflösungserscheinungen mit Ersatzwucherungen, die deswegen vergeblich sind, weil sie den Degenerationsprozeß nicht aufhalten können. Außerdem beteiligen sich die Ersatzwucherungen nur spärlich oder gar nicht an der Hormonproduktion, wie autoradiographische Studien ausweisen. Sie verfallen selbst wieder dem Degenerationsvorgang und verschwinden.
Nichtsdestoweniger müssen diese frustranen Wucherungen besonders beachtet werden. Man findet sie auch in kalten Adenomen im Gefolge degenerativer Vorgänge. Daher besteht in einem gewissen Stadium der Degenerationen im histologischen Bild eine Verwechslungsmöglichkeit toxischer Adenome mit kalten Adenomen, insbesondere wenn sie von follikulärem Bau sind. Das sollte bei der Beurteilung und Klassifizierung nicht vergessen werden. Hält man die beiden Formen nicht auseinander, was allerdings in fortgeschrittenem Stadium immer leichter unterlaufen kann, so ist damit der Aufklärung der Probleme, die das toxische Adenom uns aufgibt, wenig

---

*) Die Szintigramme wurden freundlicherweise von Herrn Prof. Dr. E. *Klein*, II. Med. Klin., Akad. Düsseldorf (Prof. Dr. K. Oberdisse) zur Verfügung gestellt.

Tabelle 8: Funktionelle Charakterisierung der Schilddrüsenfunktionszustände; echte Hyperthyreose

Echte Hyperthyreose

Wesen:	Primäre, konstitutionell bedingte Entgleisung des ZNS (Zwischenhirn)
Agens:	Noxe nicht-stofflicher Natur
Entwicklung:	Funktionserschöpfung mit begleitender Gewebserschöpfung

a) Struma basedowiana
    Homoiostatisches Gleichgewicht; Hypophyse-Schilddrüse gestört;
    Schilddrüse nicht mehr an Zentrale gekoppelt, sekundär und in toto erkrankt

b) toxisches Adenom
    Partielle Störung des ZNS
    partielle sekundäre Erkrankung der Schilddrüse,
    oft präexistentem Adenom aufgepfropft

c) Struma basedowificata
    Erkrankung des ZNS
    Struma sekundär und in toto erkrankt

Schilddrüsenerschöpfung bei den Formen a—c möglich

Tabelle 9: Morphologische Charakterisierung der Schilddrüsenfunktionszustände; echte Hyperthyreose.

Echte Hyperthyreose

Total (Basedow)

Umschrieben (tox. Adenom)

Aufgepfropft (Str. basedowificata)

Anzeichen der Funktionsaktivität

Follikel:	vielgestaltig, wellig, bucklig; Follikelneubildung
Epithel:	zylindrisch (inkretorisch tätig); Bildung von Knospen und Papillen; Abschilferung
Kolloid:	Abbau bis zum Schwund, Randvakuolen
Zwischengewebe:	lymphozytäre Infiltration, Knötchen mit Keimzentren

gedient. Neben diesem praktischen Interesse bieten die frustranen Proliferationen auch theoretischen Wert. Sie geben einen Anhaltspunkt dafür, daß das Wachstum nicht in einer primären Erkrankung der Schilddrüse gelegen sein kann. Wäre das der Fall, so erschienen die nebeneinander geschalteten Vorgänge von Wachstum und Degeneration höchst paradox. Der Wachstumsreiz muß daher extrathyreoidaler, höchstwahrscheinlich zentral-nervöser Natur sein. Er stimuliert (aus unbekannten Gründen) umschrieben die Schilddrüse im Sinne einer Proliferation, Aktivierung und Überfunktion. Diese drei mehr oder weniger eng aneinander gekoppelten Eigenschaften werden gebremst und schließlich rückläufig, nicht aus Mangel an stimulierendem nervösem Reiz, sondern infolge der intrathyreoidalen, nodulären Wachstumsbedingungen. Diese führen zwangsläufig zum fortschreitenden Gewebsabbau und damit zur quantitativen Verminderung der Hormone, wodurch wiederum die nervöse Reizung gedämpft wird, bis zum völligen Erlöschen. Es geschieht hier also spontan, was das Messer des Chirurgen bei der diffusen Hyperplasie vollbringt: eine »Heilung« der Erkrankung durch Ausschaltung des überaktiven Schilddrüsengewebes. Dieses Resultat darf aber nicht dazu verleiten, in der Schilddrüse nun auch den primären Erkrankungssitz zu suchen. Es ist vielmehr die Annahme berechtigter, daß der primäre Sitz der Erkrankung, sowohl bei der diffusen wie bei der umschriebenen Hyperplasie mit nachfolgender Hyperthyreose, im Zentralnervensystem zu suchen ist, wie darzulegen versucht wurde. Die Tab. 8 und 9 fassen die wichtigsten Aussagen zur echten Hyperthyreose zusammen.

b) Pseudohyperthyreose

Grundsätzlich verschieden von der echten Hyperthyreose erscheint nun eine andere Gruppe der Erkrankungen, die klinisch unter mehr oder weniger ähnlichen Bildern verlaufen können. Sie unterscheiden sich von ihr prinzipiell durch zwei Merkmale. Ihre Genese ist völlig verschieden und ihr histologisches Bild ein anderes. Es ist daher sinnvoller, diese Gruppe auch begriffsmäßig von der anderen (der echten Hyperthyreose) zu trennen, als alle Überfunktionserkrankungen summarisch zu betrachten und abzuhandeln. Es geht kaum an, die Histologie generell der Unverläßlichkeit zu zeihen oder gar noch schwerwiegendere Schlüsse zu ziehen. Diese von der echten Hyperthyreose abzugrenzende Erkrankungsgruppe soll wegen ihrer eigenen Merkmale als Pseudohyperthyreose bezeichnet werden. Die Gedankengänge und Hypothesen, die zu dieser Abgrenzung führten, sind aus dem Studium des angefallenen Schilddrüsenmaterials geboren und weisen teils als Programm der laufenden Forschung noch in die Zukunft, worauf ja auch schon eingangs bei der Besprechung der echten Hyperthyreose hingewiesen wurde.
Häufig kann schon längere Zeit vor der Manifestation einer funktionellen Entgleisung im Sinne einer Pseudohyperthyreose eine anatomische Entgleisung der Schilddrüse im Sinne einer Strumabildung nachgewiesen werden. Wenn auf sie zunächst die Aufmerksamkeit gelenkt wird, so entsteht natürlich sofort die Frage nach der Ursache der anatomischen Störungen. Schon mit dieser Frage nach der Kropfursache beginnt das Dilemma, auch wenn man mit der Aufzählung sämtlicher Theorien schnell bei der Hand sein könnte. Heftig bestritten wird die Jodmangeltheorie, z. B. von *Hettche*, der das Urochrom für ausschlaggebend hält. Tatsache ist, daß trotz der Jodsalzprophylaxe in der Schweiz immer noch Kröpfe auftreten, selbst bei zugegebenermaßen erheb-

lichem Rückgang der Endemie. Es soll hier aber nicht den einzelnen Theorien der Kropfbildung nachgegangen, sondern summarisch festgehalten werden, daß mehrfach auch Kliniker noch jüngst der Ansicht waren, daß die Kropfnoxe letzten Endes noch unbekannt sei *(Labhart, Heimann)*. Trotz aller Unsicherheit über diese Grundlage erlauben aber unsere bisherigen Kenntnisse doch die Aussage, daß der Impuls zur Wucherung einerseits nicht aus der Schilddrüse und andererseits auch nicht aus dem Zentralnervensystem kommt. Warum der extrathyreoidale, nicht nervale Wachstumsreiz einmal zur diffusen, dann zur uni- oder multinodulären Wucherung anregt, ist genau so unbeantwortet wie im Falle der Wucherungen bei der echten Hyperthyreose. Während man sich in einigen Fällen noch gewisse, von Experimenten unterstützte Vorstellungen über die Art des Wachstumsreizes machen kann, der allem Anschein nach im Jodstoffwechsel (Mangelfaktor, Jodfehlverwertung) zu suchen ist, so gibt es über die makroskopische wie mikroskopische Ausdrucksform der Wucherung nicht viel mehr als Vermutungen spekulativer Art. Sicherlich existiert in der Schilddrüse ein Arbeitsrhythmus mit abwechselnder Tätigkeit von Epithel und Follikeln. Der exakte Beweis aber, daß dies die Grundlage der verschiedenen Wucherungsformen ist, steht noch aus. Letzten Endes ist diese Frage aber nicht so entscheidend, als daß ihr an dieser Stelle weitgehenderer Raum gewidmet werden sollte. Auch die verschiedenen mikroskopischen Formen, unter denen sich die Wucherungen zeigen können, verdienen nicht so große Aufmerksamkeit. Dringlicher ist das Grundproblem, die Frage nach der Ursache der Struma überhaupt. Wäre diese erst gelöst, würden andere Teilfragen sich wahrscheinlich leichter beantworten lassen.

Steht am Anfang der Pseudohyperthyreose die Struma, so an deren Anfang ein Faktor X von athyreoidaler und anervaler Natur. Geht man von dieser, im Prinzip belegbaren Annahme aus, so gilt es jetzt, die Entwicklung der Struma histologisch genauer zu verfolgen. Da die kolloidspeichernde Knotenstruma (Struma colloides nodosa) im eigenen Material am häufigsten vertreten war, soll diese Form als stellvertretend für die anderen einer näheren Betrachtung unterzogen werden.

Der Knoten einer Kolloidstruma besteht aus aneinandergereihten Follikeln kleineren oder größeren Formates, die mit Kolloid gefüllt sind. Die epitheliale Auskleidung ist um so flacher, je größer der Follikel ist. Das interfollikuläre Bindegewebe ist spärlich. Der Knoten wird als solcher auch in den Anfangsstadien meist erst dann richtig erkannt, wenn er sich infolge seiner Größe aus seiner Nachbarschaft heraushebt. Bereits makroskopisch kann man oft sehr deutlich die noduläre Struktur erkennen, die durch ödematöse Durchtränkung unterstrichen sein kann. Histologisch kann der Knoten eine von der Umgebung abstechende Aktivierung des Epithels aufweisen, die aber lediglich eine Proliferationsaktivität darstellt, da die mehr zentral gelegenen Follikel, die sich schon nicht mehr an der Proliferation beteiligen, inaktives Epithel bei größerem Kolloidreichtum und erweitertem Lumen erkennen lassen. Der Knoten geht aus einem Lobulus hervor, der bis zu 40 Follikeln zählen kann, eine Zahl, die bei der nunmehr einsetzenden Wucherung vervielfacht wird. Das Wachstum des Knotens geschieht also durch Follikelvermehrung, wobei sich intranodulär keine Anzeichen von Läppchenbildungen finden lassen. Wesentlich erscheinen nun auch die Begleitvorgänge in der Umgebung des Knotens. Zunächst ist nicht mehr Bindegewebe vorhanden als einem Lobulus zukommt. Durch das Wachstum des Knotens wird das anliegende Schilddrüsenparenchym verdrängt und druckatropisch (s. Abb. 72), das Bindegewebe schließt sich um den Knoten zusammen, so daß eine immer dichter werdende Kapsel entsteht. Die Gefäße bleiben erhalten und legen sich, wie Injektionsversuche von *Johnson* erkennen lassen, wie ein Schlingengewächs der Kapsel an ohne erkennbares neues Ordnungsprinzip. Ein Knotenwachstum wäre nicht möglich, wenn sich die lobuläre Arterie nicht mitentwickeln würde. Die Größenzunahme ist selbstverständlich begrenzt *(Rotter)*. Sie bleibt das einzig ernährende Gefäß, das, zur nodulären Schlagader geworden, sich nach keinen anderen Prinzipien als der gegebenen regellosen Follikelneubildung verzweigt.

Dem entstandenen Knoten ist allein auf Grund seiner Gefäßversorgung schon eine Wachstumsgrenze gesetzt, die unabhängig vom Charakter des Wachstumsimpulses ist. Diese Grenze ergibt sich aus der beschränkten Versorgungsmöglichkeit des Gewebes durch die noduläre Arterie. Wird das Wachstum weiter getrieben, als Ernährungsmöglichkeiten vorhanden sind, müssen rückläufige Gewebsveränderungen einsetzen. Diesen Gang der Degeneration zu verfolgen, ist in diesem Zusammenhang fast wichtiger noch als die Beschreibung der proliferativen Vorgänge, weil mit dem Gewebsabbau die funktionellen Entgleisungen einsetzen können. Theoretisch wäre es denkbar, daß die Degenerationen sich aus erlöschendem Wachstumsimpuls ergäben. Das ist aber unwahrscheinlich wegen der permanenten Wachstumstendenz, die sich in frustranen Wucherungen und der Entstehung und Weiterwucherung neuer, anderer Knoten äußert. Freilich ist die Frage nicht befriedigend zu beantworten, weshalb die Knoten so erhebliche Größenunterschiede aufweisen können, die Degenerationen mal früh, mal spät einsetzen und mit der Abräumung des Parenchyms auch die intranodulären Gefäße verschwinden. Das unterschiedliche Größenwachstum und die terminverschiedenen Degenerationen könnten noch in etwa ihre Erklärung in möglichen Variationen des nodulären Gefäßbaumes finden. Für die häufigen Blutungen in Knoten und Kapsel kann das verzweigte, zartwandige Kapillar- und Venensystem verantwortlich gemacht werden, das den lokalen und allgemeinen Blutdruckschwankungen unterworfen ist. Ein Infusionsdruck von 80—90 mm Hg im Venensystem führt schon zu Extravasaten, die erst bei einem Druck von 200 mm Hg im Arteriensystem zu erzielen sind *(Johnson)*. Das weist eindeutig auf die Wandbeschaffenheit und ihre ausschlaggebende Rolle für die Entstehung von Extravasaten hin. Es stützt die Annahme, daß an dem venösen Schenkel des Gefäßsystems leichter Arrosionsblutungen auftreten werden als an dem arteriellen. Die Einleitung der Degenerationsvorgänge geschieht jedoch bei aller erwiesenen Verletzlichkeit des neugebildeten Gefäßsystems normalerweise nicht durch initiale Blutung. Diese ist eher als sekundäre, wenn auch als frühzeitige Folge der Gewebsveränderungen aufzufassen. Grundsätzlich soll jedoch die Möglichkeit einer primären Hämorrhagie als initiales Geschehen des Degenerationsvorganges nicht geleugnet werden. *Zukschwerdt* macht auf die von *Bay* gefundenen Druckdifferenzen in degenerierenden Knoten aufmerksam, die mitbestimmend wirken sollen bei der Auslösung von Zirkulationsstörungen, beginnend mit Behinderung des venösen Abflusses und gefolgt von der Drosselung der arteriellen Zufuhr. Die von *Hamperl* berichteten sklerosierenden Venenwandprozesse sind eher als Hindernisse der Blutungen anzusehen.

Als erstes Zeichen eines beginnenden Degenerationsvorganges findet man im Knoten ein Ödem (s. Abb. 75). Das Ödem kann zweierlei Ursachen haben. Entweder resultiert es aus einem gespannten Verhältnis von Wucherung und Ernährungsmöglichkeit, oder es beruht auf Abflußbehinderungen, die mit den geschilderten Gefäß-Kapselverhältnissen bei zunehmender Größe des Knotens zusammenhängen. Das Ödem ist jedenfalls Ausdruck gestörter Zirkulation. Da kein geordnetes Lymphbahnsystem wie in der normalen Schilddrüse im Knoten entwickelt wurde — wie ja überhaupt die Nachbildung der Organisation des Schilddrüsengewebes im Knoten nicht erreicht wird — muß das Ödem sich anreichern. Dadurch rücken zunächst die Follikel rein mechanisch auseinander. In diesem Frühstadium der Degeneration, das mit Blutungen innerhalb und außerhalb der Follikel einhergehen kann, sieht man bereits kleine Follikel neu knospen. Follikeluntergänge brauchen sich noch nicht nachweisen zu lassen. Follikelknospungen stehen vereinzelt zwischen den auseinander gerückten Follikeln im ödematösen Stroma, ausgekleidet mit hohem, proliferativ-aktivem Epithel, das an der Funktion nur wenig mehr teilnimmt. Bezeichnenderweise setzen die Zirkulationsstörungen im Zentrum des Knotens ein, also dort, wo die Zirkulationsverhältnisse am schlechtesten sind.

Auf dieses erste Stadium folgen nun Veränderungen prinzipiell gleichen Charakters, die im wesentlichen nur verstärkte Initialvorgänge bedeuten. In ihrer Begleitung löst sich das Gewebe auf, und zwar in der Weise, daß Parenchym, Kolloid und Stroma verschwinden (s. Abb. 76, 77). Die dadurch entstehenden Gewebslücken werden entweder durch narbige Defektheilung ausgefüllt, oder sie bleiben als solche bestehen und werden immer größer. Unter II 2 wurden diese Vorgänge schon beleuchtet, die schließlich in Zystenbildung (3. Stadium) auslaufen (s. Abb. 78).

Im Verlaufe dieser Degenerationsvorgänge sind klinisch die Zeichen einer Hyperthyreose zu beobachten *(Steinhäuser; Eickhoff 1964)*. Die charakteristischen feingeweblichen Unterschiede im Vergleich zur echten Hyperthyreose wurden ebenfalls herausgearbeitet, bei der einzig eine universelle epitheliale Aktivierung zu beobachten ist. Das Gewebsbild in den degenerierenden Knoten ist so völlig anders, daß der Gedanke sich geradezu aufdrängt, eine andere Erkrankung im Sinne der Genese vor sich zu haben, auch wenn klinisch die Symptome die gleichen sein können. Die histologischen Bilder sind so different, daß sie gar nicht miteinander verwechselt werden können. Wegen der Grundverschiedenheit der Genese dieser Hyperthyreose wurde die Bezeichnung Pseudohyperthyreose vorgeschlagen *(Eickhoff 1962)*.

In gewissen Stadien der morphologischen Umwandlung der Knoten können sich an umschriebenen Stellen mit frustranen Follikelneubildungen Strukturen entwickeln, die denen bei echter Hyperthyreose ähneln. Das liegt in der gleichen Erscheinungsform von proliferationsaktivem und funktionsaktivem Epithel begründet. Bei der Gesamtbetrachtung des Knotengewebes können aber die Degenerationen nicht übersehen werden, so daß sich die umschriebenen Epithelaktivierungen als im Sinne der Funktion taube Ersatzwucherungen charakterisieren.

Taylor gibt die Entwicklung der Schilddrüsenknoten in 5 Stadien wieder, eine Einteilung, die keine Vorteile erkennen läßt gegenüber unserer Dreiteilung. Er hebt aber auch den großen »Kolloidsee«, womit offenbar das mit Kolloid vermischte Ödem gemeint ist, hervor. Der Kolloidsee sei jodfrei, wie auch das von Follikelneubildungen produzierte Kolloid kein Jod aufnehme. Wenn also im 5. Stadium auch die Knoten inaktiv seien, so ergäben sich doch einige aktive Herde, die an der Hormonversorgung teilnähmen. Zystenbildung wird eigens nicht erwähnt.

Die Zysten selbst sind nun keineswegs einheitlicher Natur. Vorwiegend in den kleineren Formaten kann der Inhalt sich zu einem formlosen Brei eindicken, in dem man histologisch reichlich Kristallnadeln findet (Abb. 87). Der Inhalt anderer Zysten kann eine mit Blutabbaustoffen und Kalksalzen vermischte Flüssigkeit verschiedenster Farbtönung sein. *Rilke* et al. haben den Inhalt der Zysten untersucht und fanden in der Mehrzahl Proteine, die der Zusammensetzung der Serumproteine entsprachen. In anderen Zysten ließen sich nur Thyreoglobulin, Albumin und verschiedene Globulinfraktionen nachweisen. In kleinfollikulären Adenomen war nur Thyreoglobulin vorhanden, solange sie histologisch keine Hyalinisierungsvorgänge aufwiesen. Traten diese ein, so fanden sich auch Serumproteinfraktionen. *Bay* fand bei prä- und intraoperativen Messungen in den degenerierenden Knoten bzw. Zysten einen höheren Druck im Vergleich zum umgebenden Gewebe. Diese ausgiebige Charakterisierung des feingeweblichen Bildes macht uns ohne Schwierigkeiten deutlich, daß es sich bei der Pseudohyperthyreose um gänzlich andere Gewebsprozesse handelt als bei der echten Hyperthyreose. Es kann kaum einem Zweifel unterliegen, daß für die verschiedenen Gewebsbilder nicht die gleiche Ursache verantwortlich gemacht werden kann. Zwar

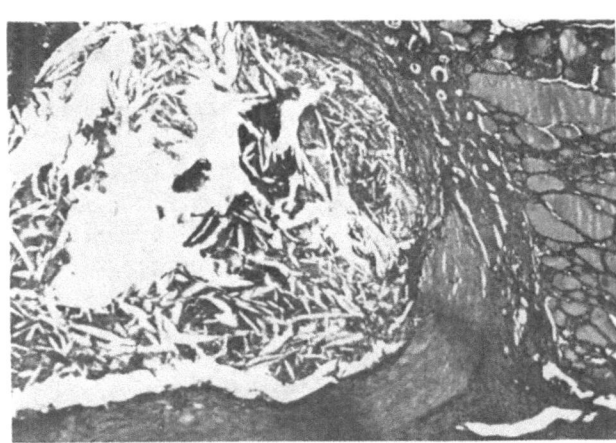

Abb. 87 *Breiig gefüllte Degenerationszyste (Cholesterinnadeln)*

verleitet die klinisch ähnliche Symptomatologie leicht dazu, ein ätiologisch einheitliches Geschehen anzunehmen, doch kann dies keine Berechtigung haben. Wie schon in einer früheren Untersuchung dargelegt *(Eickhoff* 1962), kann es bei einer solchen Auffassung niemals zur Deckung von klinischem und histologischem Erscheinungsbild kommen, weil die Voraussetzungen hierfür einfach nicht gegeben sind. Übereinstimmung wäre in Anbetracht der vergeblichen Bemühungen eher zu erreichen, wenn man bei der Beurteilung der Vorgänge nicht, wie bisher meistens, von dem klinischen Bild, sondern von den Gewebsveränderungen ausginge und dementsprechend auch die Nomenklatur ändern würde. Aus dieser Sicht der Gruppierung in echte Hyperthyreose und eine Pseudohyperthyreose ließen sich manche Fragen, die sonst unerklärbar blieben, jedenfalls besser beantworten, ganz abgesehen davon, daß der Forschung eine neue Ausrichtung und ein neuer Impuls gegeben würde.
Horst weist, von radiologischen Studien ausgehend, darauf hin, daß grundsätzlich zwei verschiedene Formen der Schilddrüsenüberfunktion unterschieden werden müßten, die diffuse und umschriebene, auf Adenome beschränkte. Mit dieser Stellung-

nahme wird auf das Gewebe und seine ablesbare Funktion Bezug genommen und als Grundlage einer Einteilung betrachtet. Diese aus einer ganz anderen Methodik kommende Auffassung deckt sich mit der aus der Histologie gewonnenen Einsicht vollkommen. Die weitgehend im Ergebnis übereinstimmenden funktionellen radiologischen und histologischen Methoden führen mehr oder weniger zwangsläufig zu einer neuen Betrachtungsweise der Schilddrüsenerkrankungen, der in der obigen Gruppeneinteilung Rechnung zu tragen versucht wurde.

Lassen wir also in Rekapitulation noch einmal die Tatsachen, die einwandfrei zu beweisen sind, sprechen. Zunächst entsteht eine Struma als reine anatomische Störung, deren Ursache hier ausgeklammert bleiben soll. Nach verschieden langem Intervall gesellt sich langsam und schleichend eine funktionelle Entgleisung im Sinne einer Hyperthyreose hinzu. Szintigramme der Schilddrüse ergeben aber eine gleichmäßige Verteilung des Jods und keine Anzeichen umschriebener oder diffuser Überaktivität. Autoradiographische Untersuchungen zeigen in den Strumen Joddefektbilder. Histologisch entsprechen diese den Gewebslücken als Folgen der Degeneration. Die klinische Hyperthyreose beruht also nicht auf geweblicher Aktivierung. Von 740 selbst untersuchten Schilddrüsen des Operationsmaterials bei klinischer Hyperthyreose wiesen 80% derartige Degenerationen auf.

Diesen Befunden wird folgende Deutung gegeben. Dem strumösen Schilddrüsengewebe muß man, vor allen Dingen, wenn es Kolloid gespeichert hat, zubilligen, daß es Jodeiweißstoffe birgt. Mit dem Degenerationsvorgang ist das Fortschaffen dieser Stoffe in hydrolysiertem Zustand verbunden. Die Hydrolyse hat entsprechende Enzyme zur Voraussetzung, die unter Umständen durch die Gewebsauflösung frei werden könnten. Die verflüssigten Abbausubstanzen werden über den Lymphweg weggeschafft und gelangen auf diese Weise ins Blut. Dieses Abraummaterial ist entweder in der Schilddrüse schon in stoffwechselwirksame Formen umgebaut oder diese entstehen erst im Blut. Durch die Einschleusung ins Blut ergeben sich Stoffwechselsteigerungen, die also letzten Endes von den Abbauvorgängen in der Schilddrüse abhängen und nicht von der Hypophyse gesteuert werden. Das sozusagen eigengesetzliche Einströmen ins Blut erzielte Effekte, wie sie experimentell durch Injektion stoffwechselwirksamer Schilddrüsenprodukte hervorgerufen werden können. Es ist verständlich, daß man bei dieser Lesart der spontanen Vorgänge an der menschlichen Schilddrüse nicht von einer echten Hyperthyreose sprechen kann, sondern nur von einer Pseudohyperthyreose, die auf Grund einer Selbstinjektion des abgebauten Materials zustande kommt. Die Degenerationsvorgänge müssen also eine größere Beachtung finden, ganz abgesehen davon, daß sie neben ihrer Bedeutung für die funktionellen Entgleisungen auch noch eine Rolle bei der Bildung der sogenannten Metastasen, der aberrierenden Strumen oder besser der »thyreogenen Follikulosen«, spielen, wie oben bereits ausgeführt.

Die Abbauvorgänge des Gewebes sind primär zirkulatorisch bedingt, benötigen aber der enzymatischen Einwirkung, wie sie für die Hydrolyse des Kolloids unerläßlich ist, So sicher wie die Hydrolyse vonstatten geht, so ungewiß, ist das Schicksal des Abbaumaterials. Wie bereits erwähnt, ist es durchaus denkbar, daß direkt in der Schilddrüse stoffwechselwirksame Substanzen entstehen. Sie können sich aber auch auf den späteren Transportwegen in der Lymphe, im Blut oder peripher im Gewebe erst bilden.

Wie aber die sicherlich zahlreichen Fälle von Strumen mit stummen Degenerationsvorgängen zeigen, ist eine Stoffwechselreaktion bei Entleerung des Degenerationsherdes keine absolute Notwendigkeit. Warum in dem einen Falle eine hyperthyreote Stoffwechsellage entsteht und in dem anderen nicht, ist eine vollkommen offene Frage. Die theoretischen Möglichkeiten einer Erklärung für diese Reaktionslosigkeit sind vielschichtig. Es wäre denkbar, daß grundsätzlich in der Schilddrüse nicht ausreichende oder stoffwechselirrelevante Substanzen entstehen oder daß wirksame Stoffe auftreten, die auf irgendeine Weise paralysiert werden. Das könnte durch Kompensationsregulationen von seiten der Hypophyse, durch Entstörungsfunktionen von Leber oder Niere, durch Variationen in den Transportmechanismen des Blutes sowie durch eine veränderte Ansprechbarkeit der Peripherie bedingt sein. Die Lösung dieser Probleme ist sicherlich ein dankbares Aufgabengebiet für zukünftige biochemische Studien, zu denen pathologisch-anatomisch wenig mehr beigetragen werden kann. Die Ergebnisse solcher Untersuchungen werden vermutlich die dargelegte Auffassung von der Pseudohyperthyreose bei degenerativen Veränderungen in der Schilddrüse nicht außer acht lassen können.

Nach diesen ins einzelne gehenden Beschreibungen der echten Hyperthyreose und der Pseudohyperthyreose bedarf es nun, um Mißverständnissen vorzubeugen, einer nochmaligen Klarstellung. Die diffuse Struma mit den Zeichen der Proliferationsaktivität und Überfunktion gibt, ebenso wie die Struma basedowificata, histologisch das Bild der echten Hyperthyreose ab. Wegen der anpassungsfähigen Blutzirkulation kommt es in solchen Fällen meist nicht zu ausgedehnteren Degenerationsvorgängen. Das wird anders bei den Adenomen und sonstigen umschriebenen Knoten. Sind die Adenomknoten primär hyperaktiv, so gehört diese Überfunktion ebenfalls zur echten Hyperthyreose. Sind sie inaktiv, so bietet die Stoffwechsellage zunächst keine Auffälligkeiten. Diese treten erst mit den Abbauvorgängen im Gewebe in Erscheinung. Das klinische Bild, obwohl sehr ähnlich, kann aber nicht als echte Hyperthyreose gelten, da es nicht auf funktionsaktiver Gewebsumwandlung beruht. Die Bezeichnung Pseudohyperthyreose erscheint daher passender. Heiße wie kalte Adenome haben ihr Schicksal und ihre Lebenskurve. Sie erleiden schließlich mehr oder weniger alle eine Degeneration, die jedoch im ersten Falle zum Erlöschen der Funktion mit nachfolgender Stoffwechselberuhigung führt, im letzten Falle jedoch erst die Stoffwechselsteigerung auslöst. Nachfolgende Tabellen sollen dies kurz erläutern (Tab. 10, 11, 12).

Tabelle 10: Kaltes Adenom und Kolloidknoten.

Proliferation	Stoffwechsel	Perinoduläre Funktion
aktiv, steigend	unauffällig	ungestört
stagnierend, rückläufig	unauffällig	ungestört
Degeneration	steigend (Pseudohyperthyreose)	ungestört
Zyste, Narbe	normalisiert	ungestört

Tabelle 11: Warmes Adenom.

Proliferation	Stoffwechsel	Perinoduläre Funktion
aktiv, steigend	unauffällig euthyreot	nachlassend erlöschend
stagnierend, rückläufig	unauffällig euthyreot	erloschen kompensierend
Degeneration	unauffällig euthyreot	kompensierend
Zyste, Narbe	unauffällig euthyreot	normalisiert

Tabelle 12: Heißes Adenom.

Proliferation	Stoffwechsel	Perinoduläre Funktion
aktiv, steigend	initial erhöht (echte Hyperthyreose) steigend	nachlassend erlöschend
stagnierend, rückläufig	noch überhöht	erloschen
Degeneration	nachlassend	kompensierend
Zyste, Narbe	erloschen	normalisiert

Hält man sich dieses in den Tabellen skizzierte Schicksal der Adenome vor Augen, so führt das zu weiteren Schlüssen, insbesondere bezüglich der Gruppe klinisch stummer Adenome mit degenerativen Gewebsvorgängen. Die Zahl dieser ist, wie Obduktionen ausweisen, regional verschieden groß. Ohne Bezug zu nehmen auf die oben entwickelten Gedankengänge über Verbleib und Rolle der Abbausubstanzen ist durchaus die Möglichkeit gegeben, daß eine Anzahl von Knoten a priori nicht in die Gruppe der kalten Adenome gehörten. Sie könnten aus der Gruppe der warmen Adenome, die ausgebrannt sind, gekommen sein. Ihre Überaktivität war aus nicht näher bekannten Gründen nie so hoch gewesen, daß sie klinisch-funktionell in Erscheinung getreten wäre. Die Stoffwechsellage blieb im Wechselspiel mit dem übrigen Schilddrüsengewebe immer euthyreot, sowohl im Proliferations- als auch im Degenerationsstadium. Es läßt sich bei unseren heutigen Kenntnissen auch nicht ausschließen, daß ein Teil der stummen degenerativen Knoten ursprünglich aus der Reihe der heißen Adenome stammt. Die dabei unvermeidlich aufgetretenen hyperthyreoten Erscheinungen mögen vielleicht nicht sehr erheblich oder auch nur von kürzerer Dauer gewesen sein, so daß sie nicht zum Arztbesuch führten und später der Vergessenheit anheimfielen. Leider ist es nicht möglich, aus dem histologischen Befund solche evtl. Anamnesen abzulesen, da sich die Bilder im Endzustand gleichen. Es bereitet keinerlei gedankliche Schwierigkeiten, die verschiedenen Folgen der Degenerationen an den unterschiedlichen Formen der Adenome zu begründen. Von den heißen wie warmen Adenomen gilt das gleiche, was von den jodarmen Strumen gesagt wurde. Beim Gewebsabbau können keine jodhaltigen Substanzen frei werden, weil keinerlei Stapelvorräte von Jod infolge

Tabelle 13: Funktionelle Charakterisierung der Schilddrüsenfunktionszustände; Pseudohyperthyreose.

Pseudohyperthyreose

Wesen: primäre Erkrankung der Schilddrüse;
Ursache nicht immer bekannt

Agens: Noxe stofflicher Natur

Entwicklung: Gewebserschöpfung mit Abtransport stoffwechselaktiver Produkte

a) Struma diffusa   b) Struma nodularis

stumme Zeit
↓
mechanische Störung
↓
allgemeine Stoffwechselstörung,

ausgelöst durch degenerative Vorgänge mit Selbstinjektion des Schilddrüsendrainagesystems, evtl. unter Beteiligung von Enzym/Hormonstörungen

Tabelle 14: Morphologische Charakterisierung der Schilddrüsenfunktionszustände; Pseudohyperthyreose.

Pseudohyperthyreose

diffus   nodös

Anzeichen der Proliferationsaktivität

Follikel: rundlich, glatt, klein und groß;
Verband in gleitender Auflösung,
frustrane Neubildungen; Follikelschwund

Epithel: abhängig von Follikelgröße, flach und hoch;
in Neubildungen immer hoch
(inkretorisch nicht tätig)

Kolloid: wechselnd dicht in allen Follikeln;
in jungen fast keine Neubildung;
keine Randvakuolen

Zwischengewebe: Ödematös, Lymphstauung, Blutung, Narben

der Funktionsinaktivität des Epithels vorhanden sind. Lediglich die funktionsarmen kolloidhaltigen Adenome, die jodhaltige Substanzen bevorratet haben, können auch Jodabbauprodukte mobilisieren. Ob, wann und wo diese Mobilisationsprodukte stoffwechselaktiv werden, ist, wie oben dargelegt, eine noch näher zu untersuchende Frage. Es kann als sehr wahrscheinlich angesehen werden, daß ein Teil der kalten Adenome über den beschriebenen Weg der »Selbstinjektion« der Abbausubstanzen stoffwechselaktivierend wird und damit zum Bild der Pseudohyperthyreose führt. In den Tabellen 13 und 14 eine zusammenfassende Übersicht der wichtigsten Daten zur Pseudohyperthyreose.

Eine klare Scheidung von echter Hyperthyreose und Pseudohyperthyreose ist nur in besonders ausgeprägten Fällen vorzunehmen. Übergangsbilder lassen, wie auch an weiteren Beispielen gerade aus der Endokrinologie ausgeführt werden könnte, die klassifizierenden Wesensmerkmale der beiden Schilddrüsenfunktionsformen nicht deutlich werden. Das begründet nicht, diese Zwischenstufen als Argumente gegen die vorgetragene Anschauung zu verwenden. Man sollte mehr als bisher die beschriebenen Tatsachen aus der Schilddrüsenmorphologie in den Vordergrund stellen als Basis einer Hypothese, deren Ausbau und Sicherung der Mühe wert erscheint. Am Prüfstein wissenschaftlicher Objektivität wird sich erweisen, was an dieser Hypothese von Wert ist und was nicht.

VI. VERSORGUNGSRECHTLICHE BEURTEILUNG KRIEGSBEDINGTER SCHILDDRÜSENERKRANKUNGEN

Hypothesen bedeuten noch keine gesicherten Tatsachen. Da sie aber im Schoße mancherlei Unkenntnis über das Wesen von Erkrankungen geboren sind, können sie ein wertvolles Hilfsmittel bei Beurteilung, Behandlung und Erforschung werden. Das scheint in besonderem Maße für die Schilddrüse zuzutreffen. Der Kropf ist eine weit verbreitete und sehr augenfällige Erkrankung, die in manchen Gegenden endemisch auftritt und daher alle Beachtung verdient. Dringender noch wird dies, wenn die Struma mit einer Funktionsstörung einhergeht. Die Unterscheidung von anatomischer und funktioneller Störung entspricht dabei den wirklichen Gegebenheiten und praktischen Bedürfnissen. Auf dem Boden der Hypothese von Hyperthyreose und Pseudohyperthyreose ergeben sich nun in mehrfacher Hinsicht Konsequenzen, die die Therapie, die Prognose und die Begutachtung betreffen. Es ist nicht Sache des Pathologen, zur Therapie Stellung zu nehmen, und der Prognose sollen hier auch keine weiteren Ausführungen gewidmet werden. Häufig wird aber der Pathologe mit der Begutachtung von Schilddrüsenleiden konfrontiert, besonders wenn es sich um Fragen der wehrdienstlichen oder kriegsbedingten Entstehung handelt. Eigene Untersuchungen geben Veranlassung, kurz zu diesen wichtigen Fragen Stellung zu nehmen.

a) Zur Frage der Anerkennung einer Struma

Kurze Literaturbemerkungen müssen vorausgeschickt werden. Es ist eine alte Erfahrungstatsache, daß in Notzeiten der Kropf gehäuft auftreten kann. Dies wird besonders deutlich in Kriegszeiten. Aber auch persönliche Armut mit all ihren Folgen kann bestimmend sein, so daß der Kropf teilweise auch ein soziales Problem darstellt. *Hau-*

bold verdanken wir eine Übersicht der Erfahrungen und Kenntnisse in diesem Zusammenhang, auf die verwiesen werden kann. Die Peristase ist nicht ohne Einfluß auf die Schilddrüse, wobei sich im Milieu aber mehrere Faktoren verbergen, denen im einzelnen hier nicht nachgegangen werden soll. Strumigene Eigenschaften werden z. B. der Ernährung, dem Trinkwasser und dem Jodmangel zugeschrieben, sämtlich Faktoren komplexer Natur. Wie im Abschnitt A bereits dargelegt, ist die Rolle der Ernährung experimentell zu belegen. Einseitige Ernährung sowie Unterernährung bzw. Hunger können kropfauslösend wirken, sofern der Hunger nicht zum Inanitionstod führt. In solch einem Falle wird die Schilddrüse ruhiggestellt, und zwar eine ganze Weile, bevor der Tod eingetreten ist. Eben um das gleiche Problem der Unterernährung handelt es sich bei der kriegsbedingten menschlichen Struma. Wir wissen, daß nach beiden Weltkriegen Kropfwellen aufgetreten sind, nach dem letzten aber wesentlich stärker als nach dem ersten. Darüber hinaus sind aber auch in bestimmten Gefangenenlagern Kropfendemien bekannt geworden (*Holler* und *Scholl*). Zahlreiche Autoren haben aus mehreren Ländern übereinstimmend über Massenverkropfungen berichtet, die auf ernährungsbedingte Umstände zurückgeführt wurden. Bei aller Übereinstimmung der Ansicht bezüglich der auslösenden Mangelernährung gibt es aber doch Unklarheiten, auf die auch früher schon hingewiesen wurde (*Eickhoff* 1951). Diese Unklarheiten beziehen sich einerseits auf die zeitlichen Beziehungen zwischen Ernährung und Strumaentstehung (*Iversen*), andererseits auf angeschuldigte Teilfaktoren der Nahrung unter kriegsbedingten Umständen wie z. B. Verschmutzung (Urochrom: *Hettche*) oder Vitamin-A-Mangel (*Haubold*).

So wie diese Kropfwellen in Notzeiten entstanden, verschwanden sie auch wieder bei der Besserung der äußeren Verhältnisse. Dies ist ein untrügliches Zeichen des oft bestimmenden Einflusses exogener Faktoren auf die Schilddrüse, auch wenn man sie im einzelnen nicht genauer kennt. Diese Massenverkropfungen sind von hoher praktischer Bedeutung, insbesondere dann, wenn der Kropf nicht zurückgeht und Rentenansprüche gestellt werden. Dabei geht es um die Frage, ob der Kropf als WDB-Leiden anerkannt werden kann. Nach den oben dargelegten Erfahrungen ist man selbstverständlich geneigt, diese Frage ohne weiteres zu bejahen, selbst wenn uns der Mechanismus der Entstehung nicht ganz klar ist. *Eickhoff* und *Ewers* haben nun die von den Versorgungsämtern der Bundesrepublik rechtskräftig ausgesprochenen Anerkennungen von Schilddrüsenleiden durchgesehen, soweit die Akten zur Verfügung standen. Das Ergebnis dieser Durchsicht ist nicht ganz uninteressant. Wenn man zunächst von Massenverkropfungen, Endemien oder gar Epidemien hört und liest, so ist man erstaunt, wie unerwartet niedrig der Prozentsatz der Anerkennungen im Vergleich zu den übrigen anerkannten Schädigungen liegt. Wenn man den am 17. 3. 1964 von einer Zeitung veröffentlichten Zahlen der gesamten Versorgungsberechtigten trauen darf, so ergeben sich, umgerechnet auf die getesteten Bundesländer Schleswig-Holstein, Hamburg, Bremen, Nordrhein-Westfalen, Hessen, Saarland und Bayern insgesamt 963 200 Beschädigte, die zusammen nach unseren Ermittlungen in 1147 Fällen berentete Schilddrüsenleiden aufweisen. Das entspricht etwa einem Satz von 0,12 %. Aus diesen Zahlen ist zu entnehmen, daß von einer Welle kriegsbedingter, persistierender Kröpfe keine Rede sein kann. Daraus ist wiederum der Schluß zu ziehen, daß die Kröpfe sich offensichtlich zurückgebildet haben, selbst wenn man zugeben muß, daß sicherlich eine Anzahl von Kropfträgern sich nicht mit Versorgungsansprüchen gemeldet haben könnte. Dieser Rückgang der Massenverkropfung nach Besserung der Lebensverhältnisse spricht einerseits für einen bestimmenden exogenen Faktor, andererseits ist aber ebenso für den kleineren Teil der Bevölkerung, der den Kropf behalten hat, ein zusätzlicher endogener Faktor mit im Spiele. Das wird auch noch durch den Befund unterstrichen, daß das Land Bayern mit der Zahl der anerkannten Schilddrüsenerkrankungen führend ist.

Das von *Eickhoff* und *Ewers* bearbeitete Aktenmaterial erlaubt eine bessere Beurteilung, wenn es in bestimmte Gruppen aufgeteilt wird. Es wurden daher unterschieden: eine reine anatomische Störung (Struma), eine reine Funktionsstörung und eine Struma mit Funktionsstörung (Überfunktionskropf).

Die reine Struma wurde insgesamt 125 mal berentet. Sie wurde in 112 Fällen als durch den Wehrdienst verschlimmert, in 12 Fällen als hervorgerufen anerkannt (1 Fall unklar). Im allgemeinen war aus den Akten die Begründung für die gruppenverschiedene Bewertung nicht zu entnehmen. Es ist auch nicht anzunehmen, daß die Befragten nun selbst hätten einschätzen können, was die Ursache der Kropfbildung war. Den Angaben nach war die größte Gruppe mit 102 Fällen der Meinung, Strapazen hätten die Struma hervorgerufen. Dieser Auffassung kann man vom gutachterlichen Standpunkt natürlich nicht beipflichten. Es ist unwahrscheinlich, daß körperliche Strapazen eine Struma hervorrufen können. Vielmehr ist zu unterstellen, daß infolge der Anstrengungen dem Träger erstmalig bewußt geworden ist, daß er eine Struma hatte. In der nächsten Gruppe geben 10 Beschädigte psychische Traumen als Entstehungsursache an. Auch diese Anschuldigung erscheint nicht stichhaltig. Weniger sicher ist man bei der letzten Gruppe von 13 Fällen, die die Struma auf Erkrankungen zurückführen (Infektionen, Gasvergiftungen, Dystrophie usw.). Bei dieser verschwindend kleinen Fallzahl im Verhältnis zu der großen Zahl von Soldaten, die die gleichen Erlebnisse hatten, erscheint es uns aber nicht sehr glaubhaft, daß Strumen durch solche Einwirkungen hätten ausgelöst sein können.

Es liegt wohl in der Natur der Sache, daß vorwiegend exogene Faktoren für die Entstehung von Kröpfen angeschuldigt werden. Zweifellos spielt aber der endogene Faktor in mehr oder weniger bedeutsamer Form auch immer mit. Ihn gilt es, vor Augen zu haben und gegen die äußeren Einflüsse abzuwägen. Als Hinweis auf die Existenz einer endogenen Krankheitsbereitschaft können mehrere Gesichtspunkte angeführt werden. Aus der großen Zahl gleichen Bedingungen unterworfener Menschen erkrankten nur wenige. Von diesen verloren die meisten ihren Kropf wieder, als sich die äußeren Umstände besserten, und nur ein verschwindend kleiner Rest blieb Dauerkropfträger. Als wichtigstes Indiz einer endogenen Mitwirkung zur Kropferkrankung muß aber die unterschiedliche Form der Strumen gelten. Von diesen waren 108 diffuser und 17 knotiger Natur. Bei lediglich äußerer Einwirkung müßte angenommen werden, daß die Strumen einheitlicher Art wären, ein gleiches Bild bei gleichem Reiz aufwiesen. Da dies aber nicht der Fall ist, kann bei der Entwicklung des Kropfes die Mitbeteiligung einer vorhandenen Anlage vermutet werden. Nach dem Gesagten könnte also dem exogenen Faktor die Rolle des Krankheitsauslösers, dem endogenen die des Krankheitsunterhalters zugesprochen werden.

Nach den Ergebnissen der eigenen Untersuchungen scheint es berechtigt, eine Struma dann als kriegsbedingt anzuerkennen, wenn nachgewiesen werden kann, daß sie auf Grund einer chronischen Unter- oder Mangelernährung entstanden ist und fortbesteht.

Es ist hier zweifellos eine Anerkennung im Sinne der Entstehung notwendig, besonders dann, wenn auch die zweite Voraussetzung noch zutrifft, daß ein Gruppenereignis vorliegt, d. h. daß aus einem Kreis mehrere Personen gleichsinnig erkrankten. Im Sinne einer Verschlimmerung wäre zu urteilen, wenn es sich um einen Einzelfall handelte, da dann das endogene Moment zu überwiegen scheint. Ebenfalls als verschlimmernd bzw. vorzeitig auslösend können länger dauernde, übermäßige und ungewohnte körperliche Anstrengungen (Strapazierungsfaktor) anerkannt werden. Erkrankungen sind im allgemeinen nicht in der Lage, eine Struma hervorzurufen. Nur in außergewöhnlich seltenen Fällen können bestimmte Erkrankungen (Fleckfieber) eine anzuerkennende Struma im Gefolge haben. Bei solcher Koinzidenz sollte immer an ein zufälliges Zusammentreffen gedacht und nach anderen Noxen Ausschau gehalten werden. Vollkommener Nahrungsentzug führt nicht zur Strumabildung, sondern zur allgemeinen Atrophie mit Ruhigstellung des Endokriniums.

b) Zur Frage der Anerkennung einer Funktionsstörung

Bei unserem untersuchten und aufgeschlüsselten Material ergaben sich im ganzen 208 Fälle von Hyperthyreose, von denen 38 als hervorgerufen und 170 als verschlimmert anerkannt worden waren. Die Anzahl der berenteten Hyperthyreose-Fälle ist also um etwa 60% größer als bei den reinen Strumen. Auch bei diesen Erkrankungen wurden von Seiten der Erkrankten die gleichen Angaben zur Entstehung gemacht. Auf die Gruppe der Strapazierungen kommen 124, auf die der seelischen Belastung 31 und auf die der Erkrankungen 53 Fälle. In 3 Gruppen ragen die 21 Fälle heraus, die durch ein plötzliches Ereignis, das genau angegeben werden konnte, erkrankten. Solche bei voller Gesundheit aufgetretenen Erkrankungen müssen wohl im Sinne der Entstehung anerkannt werden, auch wenn eine endogene Komponente nicht zu verkennen ist. Anders scheint es mit dem Strapazierungsfaktor zu stehen. Dieser ist sicher chronischer Art und mehr oder weniger mit seelischen Belastungen verbunden, z. B. bei der Flucht, auf dem Rückzug, bei Verfolgung usw. Normalerweise tritt bei chronischer Belastung eine Gewöhnung ein. Ist das nicht der Fall, so deutet das auf eine individuell bedingte, andersartige Bewertung und Verarbeitung der Reize, die zum Krankheitsausbruch führen. Es steht also hier das endogene Moment, die eigene Veranlagung, doch wohl im Vordergrund, so daß eigentlich nur eine Anerkennung im Sinne einer Verschlimmerung erfolgen könnte. Bei Krankheiten scheint dies in noch höherem Maße der Fall zu sein, wobei der Kreis der Erkrankungen beschränkt und ausgesucht sein muß.

c) Zur Frage der Anerkennung der Überfunktionskröpfe

Die Überfunktionskröpfe stellten mit 375 Fällen den größten Anteil der Versorgungsberechtigten. Auch sie wurden entsprechend den Angaben in die drei Gruppen aufgeteilt, wobei auf den Strapazierungsfaktor 247, auf den Faktor seelische Belastung 51 Fälle kamen und als Erkrankungsfolge 77 Fälle anerkannt waren. Die Beurteilung dieser Gruppen macht besonders große Schwierigkeiten, weil hier noch zwischen Hyperthyreose und Pseudohyperthyreose zu unterscheiden wäre. In die Gruppe der echten Hyperthyreose kann man die Fälle nach seelischen Belastungen, nach psychischen Traumata einstufen, vor allen Dingen, wenn die Ereignisse kurzfristiger Natur gewesen sind. Gleichgültig, ob es sich um präexistente, diffuse (41) oder knotige (10) Strumen handelte, der aufgepfropfte psychisch-nervöse Impuls löste ebenso eindeutig wie bei der unveränderten Schilddrüse die Überfunktion aus. Infolgedessen wäre auch hier eine Anerkennung im Sinne der Entstehung angebracht. Das seelische Trauma wurde aber erstaunlicherweise nur in 14 Fällen als hervorrufend eingestuft und in 37 Fällen als verschlimmernd angesehen. Bei den Strapazen könnte man aber eigentlich nur an eine vorzeitige Auslösung denken, vorausgesetzt, daß sie nicht zu sehr mit seelischem Trauma verbunden waren. Von den Strapazen ist anzunehmen, daß sie vorzeitig aus mechanischen oder blutzirkulatorischen Gründen zu Veränderungen in der Struma führen, die als Degenerationsvorgänge oben gekennzeichnet wurden. Daraus ergibt sich eine Pseudohyperthyreose, die ohne Überanstrengung, wenn auch erst später, wahrscheinlich ebenso eingetreten wäre. Eine Anerkennung im Sinne der Verschlimmerung erscheint also angebracht. Die meisten Fälle (215) waren auch in diesem Sinne beurteilt, während 31 als hervorgerufen angesehen wurden. Auch die im Anschluß an Erkrankungen auftretenden Überfunktionen eines Kropfes sollten u. E. im Sinne der Verschlimmerung anerkannt werden. In diesem Sinne waren 58, in ursächlichem Sinne 19 Fälle beurteilt.

d) *Abschlußbemerkungen zur Schilddrüsenbegutachtung*

Das Kapitel der Begutachtung von Schilddrüsenerkrankungen als Kriegsleiden kann wohl nicht ohne allgemeine Bemerkungen abgeschlossen werden. Es ist auffallend, daß die anerkannten Schilddrüsenleiden nach dem zweiten Weltkrieg gegenüber dem ersten zugenommen haben. Das mag an der längeren Dauer, an den stärkeren Erlebnissen und an der verlängerten Gefangenschaft mit ihren Folgen liegen. Offenbar hat aber auch das Leben als solches einen anderen Charakter bekommen. Das allgemeine Tempo ist erhöht, der allgemeine Standard ein anderer, der »Tonus« und mit ihm die Basis des Grundumsatzes erhöht. Ob es sich hierbei um Ursachen oder um Begleiterscheinungen handelt, sei offen. Es ist jedenfalls festzustellen, daß mit der *allgemeinen Änderung der Lage auch die Krankheitsbereitschaft sich ändert.* Dies äußerte sich nach dem letzten Kriege mehr in endokrin-funktionell beschriebenen Symptomen. Aus der Zeit nach dem ersten Weltkrieg stehen mehr die vom Zentralnervensystem abgeleiteten Krankheitszeichen in Erinnerung. Die sogenannten »Schüttler« aus jener Zeit sind diesmal ausgeblieben.

Es bedarf keines ausführlicheren Hinweises, daß gerade bei dem sehr schwierigen Kapitel der Schilddrüsenbegutachtung besondere Sorgfalt am Platze ist und generelle »Richtlinien« weder gegeben werden sollten noch konnten. Die Anregung zu einer Stellungnahme zu diesem Problem erwuchs von selbst aus den eigenen Forschungsergebnissen und aus der Gutachterpraxis. Immer wieder fiel auf, daß die gutachterlichen Stellungnahmen doch recht uneinheitlich waren, wie auch das ausgedehnte Studium zahlreicher Versorgungsakten erkennen ließ. Diese Uneinheitlichkeit bezieht sich nicht nur auf die Anerkennung oder Ablehnung, sondern ebenso auf die Bewertung wie auch auf die Diagnose der vorgebrachten Klagen.

Über die Anerkennung der Krankheitsauslösung im Sinne der Entstehung durch seelische Belastungen, vor allen Dingen akuter Art, sollte es ebenso wenig eine Meinungsverschiedenheit geben wie über die Höhe der Einstufung, die doch wohl in diesen Fällen an der Spitze der bewertenden Skala stehen müßte. Leider war das nicht immer der Fall. Häufiger wurden die durch Strapazen ausgelösten Krankheitsfälle höher berentet. Was nun die Diagnose angeht, so wäre im Idealfall eine genaue endokrinologische Untersuchung zu fordern. Diese Forderung besteht zu Recht wegen der Unterscheidung von Hyperthyreose und Pseudohyperthyreose sowie der Abgrenzung überhaupt gegenüber der vegetativen Dystonie *(Hennig)*. Aus manchen Akten ließ sich die Erkenntnis mitnehmen, daß die leichthin gestellte Diagnose Hyperthyreose sich nicht aufrechterhalten ließ, nachdem eine gründliche Fokalsanierung (Mandel, Zähne) vorgenommen worden war. Von sehr großer Wichtigkeit erscheint es aber, auf häufigere Nachuntersuchungen zu dringen. Das Aktenmaterial lehrte, daß in 28,3 % der Fälle im Laufe der Jahre eine Besserung eingetreten war bzw. die Anfangsdiagnose nicht mehr aufrecht erhalten werden konnte. Diese Besserung war nachweislich in allen Gruppen und bei allen Erkrankungstypen vorhanden, bei den Strumen, den Funktionsstörungen und den Überfunktionskröpfen. Gerade die Fälle, die im Sinne einer Entstehung anerkannt waren, wiesen die meisten Remissionen auf. Diese nachweisbaren Tatsachen sollten zu denken geben und vor einer vorzeitigen, definitiven Rentenfestlegung warnen.

VII. ZUSAMMENFASSUNG

Nach kurzer Charakterisierung der Problematik von Bau und Funktion der Schilddrüse wird die Lebenskurve der verschiedenen Gewebsverformungen (Knoten, Adenome) aufgezeigt. Auf die Schilderung der degenerativen Phasen des Schilddrüsengewebes wird besonderer Wert gelegt, da diese bisher in ihrer Bedeutung nicht ausreichend erkannt und gewürdigt worden sind. Die Degenerationen sind von besonderer Wichtigkeit für die verschiedensten Erscheinungen und Erkrankungen. Zunächst wird ihre Rolle für die »Metastasen«-Bildung aufgezeichnet. Es wird dargelegt, daß die Schilddrüsengewebsneubildungen außerhalb des Organs, sofern sie ausgereifter Art sind, keine Metastasen eines Schilddrüsenkarzinoms, sei es kleinster und okkulter Art, sind, da alle Zeichen eines bösartigen Tumors, mit Ausnahme eben der »Metastasierung«, fehlen. Als Quelle und Ursache der Neubildungen können die Degenerationen in der Schilddrüse gelten, die unabhängig vom Charakter des Schilddrüsengewebes, ob gut- oder bösartig, diffus oder umschrieben, die Voraussetzung zur ortsabweichenden Auspflanzung und dystopischen Gewebsentwicklung abgeben. Für diese ausgereiften extrathyreoidalen Gewebsneubildungen wird, analog ähnlicher Formationen der Uterusschleimhaut, die Bezeichnung »thyreogene Follikulose« vorgeschlagen, da weder die Namen Karzinom, noch aberrierende oder metastasierende Struma kennzeichnend oder befriedigend sind. Selbstverständlich können die »thyreogenen Follikulosen« sekundär gelegentlich malignen Charakter annehmen wie jedes andere Gewebe auch. Primär sind sie weder maligne, noch stammen sie von malignem Gewebe ab. Die unterschiedliche histologische Bewertung der »thyreogenen Follikulosen« schlägt sich augenfällig in der Karzinomstatistik nieder, die sehr stark schwankende Prozentzahlen erkennen läßt. Die niedrigen Zahlen kommen dabei der amtlichen Todesursachenstatistik mit ihren Angaben für den Schilddrüsenkrebs näher, so daß sie als reeller und begründeter angesehen werden können.

Von den »thyreogenen Follikulosen« sind selbstverständlich die entwicklungsgeschichtlich abzuleitenden extrathyreoidalen Schilddrüsengewebsbildungen ebenso abzutrennen wie die entsprechenden Gebilde im Ovar, die wiederum anderer Genese sind. Diese genannten Formationen sind ebenfalls ausgereift und nicht unter die Karzinome einzureihen.

Die histologische Differenzierung von gut- und bösartig läßt, wie das Beispiel der »thyreogenen Follikulose« zeigt, sehr zu wünschen übrig. Das Schilddrüsengewebe, gleich welchen Fundortes, ist so uniform, daß weder eine Orts-, Alters- oder Malignitätsbestimmung an ihm sicher durchgeführt werden kann. Bezüglich der Malignität wird die Diagnose erst dann leicht gemacht, wenn ein anaplastischer Gewebscharakter oder andere Kriterien für Malignität, wie z. B. infiltrierendes Wachstum in die Umgebung, vorgefunden werden. Ortsbestimmungen des ausgereiften dystopischen Schilddrüsengewebes sind überhaupt nur möglich, wenn Teile des Wirtsorgans gleichzeitig erkennbar sind. Eine Altersbestimmung kann am ehesten noch an der embryonalen und perinatalen Schilddrüse gelingen.

Die Degenerationsvorgänge fordern noch aus anderem Grund stärkere Beachtung. Sie führen zu der These von grundsätzlich zwei verschiedenen hyperthyreotischen Funktionsstörungen. Die diffuse Aktivierung (M. Basedow) wie die umschriebene (heißes Adenom) sind nervös ausgelöste Funktionsstörungen sui generis und gehören wie die Struma basedowificata zum Formenkreis der echten Hyperthyreose. Die echte Hyperthyreose ist also immer gekennzeichnet durch histologische Epithelaktivierung und Kolloidverminderung verschiedenen Ausmaßes. Diese histologischen Kriterien fehlen bei der anderen, klinisch sich ähnlich präsentierenden Funktionsstörung. Hierbei stehen im Vordergrund Degenerationsvorgänge in der Schilddrüse, die in noch nicht näher bekannter Weise diese Funktionsstörungen auslösen können. Diese Erkrankungsform wird als Pseudohyperthyreose bezeichnet, da sie nicht auf Schilddrüsenaktivierung, also spezifisch epithelialer Leistung beruht. Klinische Verlaufsformen, Ergebnisse der Radiojodstudien und die Szintigraphie unterstützen diese auf histologische Grundlagen aufgebaute Hypothese.

Die Einteilung der Funktionsstörungen in echte Hyperthyreosen und Pseudohyperthyreosen auf der Basis histomorphologischer Schilddrüsengewebsveränderungen führt auch zu neuen Stellungnahmen in versorgungsrechtlicher Beurteilung von Schilddrüsenleiden. Die Erfahrungen aus statistischer Untersuchung eines größeren Aktenmaterials der Versorgungsämter werden wiedergegeben. Eine einheitliche Beurteilung der kriegsbedingten Schilddrüsenleiden wird angeregt mit Gruppierung der Leiden in reine anatomische Störungen (Struma), Funktionsstörung und Struma mit aufgepfropfter Funktionsstörung (Überfunktionskropf). Funktionsstörung und ein Teil der Überfunktionsköpfe (Basedowifizierung) gehören dabei zur echten Hyperthyreose, ein Teil der Überfunktionsköpfe (Degenerationen) zur Pseudohyperthyreose. Eine vorzeitige definitive Berentung erscheint nicht angebracht, da über $1/4$ der Erkrankten Besserungen und sogar Heilungen im Laufe der Zeit aufweisen.

RESUME

Après avoir brièvement précisé les problèmes de la structure et de la fonction thyroïdienne, nous décrivons la courbe vitale des diverses déformations tissulaires (nodules et adénomes). Nous insistons particulièrement sur la description des phases dégénératives du tissu thyroïdien, vu que jusqu'ici, leur signification n'a pas été suffisamment reconnue. Ces processus dégénératifs sont, en effet, d'une importance particulière pour une grande variété de syndromes pathologiques.

En premier lieu, nous enregistrons leur rôle dans la formation de »métastases«. Il est exposé que les néoformations thyroïdiennes, en dehors de l'organe, dans la mesure où elles présentent un caractère de maturité, ne sont pas des métastases d'un carcinome thyroïdien occulte, vu que toutes les caractéristiques d'une tumeur maligne font défaut, à l'exception précisément de ce caractère métastatique. L'origine et le point de départ de ces néoformations peuvent résulter des dégénérescences de la thyroïde qui, indépendamment du caractère histologique du parenchyme thyroïdien (bénin ou malin, diffus ou circonscrit), peuvent déclencher des transplantations et des évolutions tissulaires dystopiques. Pour ces néo-formations extra-thyroïdiennes, adultes, nous proposons à l'image de formations analogues de la muqueuse utérine, la désignation de »folliculose thyréogène« vu que les termes de carcinome ou de struma aberrant ou métastatique sont impropres. Bien entendu ces folliculoses thyréogènes peuvent-elles occasionellement, comme tout autre tissu d'ailleurs, être le siège d'évolutions malignes secondaires. Il est un fait que, primitivement, il ne comporte ni de caractère de malignité, ni d'origine de tissu malin. Il tombe sur le sens que l'appréciation histologique très diverse des folliculoses thyréogènes se répercute sur la statistique des carcinomes dont les pourcentages sont très peu concordants. Les chiffres les plus faibles, très voisins des statistiques de mortalité officielle, correspondent en somme, à ceux des cancers réels de la thyroïde et sont les plus conformes à la réalité.

Evidemment, il convient de dissocier des folliculoses thyréogènes, les nèoformations extra-thyroïdiennes des goîtres, de même que les formations similaires des ovaires qui sont d'une autre origine. Ces néoformations comportent également un caractère de maturité et ne sont pas à grouper dans les carcinomes.

La différenciation histologique de la bénignité ou malignité laisse beaucoup à désirer, tel qu'il ressort de l'exemple de la folliculose thyréogène. Le tissu thyroïdien, quel que soit le lieu de prélèvement, est si uniforme qu'il ne permet de déduction sur le lieu, l'âge ou la malignité. En ce qui concerne la malignité, le diagnostic ne devient évident que lorsqu'il se trouvent des signes histologiques anaplastiques ou d'autres critères de malignité tel que le caractère envahissant ou infiltrant. Le diagnostic topographique du tissu thyroïdien mûr dystopique n'est possible d'ailleurs qu'en présence d'éléments histologiques comparatifs de l'organe porteur. La détermination la plus facile de l'âge se réalise sur la thyroïde embryonnaire et péri-natale.

L'étude des processus dégénératifs présente en outre, l'intérêt de conclure à la notion de deux groupes distincts de dérèglement fonctionnel hyperthyréodique. L'hyperactivité diffuse (maladie de Basedow) de même que l'hyperactivité circonscrit (adénome chaud) sont des dérèglements fonctionnels neurogènes (sui generis) et appartiennent comme le goître basedowifié au groupe des vraies hyperthyréoses. Cette hyperthyréose essentielle est toujours caractérisée histologiquement par une activation épithéliale et une diminution plus ou moins importante du colloïde. Ces critères histologiques font défaut chez l'autre groupe des troubles fonctionnels thyroïdiens très comparables du point du vue clinique. Ce sont des processus dégénératifs de la thyroïde qui, par des mécanismes encore obscurs, peuvent déclencher ces troubles fonctionnels. Ce syndrome pathologique est désigné par le terme de pseudohyperthyréose, vu qu'elle ne relève pas d'une hyperactivité épithéliale spécifique et d'une activité thyroïdienne manifeste.

L'évolution clinique et les résultats d'investigation par iode radioactif et scintigraphie confirment cette hypothèse édifiée sur des bases histologiques.

La distinction des troubles fonctionnels en vrai hyperthyréose et pseudo-hyperthyréose sur la base de modifications histomorphologiques du parenchyme thyroïdien conduit aussi à la révision des principes d'appréciation médico-légale des affections thyroïdiennes. Nous nous basons sur une documentation statistique importante des archives des Centres de réforme. Nous suggérons une appréciation plus uniforme des thyroïdopathies résultant de la guerre et une distinction: 1° en forme anatomique (struma), 2° en syndrome fonctionnel et 3° en struma avec troubles fonctionnels associés. Les dérèglements fonctionnnels et une partie des goîtres hyperfonctionnels (basedowifié) relèvent de la vrai hyperthyréose. Une partie des goîtres hyperactivés (dégénératifs), appartiennent au groupe des pseudo-hyperthyréoses.

Une fixation prématurée et définitive de rente n'est pas indiquée dans ces cas, vu qu'on peut escompter une proportion de 25% d'amélioration, voir même à la longue des guérisons définitives.

SUMMARY

After a short discussion concerning the problems of the structure and function of the thyroid gland, the life cycle of the various abnormal tissue changes (nodes, adenomata) is shown.

Special importance is attributed to these tissue changes. Their importance had not been recognized and sufficiently appreciated. The degenerative changes are of special importance to the various phenomena and disease patterns.

First, their role in the development of metastases is described. It is shown, that the neogenesis of thyroid tissue outside the thyroid really is not carcinoma, if the tissue has matured.

With the exception of dystopy there is no evidence of malignancy and the dystopic well formed thyroid tissue cannot be considered as a metastasis of a small or occult thyroid carcinoma. The existence of primary thyroid carcinoma is denied. The occurence of extraglandular thyroid tissue is the result of tissue degeneration within the thyroid, irrespective of the character of the degenerating tissue, benign, malignant, diffuse or circumscribed. In analogy to a similar precedent, starting from the uterine mucous membrane (endometriosis), a new and special name is proposed namely »thyrogenic folliculosis«. All the other well known terminology as carcinoma, struma aberrans or metastatic goiter is not characteristic and satisfactory. Just like other tissues thyrogenic folliculosis may occasionally become malignant. Primarily the thyrogenic folliculosis is neither malignant nor originating from malignant tissue in the thyroid itself. The different histological evaluation of the dystopic thyroid tissue as thyrogenic folliculosis is of special interest for the carcinoma statistics. There is a great fluctuation between the histologically diagnosed thyroid cancer and the statistics for the cause of death. This fluctuation becomes less in case of dystopic thyroid tissue, if matured, as benign thyrogenic folliculosis instead of carcinoma. Thyrogenic folliculosis is quite different from the genetic malformations in the neck or the teratoid ovarian thyroid tumors. These thyroid tissues are of course no cancer.

It is very difficult and almost impossible to differentiate the benign and malignant thyroid tumors. The thyroid tissue, wherever it is found, is so uniform, that it is impossible to diagnose, by histological means, the place, from which the tissue has been taken, the age and the real character (benign, malignant). Relative to the malignancy, the diagnosis is not difficult, if the tissue character is anaplastic or the signs of destruction and capsule infiltrating growth is to be seen. The diagnosis of the place from which the tissue is coming, is only possible if the surrounding organ tissue is verifiable. The age determination succeeds perhaps in the embryonic and perinatal stage of thyroid development, not in later ages.

The degenerative changes of the thyroid are of great importance for yet another reason. They lead to the theory of two different types of functional hyperthyrotoxic disturbances. Diffuse activation (Grave's disease) and circumscribed activation (hot adenoma) are central nervous disturbances sui generis and belong like the struma basedowificata to the complexity of the genuine pure hyperthyrotoxicosis. The genuine hyperthyrotoxicosis is always characterized by histological activation of the thyroid epithelium and a greater or less loss of colloid. These histological findings are not present in the other form of clinical hyperthyrotoxicosis. Here in the foreground are the tissue degenerations of the thyroid, which lead in a yet unknown manner to the functional disturbances. This form of the sickness which is bound to the tissue degenerations and without epithelial stimulation, is called pseudo-hyperthyrotoxicosis because there is no epithelial performance.

The clinical course of the disease, results from radio-iodine studies and scintigraphy support this hypothesis based on histological examinations.

The classification of the functional disturbances in the true hyperthyrotoxicosis and pseudo-hyperthyrotoxicosis based on histomorphological changes of the thyroid tissue leads to new opinions in providing critical examination of thyroid disease. The experiences of statistical research from extensive material of the Bureau of Vital Statistics are given.

A uniform critical analysis of thyroid disease produced by war is offered with a classification of the disease into pure anatomical disturbances (struma), functional disturbances and struma with additional functional disturbances (hyperactive goiter). Functional disturbance and a portion of hyperactive goiters (basedowification) belong to true hyperthyroidism. An other portion of the hyperactive goiters (degenerative) belongs to pseudo-hyperthyroidism. A premature permanent pension does not seem indicated, since more than one fourth of the diseased persons showed improvement and even cures in the course of time.

LITERATURVERZEICHNIS

Abbes, M.: Aspects actuels de la lipido-lymphographie. A propos de 200 explorations. Ann. Chir. Nr. 11–12 (1963)
—: Technique lymphographique. La Presse Médicale 71, 819 (1963)
—: La lymphographie en Cancérologie. Exp. Scient. Fr., Paris 1964
Abelin, J.: Die Physiologie der Schilddrüse. In A. Bethe; G. v. Bergmann; G. Embden und A. Elliger: Handbuch der normalen und pathologischen Physiologie. Band XVI, 1. Hälfte, 94 (1930)
—: Zur Chemie des Schilddrüsenhormons. Schweiz. med. Wschr. 68, 803 (1938)
—: Einfluß der Ernährungsart auf den Verlauf der experimentellen Hyperthyreose. Klin. Wschr. 33, 205 (1955)
Abello, J.: Visualización de las amígdalas y linfáticos por la injeccion de sustancias de contraste. Rev. Española Tub. 288, 3 (1959)
Adler, L.: Schilddrüse und Wärmeregulation. Med. Klin. 16, 108 (1920); Arch. exp. Path. Pharm. 86, 159 (1920)
Albert, A.: The experimental production of exophthalmus in fundulus by means of anterior pituitary extracts. Endocrinology, 37, 389 (1945)
Albertini, v. A.: Histologie der Geschwulstdiagnostik. Stuttgart 1955
Altmann, H. W.: Die parafollikuläre Zelle der Schilddrüse und ihre Beziehungen zu der gelben Zelle des Darmes. Beitr. path. Anat. 104, 420 (1940)
Amiragova, M. G.: Functional role of the efferent nerves of the thyroid gland. Biull. eksper. Biol. Med. 50, 3 (1960)
Arndt, H.-J.: Über die morphologisch nachweisbaren Lipoide in Epithelkörperchen und Schilddrüse des Menschen. Beitr. path. Anat. 72, 517 (1924)
Aron, M.: Evolution de la thyroïde en fonction de l'âge chez les mammifères. C. R. Soc. Biol. 105, 581 (1931)
Aschkenasy, A.: Recherches expérimentales sur le rôle de la thyroïde dans la régulation de la leukopoièse. Arch. Soc. franc. Biol. med. NS 6, 683 (1958)
Astwood, E. B.: Chemical nature of compounds, which inhibit function of thyroid gland. J. Pharmacol. a. Exper. Therap. 78, 79 (1943)

Baber, E. C.: Contribution of the minute anatomy of the thyroid gland of the dog. Philos. Trans. Roy. Soc. London 166 (1877)
Bachrach, D.; A. Lászlo; L. Pokorny: Experimentelle Untersuchungen zur Lokalisierung der hypothylamischen Zentren der Thyreotropfunktion. Endokrinologie 44, 188 (1963)
Bakke, J. L.; N. Lawrence; F. Arnett; W. MacFadden: Effect of Thyroid Hormone on Human Pituitare Thyroid-Stimulating Hormane Content. J. Clin. Endocr. and Metabolism 3, 281 (1964)
Bargmann, W.: Die Schilddrüse. In: W. v. Möllendorff, Handbuch der mikroskopischen Anatomie des Menschen VI, T. 2, 2 (1939)
—: Über die neurosekretorische Verknüpfung von Hypothalamus und Neurohypophyse. Z. f. Zellforschung, 34, 610 (1949)
—: Das Zwischenhirn-Hypophysensystem. Berlin, Göttingen, Heidelberg 1954
—: Die funktionelle Morphologie der Hormonbildungsstätten. Klin. Wschr. 13/14, 322 (1955)
—: Histologie und mikroskopische Anatomie des Menschen. Stuttgart 1959
Bartels, P.: Über den Verlauf der Lymphgefäße der Schilddrüse bei Säugetieren und beim Menschen. Anat. Hefte 15, 333 (1901)
—: Das Lymphgefäß-System. In: Bardelebens Handbuch der Anatomie des Menschen. Jena 1909
Bauer, K. H.: Das Krebsproblem. Heidelberg 1949
Baum, St.; K. M. Bron; L. Wexler; H. L. Abrams: Lymphangiography, Cavography and Urography. Comparative accuracy in the diagnosis of pelvic and abdominal metastases. Radiology 81, 207 (1963)
Bay, V.: Das toxische Adenom der Schilddrüse. 10. Symposion der Dtsch. Ges. f. Endokrinologie, Wien 1963
Beahrs, O. H.: The management of nodular goiter. Minnesota Med. 40, 385 (1957)

Becher, H.: Über ein vegetatives Kerngebiet und neurosekretorische Leistungen der Ganglienzellen in der Netzhaut. 23. Beih. Klin. Mbl. Augenheilk. 1 (1955)

Becker, W.: Die Klinik der Lymphknotenerkrankungen des Halses. Arch. f. Ohr.-, Nas. u. Kehlk.-Heilk. 182, 125 (1963)

Bengmark, S.; P. Heimann; B. Tengroth: The effect of thyrotropin on the growth in tissue culture of thyroid and connective tissue. Acta Morphologica Neerlando-Scandinavica, V, 361 (1963)

Bennhold, H.: Die pathogenetische Bedeutung des Versagens gewisser Transportfunktionen des Organismus. Triangel 6, 98 (1963)

Benoit, J.; M. Aron: Sur le conditionnement hormonique du développement testiculaire chez les oiseaux. Résultats de la thyroïdectomie chez le coq et le canard. C. R. Soc. Biol. Paris 116, 221 (1934)

Berencsi, G.; K. Matthes: Über die Rolle des Sapropeels in der Aetiologie des Kropfes. Schweiz. med. Wschr. 78, 813 (1948)

Bergfeld, W.: Der Einfluß des Tageslichtes auf die Rattenschilddrüse mit Berücksichtigung des Grundumsatzes. Endokrinologie 6, 269 (1930)

Bertelsen, A.; E. Christensen; V. Elkelund: Carcinoma of the thyroid. Contribution to its clinical picture, histopathology treatment and prognosis. Act. chir. scand. (Stockholm) 99, 205 (1949)

Biedl, A.: Innere Sekretion. Berlin u. Wien 1922

Bitan, A.; H. Chimenes; E. Martin; H. P. Klotz: Localisation thyroïdienne d'une leucémie aiguë lymphoïde. Press. Médicale 72, 1293 (1964)

Blum, F.; R. Grützner: Studien zur Physiologie der Schilddrüse. 1. Mitteilung: Methoden der Jodbestimmungen in organischen Substanzen. Hoppe-Seyler's Z. f. physiol. Chem. 85, 429 (1914)

—: Gibt es einen von der Schilddrüse abhängigen Jodspiegel des Blutes? Zugleich ein Beitrag zur Frage der physiologischen Berechtigung der Jodprophylaxe des Kropfes. Schweiz. med. Wschr. 57, 808 (1927)

—: Studien zum Kropfproblem. I. Mitteilung: Jodmangel oder Kropfnoxe. Schweiz. med. Wschr. 71, 1612 (1941)

—: Studien zum Kropfproblem. II. Mitteilung: Verbreitung von Kropfnoxen im Pflanzenbereich und Empfänglichkeit des Tierreichs gegenüber der Schädigung. Schweiz. med. Wschr. 72, 1301 (1942)

—: Studien zum Kropfproblem. III. Mitteilung: Pflanzliche Kropfnoxen und Gesamtorganismus. Schweiz. med. Wschr. 73, 1046 (1943)

—: Studien zum Kropfproblem. IV. Mitteilung: Über pflanzliche Kropferreger und Versuche zu ihrer Umzüchtung. Schweiz. med. Wschr. 80, 142 (1950)

Boatman, J. B.; H. Addison: Response of the normal and thyroidectomized cat to severe cold. Am. J. Physiol. 196, 983 (1959)

Boeke, J.: The systemic endformations, its synaptology, the interstitial cells, the periterminal network and its bearing on the neurone theory. Discussion and critic. Act. anat. (Basel) 8, 18 (1949)

Börner, R.: Experimenteller Beitrag zur Frage des endokrinen Exophthalmus. Ber. 59 Zus. Dtsch. Ophthalm. Ges., S. 255 (1956)

Börner, W.: Die Radiojodspeicherung der Schilddrüse in Abhängigkeit von Alter und Geschlecht. Klin. Wschr. 36, 1116 (1961)

Bondy, P. K.: Nontoxic goiter. Diseases a month, Chicago (June 1957)

Bram, J.: The psychic factor in exophthalmic goiter. J. Am. Med. Ass. 77, 282 (1921)

Brands, K. H.; C. Montag: Die Beeinflussung der radioaktiven Jodspeicherung der Schilddrüse durch Keimdrüsenhormone. Arch. Geschwulstforsch. 6, 11 (1953)

Breitfort, J.: Beobachtung eines seltenen Falles von Langhans'scher Struma. Kinderärztl. Praxis 18, 334 (1950)

Brolin, S. E.: A study of the structural and hormonal reactions of the pituitary body of rats exposed to cold. Acta anat. Suppl. III, 1 (1945)

Bron, K. M.; St. Baum; H. L. Abrams: Oil embolism in lymphangiography: incidence, manifestations and mechanism. Radiology, 80, 194 (1963)

Brull, L.: Goitre et pathologie thyroïdienne en Belgique. Rev. med. Liège 5, 1, 81 (1950)

Büngeler, W.: Geschwülste und regulierte abhängige Wachstumsstörungen (Hyperplasien) im Rahmen der Cellular- und Relationspathologie. Z. Krebsforsch. 58, 72 (1951)
Bungart, H.: Untersuchungen an Schilddrüsen von Hirschen in freier Wildbahn. Frankf. Z. Path. 67, 13 (1955)
—: Beitrag zur Frage der Schilddrüsenregeneration. Frankf. Z. Path. 67, 583 (1956)
Bunting, C. H.; J. Huston: Fate of the lymphocyte. J. Exp. Med. 33, 593 (1921)

Cahn, J.; M. Dubrasquet; G. Georges; R. Pierre: Schilddrüse und pharmakologische Hibernisation. Anesth. et Anal. Paris 10, 397 (1953)
Canadell, J. M.: Exophthalmie et thyréostimuline. Colloque d'endocrinologie 178–227, Paris 1959
Capelle, W.; R. Bayer: Thymektomie bei Morbus Basedow. Ein Beitrag für die Beziehungen des Thymus zur Basedow'schen Krankheit. Brun's Beitr. z. klin. Chir. 72, 214 (1911)
—: Thymus und Schilddrüse in ihren wechselseitigen Beziehungen zum Morbus Basedowii. Brun's Beitr. z. klin. Chir. 86, 509 (1913)
Castro, F. de: Die normale Histologie des peripheren Nervensystems. Das Synapsen-Problem: anatomisch-experimentelle Untersuchungen. Verh. Dtsch. Ges. Path. 34, 1 (1950)
Catz, B.; J. El-Rawi; E. Geiger: Activity of thyroid of cold-exposed rats evaluated by J-131 uptake and histometric studies. Am. J. Physiol. 174, 29 (1953)
Čehović, G.: L'effet de l'obscurité continue sur la fixation de J-131 dans la thyroïde des grenouilles (Rana esc. und R. temp). C. R. Acad. Sci., Paris, 244, 2647 (1957)
—: Action des hormones mélanophorétiques sur la fonction thyroïdienne chez le cobaye. C. R. Acad. Sci., Paris 254, 1872 (1962)
Chapman, E. M.; G. N. Corner; D. Robinson; R. D. Evans: The collection of radioactive iodine by the human fetal thyroid. J. Clin. Endocr. 8, 717 (1948)
Chesney, A. M.; T. A. Clawson; B. Webster: Endemic goiter in rabbits, incidence and characteristics. John Hopk. Hosp. Bull. 43, 261 (1928)
Clark, E. R.; E. L. Clark: Observations on living mammalian lymphatic capillaries — their relation to the blood vessels. Am. J. Anat. 60, 253 (1936/37)
Cohrs, P.: In Lehrbuch der Pathologischen Anatomie der Haustiere. Jena 1962
Collip, J. B.; E. M. Anderson: The production of serum inhibitory to the thyrotropic hormone. Lancet 226, 76–78 (1934)
Comsa, J.: Recherches récentes sur la sécrétion interne du thymus. Bull. Acad. méd. Roumanie 1, 45 (1953)
—: Folgen der einseitigen cervikalen Sympathektomie auf die Schilddrüse der Ratte. Pflüger's Archiv 277, 16 (1963)
Cori, G.: Über den Einfluß der Schilddrüse auf die Wärmeregulation. Arch. exp. Path. Pharm. 95, 378 (1928)
Cottle, M.; L. D. Carlson: Adaptive changes in rats exposed to cold, caloric exchange. Am. J. Physiol. 178, 305 (1954)
—: Turnover of thyroid-hormone in cold exposed rats determined by radioactive iodine studies. Endocrinology 59, 1 (1956)
Czeizel, E.; M. Hanesók; J. Palkovich: Endogene Oestrogene in der Lymphe. Endokrinologie 45, 142 (1963)

Daalgard, J. P.; P. Wetteland: Struma ovarii; a follow-up study of 20 cases. Acta chir. scand. 112, 1 (1956)
Dahlgren, S.: Anatomy of the thoracic duct from the standpoint of surgery for chylothorax. Acta Chir. Scand. 125, 201 (1963)
Daniel, P. M.; M. M. Gale; O. E. Pratt: Hormones and related substances in the lymph leaving four endocrine glands — the testis, ovary, adrenal and thyroid. Lancet, 7293, 1232 (1963)
—: Radioactive iodine in the lymph leaving the thyroid gland. Quart. J. exp. Physiol 48, 138 (1963)
Daniel, P. M.: L. W. Duchen; M. M. L. Prichard: The cytology of the pituitary gland of the rhesus monkey: Changes in the gland and its target organs after section of the pituitary stalk. J. Path. Bact. (Edinb.) 87, 385 (1964)

Daniels, A. C.: A method of biopsy useful in diagnosing certain intrathoracic diseases. Dis. Chest. (Chikago) 16, 360 (1949)
Dempsey, E. W.: Environmental modification of certain endocrine phenomena. Endocrinology 32, 119 (1943)
—: Fluorescent and histochemical reactions in the rat thyroid gland at different states of physiological activity. Endocrinology 34, 27 (1944)
—: The chemical cytology of thyroid gland. Ann. N. Y. Acad. Sci. 50, 336 (1949)
—: und E. B. Astwood: Determination of the rates of thyroid hormone secretion at various environmental temperatures. Endocrinology 32, 509 (1943)
—: und M. Singer: Observations on chemical cytology of thyroid gland at different functional stages. Endocrinology 38, 270 (1946)
—: und R. R. Peterson: Electron mikroscopic observations on the thyroid glands of normal, hypophysectomized, cold-exposed and thiouracil-treated rats. Endocrinology 56, 46 (1955)
Der Kinderen, P. J.; M. Houstralanz; F. Schwarz: Exophthalmus-producing substances in human serum. J. Clin. Endocrin. Metabol. XX, 712 (1960)
Develey, Ch.: Du tissu thyroïdien aberrant chez le chien. Vet. med. Diss., Bern 1924
Dierick, W. S.; P. M. van Vaerenbergh: Lymfografie en cancerologie. J. Belge Radiol. 46, 38 (1963)
Dietrich, S.; H. Schwiegk: Untersuchungen über die Schilddrüsendurchblutung. Arch. exp. Path. Pharmakol. 165, 53 (1932)
Dietz, W.: Der Einfluß des Schreiens bei Neugeborenen und Säuglingen auf die absoluten Leukozytenzahlen und den Ultraschallresistenzwert (USW) der Leukozyten. Arch. Kinderkl. 157, 33 (1958)
Diezel, P. B.: Morphe und Funktion der Schilddrüse. Radio-Isotope in der Endokrinologie. 1. Jahresbericht der Ges. f. Nuclea-Medizin, Freiburg, 1963. F. K. Schattauer, Stuttgart
Ditchek, Th.; R. J. Blahut; A. C. Kittleson: Lymphadenography in normal subjects. Radiology 80, 175 (1963)
Documenta Geigy; Wissenschaftliche Tabellen
Dobyns, B. M.; B. Skanse; F. Maloof: Method for preoperative estimation of function in thyroid tumors: Its significance in diagnosis and treatment. J. Clin. Endocrin. 9, 1171 (1949)
Dobyns, B. M.; S. L. Steelmann: The thyroid stimulating hormone of the anterior pituitary as distinct from the exophthalmus producing substance. Endocrinology 52, 705 (1953)
Dobyns, B. M.; A. Wright; M. A. Sanders: A question on the exophthalmus-producing quality thyroid. J. Clin. Endocrin. a. Metabol. 16, 153 (1956)
Dobyns, B. M.; A. Wright; M. A. Sanders: A question on the exophthalmus-producing quality of triiodothyronine. Endocrinology 70, 864 (1962)
Dodd, J. M.; J. N. Dent: Thyroid gland and temperature tolerance. Relationships in cold-blooded vertebrates. Nature, 199, 299 (1963)
Doering, P.: Die Darstellung der gesunden und kranken Schilddrüse mit der Scintigraphie nach Gabe von Radiojod. Dtsch. med. Wschr. 83, 840 (1958)
Downs, A. W.; N. B. Eddy: Effect of subcutaneous injections of thymus substances in young rabbits. Endocrinology 4, 420 (1920)
Drinker, C. K.: The lymphatic system. Lane Medical Lectures, 1942.
Drinker, C. K.; M. E. Field; H. K. Ward: The filtering capacity of lymph nodes. J. Exp. Med. 62, 849 (1935)
van Dyke, J. H.: Behavior of ultimobranchial tissue in postnatal thyroid gland: origin of thyroid cystadenomata in rat. Anat. Rec. 88, 369 (1944)

v. Ebner, V.: Gefäßsystem. In: Koelliker; Handbuch der Gewebelehre des Menschen. Leipzig 1902
Eggert, B.: Morphologie und Histophysiologie der normalen Schilddrüse. Zwanglose Abhandlungen aus dem Gebiete der inneren Sekretion. Leipzig, 1938
Eickhoff, W.: Zur Frage antithyreotroper Wirkstoffe (Hormone). Verh. Dtsch. Path. Gesellsch., 31. Tagung, Stuttgart/Tübingen, 1938. Jena 1939
—: Schilddrüse und Allergie. Virchows Arch. 303, 481 (1939)
—: Risultati di indagini recenti sulle relazioni tra ghiandola tiroide e allergia. Archivio „De Vecchi" II, 23 (1939)

Eickhoff, W.: Schilddrüse und Basedow. Beiträge zur Histo-Morphologie und Funktion der Schilddrüse verschiedener freilebender Tiere. Stuttgart, 1949.
—: Altes und Neues zum Kropfproblem. Dtsch. med. Wschr. 76, 171 (1951)
—: Gestalt und Funktion der Schilddrüse im Lichte neuerer Erkenntnisse. Verh. Dtsch. Ges. f. inn. Med., 57. Kongreß, 1951. München, 1951.
—: Über das Verhalten von Schilddrüsen während des Winters bei Hasen und Wildkaninchen. Virchows Arch. 322, 84 (1952)
—: Hyperthyreose in Klinik und Experiment. Dtsch. Med. Journ., 9/12, 315 (1953)
—: Über das jahreszyklische Verhalten der Schilddrüsen von verschiedenen Wildarten. Frankf. Z. Path. 68, 11 (1957)
—: Die überragende Bedeutung des Konstitutionsfaktors für die Schilddrüse. Vergleichende pathologisch-anatomische Studie an Wildschilddrüsen. Frankf. Z. Path. 68, 27 (1957)
—: Wildkunde und Humanpathologie. Z. Jagdwissensch. 3, 114 (1957)
—: Über das perinatale menschliche Schilddrüsenbild. Frankf. Z. Path. 69, 80 (1958)
—: Epithelkörperchen. In: Cohrs, P.; R. Jaffé; H. Meessen; Pathologie der Laboratoriumstiere. Band 1, 495. Berlin, Göttingen, Heidelberg 1958.
—: Thymus. In: Cohrs, P.; R. Jaffé; H. Meessen; Pathologie der Laboratoriumstiere. Band 1, S. 485. Berlin, Göttingen, Heidelberg 1958.
—: Schilddrüse. In: Cohrs, P.; R. Jaffé; H. Meessen; Pathologie der Laboratoriumstiere. Band 1, S. 466. Berlin, Göttingen, Heidelberg 1958.
—: Bild und Jahresverhalten der Schilddrüsen freilebender Gemsen. Frankf. Z. Path. 70, 132 (1959)
—: Schilddrüsenbilder wildlebender Fasanen und Birkhähne. Frankf. Z. Path. 71, 161 (1961)
—: Über Gewichte und Gewichtsverschiebungen bei Kaninchen, Hasen und Fasanen der freien Wildbahn. Suppl. Ricerche di Zoologia Appl. alla Caccia, IV, 175 (1962)
—: Die abführenden thyreoidalen und cervikalen Lymphgefäße des Menschen. Endokrinologie, 43, 1 (1962)
—: Struma, Hyperthyreose und Pseudohyperthyreose (Untersuchungen an Operationsmaterial). Endokrinologie, 42, 308 (1962)
—: Die intrathyreoidalen Lymphbahnen des Menschen. Verh. Dtsch. Ges. Path. 46, 293 (1962)
—: Zur Histologie und Pathologie der Wildschilddrüse. Archiv f. Exp. Vet.-Med. 16, 211 (1963)
—: Die Wirkung experimenteller Wechseltemperaturen auf die Schilddrüse des Frosches und des Tageslichtes auf die Schilddrüse der Kuh. Archiv f. Exp. Vet.-Med. 16, 229 (1963)
—: Über Schilddrüsen von Seehunden und Schneehasen. Virchows Arch. 337, 164 (1963)
—: Das Lymphbahnsystem der menschlichen Schilddrüse. 10. Symposion Dtsch. Ges. Endokrin. Wien 1963: Schilddrüsenhormon und Körperpheripherie. — Regulation der Schilddrüsenfunktion. Berlin, Göttingen, Heidelberg 1964
—: Zur Morphologie von Schilddrüse und Struma. Die Therapiewoche 14, 910 (1964) und Die Therapiewoche 14, 1164 (1964)
Eickhoff, W.; P. Sunder-Plassmann; W. Stecher: Anaphylaktischer Schock und Schilddrüsentätigkeit. Z. f. Immunitätsforschung, 93, 368 (1938)
—: Zur Frage der Organveränderungen durch thyreotropes Hormon im Serum-Hyperergieversuch. Frankf. Z. Path. 52, 303 (1938)
Eickhoff, W.; N. Schümmelfeder: Fluoreszenzmikroskopische Beobachtungen an der lebenden Rattenschilddrüse. Virchows Arch. 328, 18 (1956)
Eickhoff, W.; J. Kracht; W. Horst: Untersuchungen über den Hormonjodtransport im Lymphsystem des Halses. Verh. Dtsch. Ges. Path. 40, 265 (1956); Gustav Fischer, Stuttgart (1957)
Eickhoff, W.; C. Herberhold: Über die indirekte Lymphangiographie des thyreoidalen Lymphbahnnetzes. Dtsch. Med. Forschung 2, 155 (1964)
Eickhoff, W.; C. Herberhold: Intraoperative Gewinnungsmethode und papierchromatographische Analyse menschlicher Halslymphe. Dtsch. Med. Forschung (im Druck)
Eickhoff, W.; C. Herberhold: Intraoperative Gewinnung menschlicher Halslymphe. Acta endocrinologica (im Druck)
Eickhoff, W.; H. Ewers: Untersuchungen über die Beeinflussung der Schilddrüse durch exogene Faktoren anhand einer wissenschaftlich-statistischen Auswertung der nach dem Bundesversorgungsgesetz anerkannten Schilddrüsenstörungen bei Kriegsbeschädigten (im Druck)

Eitel, H.; A. Loeser: Hypophysenvorderlappen, Schilddrüse und Kohlenhydratstoffwechsel der Leber. Arch. exp. Path. Pharm. 167, 381 (1932)

—: Die Bedeutung der Schilddrüse für die antithyreotrope Schutzkraft des Blutes. Arch. exp. Path. Pharm. 179, 440 (1935)

Ellenberger, W.; H. Baum: Handbuch der vergleichenden Anatomie der Haustiere. Berlin 1932

Etkin, W.: Metamorphosis-activating system of the frog. Thyroid hormone feedback matures the neurosecretory mechanism, coordinates the phases of metamorphosis. Science 139, 810 (1963)

Falconer, J. R.; H. A. Robertson: Changes in thyroid activity during growth in the sheep. J. Endocrinol. 22, 23 (1961)

Feyrter, F.: Über die Pathologie der vegetativen nervösen Peripherie und ihrer ganglionären Regulationsstätten. Wien 1951

Fisch, U.; M. S. del Buono: Zur Technik der cervikalen Lymphographie. Schweiz. med. Wschr. 93, 994 (1963)

Fischer, E.; H. Kaiserling: Die experimentelle lymphogene allergisch-hyperergische Appendicitis. Virchows Arch. 297, 146 (1936)

Fischer, H. W.; G. R. Zimmermann: Roentgenographie visualization of lymph nodes and lymphatic channels. Am. J. Roentgenol. 81, 517 (1959)

Fitzegerald, P. I.; F. W. Foote; R. F. Hill: Concentration of J-131 in the thyroid cancer, shown by radioautography. A study of 100 consecutive cases showing relation of histological structure to the function of thyroid carcinoma. Cancer (N. Y.) 3, 86 (1950)

Flemming, F.; H. Warnke: Die retrograde Röntgenkontrastdarstellung des ductus thoracicus bei thoraxchirurgischen Kranken. Der Chirurg 34, 157 (1963)

Földi, M.; H. Jellinek; Gy. Szabó: Untersuchungen über das Lymphsystem der Schilddrüse. Acta Med. Acad. Scient. Hung. VII, 161 (1955)

Fortune, P. Y.: Comparative studies of the thyroid function in teleosts of tropical and temperate habitants. J. Exp. Biol. 32, 504 (1955)

Fortune, P. Y.: An inactive thyroid gland in Carassius aureatus. Nature, 178, 98 (1956)

Friedgood, H. B.: The iodine remission in experimental „exophthalmic goiter" of guinea pigs. J. Pharmakol. Exper. Ther. 53, 46 (1935)

Fuchs, W. A.: Complications in lymphography with oily contrast media. Acta Radiol. 57, 427 (1962)

Fuchs, W. A.: Lymphographie und Tumordiagnostik. Springer Berlin-Hdbg.-N. Y. 1965

Ganse, R.: Thyreotoxikose bei Struma ovarii. Zbl. Gynäkol. 69, 1205 (1947)

Gansau, H.: Lymphographie im Beckenraum. Geburtshilfe und Frauenhlk., 23, 807 (1963)

Garapétrov, G.; K. Bliznakov: Les poids de la glande thyroïde et sa correlation quantitative avec certains signes métriques du corps ainsi qu'avec le poid des viscères chez les garçons nouveau-nés. Fol. med. (Sofia) 5, 217 (1963)

Garbsch, H.: Kritische Betrachtungen über die Möglichkeiten der röntgenologischen Schilddrüsendiagnostik. Wien. klin. Wschr. 75, 785 (1963)

Garnier, H.; J. Reynier; J. C. Savoie; C. Calmettes; D. Meillère; G. Cordier: Adénom toxique du corps thyroïde. Ann. Chirurg. 5/6, 264 (1964)

Dies.: Le cancer thyroïdien. Ann. Chirurg. 5/6, 251 (1964)

Gaupp, E.: Anatomie des Frosches. Braunschweig 1901.

Gellért, A.; M. Poberai; J. Nagy; S. Nagy; J. Lippai: Vergleichende histologische Untersuchungen über die Struktur der Wand der Lymphgefäße, I und II. Act. morph. Acad. Scient. Hung. 8, 111 und 391 (1958)

Gerhartz, H.: Schilddrüsenveränderungen beim Hunger. Verhdlg. Dtsch. Ges. Path. 32, 284 (1948)

—: Das Verhalten der Schilddrüse unter dem Hunger. 2. Symposion Dtsch. Ges. Endokrin. Goslar, S. 178 (1954), Berlin (1954)

Gerota, D.: Zur Technik der Lymphgefäßinjektion. Anat. Anz. 12, 216 (1896)

Gersh, J.; T. Carpersson: Total protein and organic iodine in the colloid and cells of single follicles of the thyroid gland. Anat. Rec. 73, 303 (1940)

Glenn, W. W. L.; S. L. Cresson; F. X. Bauer; F. Goldstein; O. Hoffmann; J. E. Healey: Experimental thoracic duct fistula. Surg. Gyn. Obst. 89, 200 (1949)
Gorbman, A.: Comparative Endocrinology. New York (1959)
Gordon, A. H. J. Gross; D. O'Connor; R. Pitt-Rivers: Nature of circulating thyroid hormonplasma protein complex. Nature 169, 19 (1952)
Grab, W.: Die funktionelle Bedeutung der Bauelemente der Schilddrüse. Arch. exper. Path. Pharmakol. 172, 586 (1933)
–: Pharmakologie der Schilddrüsentätigkeit. Arch. exp. Path. Pharmakol. 216, 16 (1952)
–: Chemie und Pharmakologie der Schilddrüsenhormone. Die Therapiewoche, 14, 911 (1964)
Grab, W.; K. Oberdisse: Die medikamentöse Behandlung der Schilddrüsenerkrankungen. Stuttgart 1959
Greer, M. A.: Evidence of hypothalamic control of pituitary release of thyrotropin. Proc. Soc. Exper. Biol. Med. 77, 603 (1951)
–: Role of hypothalamus in control of thyroid function. J. Clin. Endocrinol. 12, 1259 (1952)
–: Hypothalamus und Schilddrüse. 10. Symposion Dtsch. Ges. Endokrinol. 1963
Gricouroff, G.: La thyroïdose métastatique bénigne et ses tumeurs. Bull. Ass. franc. Cancer 49, 300 (1962)
Griem, W.: Ein Beitrag zu den Schilddrüsenveränderungen beim Herztod der Schweine. Tierärztl. Wschr. 70, 362 (1957)
Griesbach, W. E.; H. D. Purves: Studies on experimental goiter; pituitary function in relation to goitrogenesis and thyroidectomy. Brit. J. Exper. Path. 24, 174 (1943)
Gross. J.; Pitt-Rivers: Identification of 3-5-3-L-triiodothyronine in human plasma. Lancet, 262, 439 (1952)
–: 3-5-3'-triiodothyronine. I. Isolation from thyroid gland and synthesis. Biochem. J. 53, 645 (1953)
Gorbman, A.; S. Lissitzky; O. Michel; R. Michel; J. Roche: Metabolism of radioiodine by the near term bovine fetus. Endocrinology 51, 546 (1952)
Gorbman, A.; O. Berg: Thyroidal function in the fisches Fundulus heteroclitus, Fundulus majalis and Fundulus diaphanus. Endocrinology 56, 86 (1955)

Hahn, G. A.; S. Wallace; L. Jackson; G. Dodd: Lymphangiography in gynecology. Am. J. Obst. Gynec. 85, 754 (1963)
Hamolsky, M. W.; A. Golodetz; A. S. Freedberg: The plasma protein thyroid hormone comple in man. III. Further studies on the use of the in vitro red blood cell uptake of J-131-1-triiodothyronine as a diagnostic test of thyroid function. J. Clin. Endocrinol. 19, 103 (1959)
Hamperl, H.: Über das Vorkommen von Onkozyten in verschiedenen Organen und ihren Geschwülsten (Mundspeicheldrüse, Bauchspeicheldrüse, Epithelkörperchen, Hypophyse, Schilddrüse, Eileiter). Virchows Arch. 298, 327 (1936)
–: Über argyrophile Schilddrüsenadenome. Acta VIII, 2, 587 (1952)
–: Über argyrophile Schilddrüsenzellen. Arch. path. Anat. 321, 482 (1952)
–: Onkocytes and the so-called Hürthle cell tumor. Arch. of Path. 49, 563 (1950)
Harington, C. R.: Chemistry of thyroxine. Constitution and synthesis of desiodo-thyroxine. Biochem. J. 20, 300 (1926)
Harris, G. W.: In Am. Physiol. Soc. Handbook of Physiol. (Herausgeber: J. Field; H. W. Magoun; V. E. Hall). Washington, Sektion 1, Vol. 2, 1007 (1960)
–: Das Zentralnervensystem und die endokrinen Drüsen. Triangel (Sandoz), Band VI, Nr. 7 (1964)
–: Entwicklung und heutiger Stand der Neuroendokrinologie. Dtsch. med. Wschr. 90, 61 (1965)
Harris, G. W.; J. H. Woods: Hypothalamus-Pituitary-Thyroid relationships. Ciba foundation 10, 3 (1956)
Haubold, H.: Der Kropf, eine Mangelerkrankung. Stuttgart-Plieningen, 1955.
Hazard, B.: Small papillary carcinoma of the thyroid. A study with special reference to so-called nonencapsulated slerosing tumor. Lab. Invest. 9, 86 (1960)
Heimann, P.: Atoxic and toxic goiter. Endemiology, symptomatology and surgical treatment. Act. Chir. Scand. (1962), Suppl. 289
Hellman, T.: Lymphgefäß, Lymphknötchen und Lymphknoten. In W. v. Möllendorffs Hdb. der mikroskopischen Anatomie des Menschen; Bd. VI. Berlin (1943)

Hennig, K.: Das Hyperthyreoid. Dresden und Leipzig, 1962
Herberhold, C.: Über die intrathyreoidalen Lymphbahnen des erwachsenen Menschen. Inaug. Dissertation, Tübingen, 1962
—: Über die intrathyreoidalen Lymphbahnen des erwachsenen Menschen. In: Lymphsystem und Lymphatismus. München 1963
Herberhold, C.; O. A. Neumüller: Dünnschichtchromatographische Untersuchungen des Lymphbahninhaltes menschlicher Schilddrüsen. Klin. Wschr. (im Druck)
Herman, P. G.; D. L. Benninghoff; J. H. Nelson; H. Z. Mellins: Roentgen anatomy of the ilio-pelvic-aortic lymphatic system. Radiology 80, 182 (1963)
Herzog, E.: Die Pathologie der peripheren, vegetativen Ganglien. Verh. Dtsch. Ges. Path. 34, 52 (1950)
Hess, M.; R. Kopf; A. Loeser: Mangelerscheinungen bei einseitiger Ernährung mit Steckrüben (Napobrassica Cl.; Peterm. Subvar Rutabaya). Klin. Wschr. 27, 164 (1949)
Hess, R.: Über die Schreilymphozytose des Säuglings. Arch. Kinderklinik 161, 93 (1959)
Hess, R.; R. Seyderhelm: Eine bisher unbekannte physiologische Leukozytose des Säuglings. Münch. med. Wschr. 63, 926 (1916)
Hesselberg, C.: Die menschliche Schilddrüse in der fötalen Periode und in den ersten 6 Lebensmonaten. Frankf. Z. Path. 5, 322 (1910)
Hettche, H. O.: Aetiologie, Pathogenese und Prophylaxe der Struma. München 1954
Heyn, R.: Struma lipomatosa amyloides der Schilddrüse. Zbl. allg. Path. 104, 337 (1963)
Hildebrandt, F.: Über die chemische Wärmeregulation schilddrüsenloser Ratten. Arch. exp. Path. Pharmakol. 90, 330 (1921)
Hillmann, G.: Biosynthese und Stoffwechselwirkungen der Schilddrüsenhormone. Stuttgart 1961
Hodges, R. E.; T. C. Evans; J. T. Bradbury; W. C. Keettel: The accumulation of radioactive iodine by human fetal thyroid. J. Clin. Endocrinol. 15, 661 (1955)
Holler, G.; F. Scholl: Ernährungsbedingte Schilddrüsenstörung beim Menschen. Wien. med. Wschr. 59, 321 (1947)
Hollwich, F.; S. Tilgner: Über die gonadotrope und thyreotrope Wirkung der Bestrahlung des Auges mit monochromatischem Licht. Endokrinologie 44, 167 (1963)
Horn, R. C.; R. F. Welti; Fr. P. Brooks; J. E. Rhoads; E. P. Pendergrass: Carcinoma of the thyroid. Ann. Surg. 126, 140 (1947)
Horst, W.: Die J-131-Therapie der Schilddrüsenüberfunktion. Verhdlg. Dtsch. Ges. Inn. Med., 70. Tagung, Wiesbaden 1964
Horst, W.; H. Rösler: Der Transport des Hormonjods im menschlichen Serum untersucht mit Papierelektrophorese und Radiojod. (Zugleich ein Beitrag zur Frage der Existenz von sogenannten Zwischenfraktionen.) Klin. Wschr., 31, 13 (1953)
Horster, F. A.; E. Klein: Die Anwendung von radioaktivem Trijodthyronin zur Diagnostik der Schilddrüsenfunktion in vitro. Dtsch. med. Wschr. 89, 983 (1964)
—: Exophthalmus produzierender Faktor (EPF) und thyreoidaler Jodumsatz bei der endokrinen Ophthalmopathie. Act. Endocrinol. 46, 95 (1964)
—: Über den EPF-Gehalt im Serum endokriner Ophthalmopathien. 10. Symposion Dtsch. Ges. Endokrinol., Wien 1963. Heidelberg 1964
Howard, M. A.: Lateral aberrant thyroid – a misnomer. West. J. Surg. etc. 57, 26 (1960)
Hürthle, K.: Beiträge zur Kenntnis des Sekretionsvorganges in der Schilddrüse. Pflügers Archiv 56, 1 (1894)
Huguenin, B.: Du goitre chez les animaux. Kropfkonferenz, Bern 1928
Hunter, O. B.; Ch. C. T. Chow: The in vitro uptake of J-131-L-triiodo-thyronine by erythrocytes of newborn infants. Am. J. Clin. Path. 37, 355 (1962)

Ingbar, S. H.: Pre-albumin: a thyroxine-binding protein of human plasma. Endocrinology 63, 256 (1958)
Ingbar, S. H.; N. Freinkel: Simultaneous estimation of rates of thyroxine degradation and thyroid hormone synthesis. J. Clin. Invest., 34, 808 (1956)
Iversen, K.: Temporary rise in the frequency of the Thyreotoxicosis in Denmark (1941–1945). Copenhagen 1948

Jackson, A. S.: Carcinom der Schilddrüse. Arch. Surg. 58, 875 (1949)
Jentzer, A.: Einführung zu den Berichten über kontrollierte Hypothermie. Bull. schw. Acad. med. Wiss. 10, 12 (1954)
Johnson, N.: The blood supply of the thyroid gland. Australian N. Seal. J. Surgery XXIII, 241 (1954)
Johnson, R. W. P.; N. C. Saha: The so-called lateral aberrant thyroid. Brit. med. J., I, 1668 (1962)
Judmaier, F.: Über das metastasierende Adenom der Schilddrüse. Krebsarzt 3, 451 (1948)

Kaindl, F.; E. Manheimer; L. Pfleger-Schwarz; B. Thurnher: Lymphangiographie und Lymphadenographie der Extremitäten. Stuttgart 1960
Kaiserling, H.: Lymphgefäße und Lymphangitis der Niere. Experimentelle und morphologische Untersuchungen. Virchows Arch. 306, 322 (1940)
Kemper, F.; A. Loeser: Rückbildung des Exophthalmus durch Pflanzenextrakte. 9. Symposion Endokrinologie, p. 158 (1962), Heidelberg 1963
Kenyon, A. T.: Thyroid hypertrophy in the rat with reference to the affect of light. Proc. Soc. Exper. Biol. a. Med. 32, 697 (1935)
Kerkhof, P. R.; P. J. Long; J. L. Chaikoff: In vitro effects of thyrotropic hormon. I. On the pattern of organisation of monolayer culture of isolated thyroid gland cells. Endocrinology, 74, 170 (1964)
King, W. L. M.; Pemberton, J. de: So-called lateral aberrant thyroid tumors. Surg., Gynec. and Obst. 77, 999 (1946)
Kinmonth, J. B.: Lymphangiography in man. Clin. Sc. London 11, 13 (1952)
—: Lymphangiography in clinical surgery and particulary in treatment of lymphoedema. Hunterian lecture. Ann. Roy. Coll. Surgeons Endgland 15, 300 (1954)
Kirschner, H.; J. Kracht; V. Bay: Experimentelle Untersuchungen am Lymphgefäßsystem der Schilddrüse. 10. Symposion Dtsch. Ges. Endokrinol., 155 (1963), Berlin, Göttingen, Heidelberg 1964
Kladenko, D. P.: On innervation of the thyroid gland in mammals. Arch. anat. 42, 84 (1962)
Klein, Chr.: Histometrische Untersuchungen an Schilddrüsen von Wildkaninchen und Winterhasen. Inaug. Diss., Münster 1955
Klein, E.: Der endogene Jodhaushalt des Menschen und seine Störungen. Stuttgart 1960
—: Biosynthese und Stoffwechsel der Schilddrüsenhormone. Dtsch. med. Wschr. 85, 2016 (1960)
Kleine, H. O.: Die sogenannte Struma ovarii. Arch. Gynäkol. 158, 62 (1934)
Klose, H.; H. Vogt: Klinik und Biologie der Thymusdrüse. Mit besonderer Berücksichtigung ihrer Beziehungen zu Knochen- und Nervensystem. Bruns Beitr. z. klin. Chir., 69, 1 (1910)
Kochakian, Ch.; D. Don Cockrell: Presence of aberrant thyroid tissue in the Guinea Pig. Endocrinology 63, 385 (1958)
König, M. P.; Th. Baumann; K. Schärer; Ch. Herren: Familiäre, kongenitale Störung der Schilddrüsenhormonsynthese. Fehlerhafte Oxydation von anorganischem zu organischem Jod. Schweiz. med. Wschr. 94, 319 (1964)
Kolmer, W.: Zur Histologie der Parathyreoidea und Thyreoidea. Anat. Anz. Bd. 59 (1917)
— Endokrine Drüsen. In: R. Jaffé (Hrsgb.): Spontanerkrankungen der kleinen Laboratoriumstiere. Berlin 1931
Koneff, A. A.; C. W. Nichols jr.; J. Wolff; J. L. Chaikoff: The fetal bovine thyroid: morphogeneses as related to iodine accumulation. Endocrinology 45, 242 (1949)
Kopf, R.: Experimentelle Grundlagen der therapeutischen Anwendung antithyreoidaler Schwefelverbindungen. Arzneim. Forsch. 2, 145 (1952)
Korpássy, B.: Über die Rolle hormonaler Faktoren bei der Entstehung von Schilddrüsenveränderungen des Neugeborenen. Endokrinol., 26, 129 (1949)
Kracht, J.; Kracht, U.: Zur Histopathologie und Therapie der Schreckthyreotoxikose des Wildkaninchens. Virchows Arch. 321, 238 (1952)
Kracht, J.; W. Horst; W. Eickhoff: Experimentelle Untersuchungen zur Schilddrüsenhormonkonzentration in der Lymphe. Verh. Dtsch. Ges. Inn. Med. 66, 374 (1960)
Kraus, H.: Zur Morphologie, Systematik und Funktion der Lymphgefäße. Z. Zellforsch. 46, 446 (1957)

Kraus, H.: Über die Füllbarkeit der Lymphgefäße mit Farblösungen und Unterschiede zwischen den abführenden Lymphgefäßen und den Blutgefäßen. Anat. Anz. 108, 285 (1960)

Kubik, J.: Die hydrodynamischen und mechanischen Faktoren in der Lymphzirkulation. Acta morph. Hung. 2, 95 (1952)

Kühnau, J.: Biochemie der Schilddrüse (Referat). Arch. Exp. Path. Pharmakol. 216, 4 (1952)

Kühne, P.; H. Billion: Die Altersregression der Schilddrüsenfunktion im Radiojodtest. Ärztl. Wschr. 10, H. 3 (1955)

Kulenkampff, H.: Acini und Lymphsinus in der Schilddrüse des Neugeborenen. Z. Anat. Entwickl. Gesch. 115, 82 (1950)

Kurz, G,: Beobachtungen bei der Kropfenzootie in meinem Saanenziegenbestande. Wiener tierärztliche Monatsschr. 36, 16 (1949)

Kuschinsky, G.: Über den Einfluß verschiedener Temperaturen auf die Sekretion des thyreotropen Hormons. Arch. Exp. Path. Pharmakol. 179, 726 (1935)

Labhart, A.: Klinik der inneren Sekretion. Heidelberg 1957

Lampé, L.; L. Kertész; F. Péter: Beiträge zum Jodstoffwechsel des intrauterinen Embryos. Z. Geburtsh. 158, 33 (1962)

Lampé, L.; L. Medveczky; L. Kertész: Die Jodkumulation in der fetalen Schilddrüse. Z. Geburtsh. 158, 338 (1962)

Lampé, L.; L. Kertész; J. Dzvonyar: Über die Jodspeicherung der Schilddrüse des menschlichen Fetus. Z. Gynäk. 86, 905 (1964)

Langhans, T.; C. Wegelin: Der Kropf der weißen Ratte. Bern 1919

La Roche, G.; C. P. Leblond: Destruction of thyroid gland of Atlantic Salmon (Salmo Salar L) by means of radioiodine. Proc. Soc. Exp. Biol., N. Y., 87, 273 (1954)

Lassmann, G.: Neue Untersuchungen über die Innervation der Schilddrüse. Act. neuroveget. 26, 111 (1964)

Lauche, A.: Bemerkungen zur Frage der Regeneration der Epithelien. Frankf. Z. Path. 65, 230 (1954)

Lauweryns, J.: De Longvaten. Architectoniek en rol bij de Longoutplooiing. Brüssel 1962

Leblond, C. P.; J. Gross; W. Pancoek; R. D. Evans: Metabolism of radioiodine in the thyroid of rats exposed to high or low temperature. Am. J. Physiol. 140, 697 (1934)

Lechner, H.: Über das Vorkommen von aortalen, perikardialen und intrakardialen Nebenschilddrüsen. Zbl. Path. u. path. Anat. 86, 383 (1950)

Legait, E.; H. Legait: Quelle est l'importance de l'équipement ganglionaire du corps thyroïde? Arch. d'Anat. 34, 261 (1952)

Lehninger, A. L.: Reversal of thyroxine-induced swelling of rat liver mitochondria by adenosine triphosphate. J. biol. Chem. 234, 2187 (1959)

Leicher, F.: Die Schilddrüse und ihre Krankheiten im Bergischen Land. Virchows Arch. 320, 404 (1951)

Lennert, K.: Lymphknoten. Cytologie und Lymphadenitis. In: Hdb. spez. Path. Hist. I, 3 A, Heidelberg 1961

Lennox, B.: The large-cell small-acinar thyroid tumour of Langhans and the incidence of related sell groups in the human thyroid. J. of Path. 60, 295 (1948)

Levitus, A.; M. Aubar: Dynamische Veränderungen der Jodverteilung in der Schilddrüse in vivo. Bull. Res. Counc. Isr. 7 E, 161 (1958)

Lindsay, St.; J. M. Arico: Enzyme histochemistry of the human thyroid gland. Arch. Path. (Chicago) 75, 627 (1963)

Lindsay, St.; P. R. Jenks: Enzymatic histochemistry of the rat thyroid gland. Advances in thyroid research. – Transaction of the 4th internat. Goiter conference, London 1960, p. 215; Oxford 1961

Löhning, A.: Die Struktur der Schilddrüsen von Schnellzuchthähnchen. Inaug. Diss. Münster 1965

Loescheke, E.: Morphologische Untersuchungen über den Bau der normalen und pathologischen Schilddrüse. Beitr. Path. Anat. 98, 521 (1936/37)

Loeser, A.: Die schilddrüsenwirksame Substanz des Hypophysenvorderlappens. Arch. exp. Path. Pharmakol. 176, 697 (1934)

Luciano, L.; E. Reale: Elektronenmikroskopische Beobachtungen an parafollikulären Zellen der Rattenschilddrüse. Z. f. Zellforschung 64, 751 (1964)

Ludford, R. J.; W. Cramer: The mechanism of secretion in the thyroid gland. Proc. Roy. Soc., Serie B. 104, 28 (1929)

Ludwig, K. S.: Beiträge zur Schilddrüsenstruktur. II. Gibt es »inter- oder parafolliculäres« Epithel in der Schilddrüse? Acta anat. 19, 28 (1953)

—: Beiträge zur Schilddrüsenstruktur. III. Zur Frage der Makrothyreozyten in der Schilddrüse nebst histophysiologischen Bemerkungen. Acta anat. 20, 1 (1954)

—: Stellen die »nh-Zellen« Sunder-Plassmanns eine besondere Epithelzellart in der Schilddrüse dar? Schweiz. Z. Path. 14, 323 (1951)

Magnus, G.: Die Darstellung der Lymphwurzeln in menschlichen und tierischen Geweben, ihr Verhalten in serösen Häuten und ihre Bedeutung für deren Pathologie. Dtsch. Z. Chir. 175, 147 (1922)

Mahorner, H. R.; H. D. Caylor; C. F. Schlottbauer; J. Pemberton: Observations on the lymphtic connections of the thyroid gland in man. Anat. Rec. 36, 341 (1927)

Majarakis, J. D.; D. P. Slaughter; W. H. Cole: Carcinoma of the thyroid gland. J. Clin. Endocrinol. (London) 13, 1530 (1953)

Major, R. H.: Studies on the vascular system of the thyroid gland. Am. J. Anat. 9, 475 (1909)

Mall, G. D.: Über den Wandbau der mittleren und kleineren Lymphgefäße des Menschen. Z. Anat. u. Entw.-Gesch. 100, 521 (1933)

Mandelbrote, B. M.; E. D. Wittkover: Emotional factors in Graves' Disease. Psychosom. Med. 17, 109 (1955)

Marine, D.: Etiology and prevention of simple goiter. Medicine 3, 453 (1924)

Marshall, W. A.: The effect of autotransplantation of the thyroid gland on the onset of the oestrus in ferrets. J. Endocrinol. 26, 279 (1963)

May, R. M.; R. Z. Jeanmaire: Positive interracial grafts of embryonic thyroids implanted into the eye of adult mice. Ann. N. Y. Acad. Sci. 99, 870 (1962)

Mazza, E.; A. Puglionisi; C. Sbernini: Sui rapporti morfologici e microtopografici dei vasi sanguiferi e linfatici nella ghiandola tiroide dell'uomo. L'Ateneo Parmense XXVI, Suppl., 127 (1955)

McMaster, P. D.; S. Hudack: The formation of agglutinins within lymph nodes. J. Exp. Med. 61, 783 (1935)

Meissner, J.; J. Kracht; W. Diller: Nachweis der Schreckthyreotoxikose des Wildkaninchens mit radioaktivem Jod. Arch. exp. Path. Pharmakol. 216, 424 (1952)

Méroz-Tydman, M.: Le corps thyroïde chez les nouveau nés et spécialement à Genève. Rev. Méd. Suisse Romande XXX, 526 (1910) u. XXX, 617 (1910)

Meyer, J. S.: An autoradiographic time study of protein-bound-iodine in the human thyroid gland. Endocrinology 70, 278 (1962)

Middlesworth, van, L.: Radioactive iodide uptake of normal newborn infants. Am. J. Diseases of Children 88, 439 (1954)

Mills, C. A.: Effect of external temperature, morphine, quirine and strychnine of thyroid activity. Am. J. Physiol 46, 329 (1918)

Missiroli, A.: La Thyroïde chez les animaux à jeun et les animaux réalimentés. Arch. ital. Biol. 55, 115 (1911)

Mortensen, J. D.; Bennett, W. A.; Woolner, L. B.: Incidence of carcinoma in thyroid glands removed at 1000 consecutive routine necropsies. S. Forum, 5, 659 (1954)

Mortensen, J. D.; L. B. Woolner; W. A. Bennett: Secondary malignant tumors of thyroid gland. Cancer 9, 306 (1956)

Most, A.: Die Topographie des Lymphgefäßapparates des Kopfes und des Halses in ihrer Bedeutung für die Chirurgie. Berlin 1906

—: Lymphgefäße und Lymphdrüsen des Kehlkopfes. Anat. Anz. 15, 387 (1899)

Müller, H.: Die Regeneration der Schilddrüse. Ein weiterer Beitrag zur einheitlichen Erklärung der geweblichen Neubildungen. Frankf. Z. Path. 62, 307 (1951)

Murray, J.: The thyroid gland in the fulltime human foetus and in the newly born infant. Brit. med. J. L., 5 (1927)

Myhill, J.; T. H. Oddie; F. F. Rundle; J. B. Hales; J. D. Thomas: System of radioiodine therapy for thyrotoxicosis and nontoxic goiter involving measurement of thyroidal radiosensitivity. J. Clin. Endocrin. Metabol. XXI, 817 (1961)

Nadal, J. W.: Cancer of the thyroid. A twenty year follow up. Am. J. Surg. 98, 190 (1958)
Nadler, N. J.; B. A. Young; C. P. Leblond; B. Mitmaker: Elaboration of thyroglobulin in the thyroid follicle. Endocrinology, 74, 333 (1964)
Nassif, N.; J. Tayot; R. Laumonier: Un type spécial de cancer de la thyroïde: L'épithélioma sclérosant occulte (E. S. O.). Ann. Anat. path., N. S., 7., 615 (1962)
Neumann, K.: Untersuchungen über den Bau der Schilddrüse der Ratte. Habil. Schrift, Göttingen, 1955
—: Die Morphokinetik der Schilddrüse. Stuttgart 1963
Nicod, J. L.: La thyroïde dans la période périnatale. Schweiz. med. Wschr. 91, 626 (1961)
Nieminen, U.; C. v. Numers; O. Widholm: Struma ovarii. Act. obst. gynec. Scand. XLII, 399 (1964)
Nishiyama, R. H.; R. W. Schmidt; J. G. Batsakis: Carcinoma of the thyroid gland in children and adolescent. J. Amer. med. Ass. 181, 1034 (1962)
Nonidez, J. F.: The origin of the »parafollicular« cell, a second epithelial component of the thyroid gland of the dog. Am. J. Anat. 49, 479 (1932)
—: Further observations on the »parafollicular« cells of the mammalian thyroid. Anat. Rec. 53, 339 (1932)

Oberdisse, K.: Die Behandlung der Hyperthyreose. Der Internist 4, 305 (1963)
Okkels, H.: Cellular structure and cellular activity. With contribution to the dynamic cytology of the kidney and the thyroid gland. Skand. Arch. Physiol. 69, 97 (1934)
—: The culture of whole organs. III. The protein of antihormones studied on isolated living thyroid glands. J. Exp. Med. 66, 305 (1937)
Orator, V.; H. Schleussing: Schilddrüse und Kropf am Niederrhein. Veröffentlich. Kriegs- und Konstitutions-Path. 27. Jena 1931
Ottaviani, G.: Ricerche istologiche sulla ghiandola tiroidea in stasi linfatica sperimentale. Contributo al problema della linfocrinia tiroidea. Fol. endocrinol. 4, 19 (1951)

Paal, H.; H. O. Kleine: Über die Abhängigkeit der Schilddrüsenfunktion von alimentären und hormonalen Faktoren. Beitr. path. Anat. 91, 322 (1933)
Palkovits, M.: Quantitativ-histologische Methoden in Verbindung mit der Schilddrüse und ihre vergleichende Bewertung. Endokrinologie 45, 227 (1963)
Papillon, J.; M. Dargent; J. L. Chassard: La Lymphographie au lipiodol ultra-fluide en cancérologie. J. Radiol. d'Electr. et Méd. nucl., Paris, 44, 397 (1963)
Perez-Tamayo, R.; J. R. Thornbury; R. J. Atkinson: Second-look lymphography. Am. J. Roentg., Rad. Ther. a. nucl. Med., Springfield, XC, 1078 (1963)
Pichotka, J.: Das Verhalten der Schilddrüse und der Körpertemperatur bei der Adaptation an niedere Umgebungstemperaturen. Arch. exp. Path. Pharmakol. 215, 299 (1952)
Pittman, J. A.: Advances in Endocrinology. The Practitioner, 191, 443 (1963)
Pitt-Rivers, R.; J. R. Tata: The thyroid hormones. London 1959
Pitt-Rivers, R.; J. E. Rall: Radioiodine equilibrium studies of thyroid and blood. Endocrinology 68, 309 (1961)
Pitt-Rivers, R.; B. I. Sacks: The thyroid hormones and their transport in blood. 10. Symp. Dtsch. Ges. Endokr. Wien, 1963. Berlin, Göttingen, Heidelberg 1964
Poberai, M.; A. Gellért; J. Nagy; J. Lippai; M. Kozma; S. Nagy: Vergleichende histologische Untersuchungen über die Struktur der Wand der Lymphgefäße. III. Histologischer Bau der Wand der peripheren Lymphgefäße. Acta morph. Acad. Sci. Hung. XI, 229 (1962)
Pochin, E. E.; R. M. Cunningham; G. Hilton: Quantitative measurements of radioiodine retention in thyroid carcinoma. J. Clin. Endocrinology Metabol. XIV, 1300 (1954)
Pomerantz, M.; A. S. Ketcham: Lymphangiography and its surgical applications. Surgery 53, 589 (1963)
Prat, P. T.; M. Abbes: Le contrôle peropératoire des évidements ganglionaires par la lymphographie. Mém. Acad. Chir. 88, 819 (1962)

Pressman, J. J.; M. B. Simon: Experimental evidence of direct communications between lymph nodes and veins. Surgery, Gyn. a. Obst. 113, 537 (1961)

Radnót, M.; T. Orbán: Die Wirkung des Lichtes auf die Funktion der Schilddrüse. Act. Morph. Acad. Scient. Hung. 6, 375 (1955)
Rand, Ch. R.; D. S. Riggs; N. B. Talbot: The influence of environmental temperature on the metabolism of the thyroid hormone in the rats. Endocrinology 51, 562 (1952)
Redon, H.; Dupas, M.: Le problème des cancers plurifocaux du corps thyroïde. Ann. Chir. 17, 1511 (1963)
Reichlin, S.: The effect of dehydration, starvation and pitressin injections on thyroid activity in the rat. Endocrinology 60, 470 (1957)
Reilly, T. D.: Observations on the vascularisation of the human and rabbit thyroid gland. Brit. J. Surg. 42, 251 (1954)
Rein, H.; K. Liebermeister; D. Schneider: Schilddrüse und Carotissinus als funktionelle Einheit. Klin. Wschr. 39, 1636 (1932)
Reinwein, D.: Die Hormonsynthese und das Enzymspektrum bei Erkrankungen der menschlichen Schilddrüse. Habil. Schrift. Düsseldorf 1963
Rice, C. O.: The histological structure of the normal thyroid gland. Arch. Surg. 36, 96 (1938)
Rickles, J. A.: Carcinoma of the thyroid gland in children. Am. J. Surg. 74, 8 (1947)
Riggs, D. S.: Quantitative aspects of iodine metabolism in man. Pharmacol. Rev. 4, 284 (1952)
Rilke, F.; F. Colombo; L. Pechiai: Papierelektrophoretische Untersuchungen über den Proteingehalt der Adenomcysten und der Eluate parenchymatöser Adenome der Schilddrüse. Virchows Arch. 328, 522 (1956)
Ring, G. C.: An attempt to stimulate the thyroid gland in rats by exposure to cold. Am. J. Physiol. 116, 129 (1936)
—: Thyroid stimulation by cold including the effect of changes in body temperature upon basal metabolism. Am. J. Physiol. 125, 244 (1939)
—: Importance of thyroid in maintaining adequate production of heat during exposure to cold. Am. J. Physiol. 137, 582 (1942)
Robbins, J.; J. H. Nelson: Thyroxine-binding by serum protein in pregnancy and in the new-born. J. Clin. Invest. 37, 153 (1958)
Robbins, J.; J. E. Rall: Proteins associated with the thyroid hormones. Physiol. Rev. 40, 415 (1960)
Robertis, de E.: Proteolytic enzyme activity of colloid extracted from single follicles of the rat thyroid. Anat. Rec. 80, 219 (1941)
—: Cytological and cytochemical bases of thyroid function. Ann. N. Y. Acad. Sci. 50, 317 (1949)
Robertis, de E.; W. W. Novinsky: Proteolytic activity of normal and pathological human thyroid tissue. J. Clin. Endocr. 6, 235 (1946)
Romell, L. G.: Essai sur les causes probables du goitrisme. Schweiz. med. Wschr. 78, 811 (1948)
Roos, B.: The microscopic structure of the rat thyroid gland. Path. Microbiol. (Basel) 23, 129 (1960)
Rosenthal, W.: Zungenstruma. Zbl. Chir. 74, 338 (1949)
Ross, R. C.: Mixed squamous cell carcinoma and papillary adenocarcinoma (adenoacanthoma) of thyroid gland. Arch. Path. 44, 192 (1947)
Rossi, F.: Recerche comparative sui vasi collettori linfatici della glandula tiroidea. Morphol. Jahrb. 73, 100 (1933)
Rotter, W.: zit. n. Zukschwerdt
Rüttimann, A.; M. S. del Buono: Die Lymphographie mit öligem Kontrastmittel. Fortschr. Röntg.-Str. und Nukl.-Med. 97, 551 (1962)
Rundle, F. F.; E. E. Pochin: Orbital tissues in thyrotoxicosis; quantitative analysis relating to exophthalmus. Clin. Sci. 5, 51 (1944)
Russel, W. O.; M. L. Ibanez; R. L. Clark; E. C. White: Thyroid carcinoma. Classification, intraglandular dissemination and clinicopathological study based upon whole organ sections of 80 glands. Cancer 16, 1425 (1963)
Rusznyàk, J.; M. Földi; G. Szabó: Physiologie und Pathologie des Lymphkreislaufes. Jena 1957

Sabiston, D. C.; G. W. Archer; A. Blalock: Fate of cells in passage lymphatics and lymph nodes. Ann. Surg. 158, 570 (1963)

Salter, W. T.: The endocrine functions of iodine. Cambridge (Mass.), 1940

Salter, W. T.: The chemistry and physiology of the thyroid hormone. In: Pincus-Thimann: The Hormones, New York, 1950

Sanders, R. J.; J. W. Gilbert; J. Edgecomb; R. L. Swarm: Experimental pulmonary implantation of autologous thyroid tissue by right heart catheterization. Surgery, 54, 333 (1963)

Sandritter, W.; Klein, K. H.: Über argyrophile Zellen in der Schilddrüse. Frankf. Z. Path. 65, 204, 1954

Sauerbruch, F.: Der Morbus Basedow. Arch. Klin. Med. 167, 332 (1931)

Sauter, Chr.: Psammomkörper in Schilddrüsen eines Kropfendemiegebietes. Virchows Arch. 337, 328 (1964)

Sawasaki, Y.: Histological studies of the thyroid gland of the rabbit during pregnancy. Okajimas Fol. anat. japon. 27, 269 (1955)

Saxén, L.; E. Saxén; S. Toivonen; K. Salimäki: The anterior pituitary and the thyroid function during normal and abnormal development of the frog. Ann. Zool. Soc. »Vanamo« 18, Nr. 4 (1957)

Schenk, P.: Über den Einfluß der Schilddrüse auf den Stoffwechsel mit besonderer Berücksichtigung des Wärmehaushaltes. Arch. exper. Path. Pharmakol. 92, 1 (1922)

Schittenhelm, A.; B. Eisler: Über die Verteilung des Jods im Zentralnervensystem nach Zufuhr von Schilddrüsenstoffen. Z. exp. Med. 86, 275 (1933 a–c)

—: Über die Verteilung des Jods im Zentralnervensystem bei Mensch und Tier. Z. exp. Med. 86, 290 (1933)

Schönthal, H.; F. Bahner; G. Schwarz: Das Schilddrüsenphonogramm der Hyperthyreose. Dtsch. med. Wschr. 89, 2284 (1964)

Sclare, G.: The histological structure of the thyroid in the new-born. Scot. med. J. 1, 251 (1956)

Sellers, E. A.; S. S. You; N. Thomas: Role of the thyroid in metabolism responses to a cold environment. Am. J. Physiol. 163, 81 (1950)

—: Acclimatisation and survival of rats in cold and of thyroidectomy. Am. J. Physiol. 165, 481 (1951)

Selye, H.: Textbook of endocrinology. With a preface by B. A. Houssay. 2nd E. XXXII, Acta endocrinol. 1949

Semeina, N. A.; J. N. Andrijushin: Die Mündung der Lymphgefäße der Schilddrüse, der Glottis und des Oesophagus in die Halsvenen (Russ.) Arch. Anat. Hist. Embriol. 35, 99 (1958)

Shallow, T. A.; F. B. Wagner; R. E. Colcher: Cancer of the thyroid gland. Clinical analysis and evaluation of therapy in 144 patients. Surg. 39, 252 (1956)

Shanbron, E.; N. Zheutlin: Radiographic studies of the lymphatic system Arch. Int. Med. 104, 589 (1959)

Shdanow, D. A.: Über das Lymphsystem (aus dem Russischen). Leningr. Med. Z. 1952

—: Anatomie des intra-organellen Blut-Lymphgefäßsystems (aus dem Russischen). Arch. Anat. Histol. Embriol. 32, III, 28 (1955)

—: Anatomie du canal thoracique et des principeaux collecteurs lymphatiques du tronc chez l'homme. Acta anat. 37, 20 (1959)

—: Nouvelles donnés sur la morphologie fonctionelle du système lymphatique des glandes endocrines. Acta anat. 41, 240 (1960)

Shmerling, M. D.: Intraorgan lymphsystem of the thyroid gland in rabbit under normal conditions and in experiment. Arch. Anat. Histol. Embriol. 35/V, 49 (1958)

Silliphant, W. M.; Klinck, G. H.; Levitin, M. S.: Thyroid carcinoma and death. A clinicopathological study of 193 autopsies. Cancer, 4, 513 (1964)

Sinclair, W. K.; J. D. Abbat; H. E. H. Farran; E. B. Harris; L. F. Lamerton: A quantitative autoradiographic study of radioiodine distribution and dosage in human thyroid glands. Brit. J. Radiol. XXIX, 36 (1956)

Slingerland, D. W.: The influence of various factors on the uptake of iodine by the thyroid. J. Clin. Endocrinol. Metabol. XV, 131 (1955)

Smet, M. P. de: Anatomie pathologique du goitre endémique. Organisation mondiale de la santé, 44, 327 (1962)

Sokal, J. E.: Occurence of thyroid cancer. New Engl. J. Med. 249, 393 (1953)

Sokal, J. E.: The problem of malignancy in nodular goiter – recapitulation and a challenge. J. Am. med. Ass. 170, 405 (1959)

Starr, P.; R. Roskelly: A comparison of the effects of cold and thyrotropic hormone on the thyroid gland. Am. J. Physiol. 130, 549 (1940)

Steiner, H.: Zum Problem der parafollikulären Zellen der menschlichen Schilddrüse im Rahmen von Nachkriegskröpfen. Wien. Z. inn. Med. 29, 172 (1948)

Steinhäuser, J.: Statistische Auswertung operativ gewonnenen Schilddrüsenmaterials der Jahre 1952–1957. Inaug. Diss. Münster 1961

Stevens, V. C.: Regional variations in productivity and reproductive physiology of the cottontail rabbit in Ohio. Transaction of the N. American Wildlife Conference, 1962

Stöhr, Ph. jr.: Das periphere Nervensystem. Handbuch der mikroskopischen Anatomie des Menschen 4, 1 (1928)

Sträuli, P.: Erreichte und erstrebte Ziele der Metastasenforschung. Oncologia 15, 123 (1962)

Sturm, A.: Gehirn und Schilddrüse – eine jodanalytische Studie. Med. Klinik 59, 417 (1964)

–: Über die Wechselbeziehungen zwischen Schilddrüse, Hypophyse und Zwischenhirn. Zbl. inn. Med. 55, 897 (1934)

Suerbaum, P.: Über die schilddrüsenprägenden Faktoren des Hungers und der einseitigen Kost beim Stallkaninchen. Inaug. Diss. Münster 1949

Sugiyama, S.: The fate of the ultimobranchial body of the albino rat with special reference to the formation of the thyroid gland. Fol. Anat. japon. 19, 333 (1940)

Sunder-Plassmann, P.: Basedow-Sudien. Morphologisch-experimentelle Untersuchungen an Schilddrüse und Thymus zum Problem der Basedowschen Krankheit und des Kropfes. Berlin 1941

–: Zum Basedow-Thymusproblem. Dtsch. Z. Chir. 255, 523 (1942)

Sunder-Plassmann, P.; W. Eickhoff: Zur Frage des anti-thyreotropen Hormons. Dtsch. Z. Chir. 252, 197 (1939)

Suomalainen, P.: Further investigation on the phycsiology of hibernation. Proc. Finnish Acad. Sci. Lett. 1953; Helsinki 1954, S. 131.

Taki, A.: Histological studies of the prenatal development of the human thyroid gland. Okajimas Fol. anat. japon. 32, 65 (1958)

Tapley, D. F.: Effect of thyroxine and other substances on swelling of isolated rat liver mitochondria. J. biol. Chem. 222, 325 (1956)

Tashiro, M.: Electron microscopic studies of the parafollicular cells in the thyroid of the dog. Okajimas Fol. anat. japon. 39, 191 (1964)

Taylor, S.: Calcium as a goitrogen. J. Clin. Endocrinol. Metabol. 14, 1412 (1954)

–: Physiologic considerations in the genesis and management of nodular goiter. Am. J. Med. 20, 698 (1956)

–: The thyroid nodule. Lancet 1, 751 (1958)

Tesseraux, H.: Physiologie und Pathologie des Thymus unter besonderer Berücksichtigung der pathologischen Morphologie. In: Zwanglose Abhandlungen aus dem Gebiet der inneren Sekretion. Leipzig, 1953

Threefoot, S. A.; W. T. Kent; R. F. Hatchett: Lymphaticovenous and lymphaticolymphatic communications demonstrated by plastic corrosion models of rats and by postmortem lymphangiography in man. J. Labor. Clin. Med. 61, 9 (1963)

Tixier-Vidal, A.: Développement »in vitro« de la thyroïde embryonaire du poulet. Recherche des facteurs de la différentiation thyroïdienne. Arch. Soc. franc. Biol. Med., N. S., 6, 1849 (1958)

Tonutti, E.: Normale Anatomie der endokrinen Drüsen und endokrine Regulation. In: Lehrbuch der spez. Path. u. Anat. Berlin, 1955

Toutain, J.: Action de l'obscurité et du froid sur la glande thyroïde de la grenouille verte (Rana esculenta Linné). Ann. d'endocrinol. 22, 885 (1961)

Traina, R.: Über eine Struktureigentümlichkeit des Schilddrüsenepithels. Anat. Anz. 35, 554 (1910)

Uno, Z.: Über die Veränderungen der Schilddrüse, die die totale Exstirpation des Thymus beim jungen Kaninchen zur Folge hat. Okayama igakkai zasshi, 45, 601 (1933)

Uotila, U.; V. Jääskeläinen: Über die Schwankungen der Schilddrüsenfunktion, gedeutet mit Hilfe der Mikroveraschungsmethode. Acta Soc. med. fenn. duodecim (Ser. A, fasc. 1, art. 2) 20, 1 (1937)

Vallesi, E.: Azione della temperatura sul contenuto totale iodica delle tiroidi. Arch. internat. Pharmacodyn. 48, 174 (1934)

Viamonte, M.; D. Altman; R. Parks; E. Blum; M. Berilacqua; L. Recher: Radiographic-pathologic correlation in the interpretation of lymphangioadenograms. Radiology 80, 903 (1963)

Wahlberg, J.: Zur Kenntnis der normalen und pathologischen Histo-Physiologie des menschlichen Schilddrüsenepithels. Arb. path. Inst. Helsingfors (Jena) N. F., 7, 197 (1933)

Waller, U.: Zur submikroskopischen Struktur der Rattenschilddrüse. Acta endocrinol. (Kbh.) 35, 334 (1960)

Walt, A. J.; L. B. Woolner; B. M. Black: Small-cell malignant lesions of the thyroid gland. J. Clin. Endocrinol. Metabol. 17, 45 (1957)

Watson, D.: A note on the minute structure of the thyroid gland. Lancet, 1, 1137 (1910)

Watzka, M.: Kapillarhyperämie und Epithelabschilferung an der Schilddrüse Erfrorener. Z. mikroskop.-anat. Forschg. 51, 73 (1942)

—: Vergleichende Untersuchungen über den ultimobranchialen Körper. Z. mikroskop.-anat. Forschg. 34, 485 (1933)

Wegelin, C.: Schilddrüse. In: F. Henke u. O. Lubarsch (Hrsg.), Handbuch der speziellen pathologischen Anatomie und Histologie, Band 8. Berlin 1926.

—: Zur experimentellen Kropfforschung. Schweiz. med. Wschr. 57, 848 (1927)

Weiss, B.: Effects of brief exposure to cold on performance and food intake. Science, 127, 467 (1958)

Wellauer, J.; M. S. del Buono; A. Rüttimann: Die Lymphographie als neues Ermittlungsverfahren des Metastasenstatus im TNM-System. Strahlentherapie, 120, 631 (1963)

Wellby, M. L.; B. S. Hetzel: Demonstration of iodotyrosines in human plasma in response to thyroid stimulation. Nature 193, 752 (1962)

Welsh, L. W.; J. J. Welsh: The cervical lymphatics, human in vivo studies. Ann. Ot. Rhin. Laryng. 72, 324 (1963)

—: Laryngeal lymphatics, human in vivo studies. Transaction Ann. Acad. Ophthal. Otolaryng. 67, 524 (1963)

Welti, H.; R. Huguenin; J. Roujeau: Cancers de la thyroïde à propos d'une série de 233 cas opérés. Bull. Assoc. franc. Etude Cancer 47, 171 (1956)

Werner, S. C.: Prolonged injection of a thyrotropic extract without development of refractoriness. Proc. Soc. Exp. Biol. Med. 34, 390 (1936)

—: Response to triiodothyronine as index of persistance of disease in the thyroid remnant of patients in remission from hyperthyroidism. J. Clin. Invest. 35, 57 (1956)

Wernze, H.; K. Wernze: Über die Hemmung des experimentellen endokrinen Exophthalmus durch Lithospermum officinale. Klin. Wschr. 40, 262 (1962)

Wernze, H.; G. Dhom: Vergleichsuntersuchungen über Exophthalmusreaktion und Schilddrüsenaktivierung unter Thyreotropin beim Goldfisch. 10. Symposion Dtsch. Ges. Endokrinol., Wien 1963. Heidelberg 1964

Wilansky, D. L.; L. G. S. Newsham; M. M. Hoffman: The influence of senescence on thyroid function: Functional changes evaluated with J-131. Endocrinology 61, 327 (1957)

Wilflingseder, P.: Funktion und Geschwulstwachstum der Schilddrüse im Bild der Zellkerngrößen. Krebsarzt 2, 249 (1947)

Williams, R. G.: Microscopic studies of living thyroid follicles implanted in transparent chambers installed in rabbits ear. Am. J. Anat. 62, 1 (1937)

—: Further observations on microscopic appearance and behaviour of living thyroid follicles in rabbits. J. Morphol. 65, 17 (1939)

Wissig, S. L.: The anatomy of the secretion in the follicular cells of the thyroid gland. I. The fine structure of the gland in the normal rat. J. Biophys. Biochem. Cytol. 7, 419 (1960)

—: The anatomy of the secretion in the follicular cells of the thyroid gland. II. The effect of acute hormone stimulation on the secretory apparatus. J. Cell. Biol., 16, 93 (1963)

Wöckel, W.: Zur Frage bösartiger Schilddrüsengeschwülste des Kindesalters. Zbl. allg. Path. u. path. Anat., 101, 302 (1960)

Woitkewitsch, A. A.: Die Wechselbeziehungen der Struktur und der biologischen Aktivität der Schilddrüse der Säugetiere und Vögel bei verschiedenen Temperaturen. Virchows Arch. 294, 653 (1935)

Wollman, S. H.; S. S. Spicer; M. S. Burstone: Localization of esterase and acid phosphatase in granules and colloid droplets in rat thyroid epithelium. J. Cell. Biol., 21, 191 (1964)

Woodruf, R.: Papillary carcinoma of the thyroid. Am. Surgeon, 22, 399 (1956)

Woods, R.; L. D. Carlson: Thyroxine secretion in rats exposed to cold. Endocrinol. 59, 323 (1956)

Woolner, L. B.; M. L. Lemmon; O. H. Beahrs; B. M. Black; F. R. Keating, jr.: Occult papillary carcinoma of the thyroid gland: a study of 140 cases observed in a 30-year period. J. Clin. Endocrinol. 20, 89 (1960)

Wozencraft, P.; F. W. Foote; E. L. Frazell: Occult carcinomas of the thyroid. Cancer 1, 574 (1948)

Wurmbach, H.; A. Biwer; W. Bucksteeg; H. Thiele: Schilddrüsenveränderungen und Kropfbildung durch antithyreoidale Substanzen, besonders die Abwässer und Urochrome. Untersuchungen an Krallenfroschlarven, Mäusen und Meerschweinchen. Ministerium f. Ernährung, Landwirtschaft und Forsten, Nordrhein-Westfalen. Düsseldorf 1962.

Yagawa, K.: Clinico-pathological studies on malignant goiter. Acta path. jap. 13, 157 (1963)

Yannoulis, G.; K. Sfoungaris: Über die Lymphographie. Z. Laryng., Rhin., Ot. 42, 11 (1963)

Yoffey, J. M.; F. C. Courtice: Lymphatics, lymph and lymphoid tissue. 2nd ed., p. 15. London 1956

Yoshimura, F.; T. Yonetsy; M. Nakamura: Hormonal regulation of parafollicular cell in thyroid gland. Endocr. jap. 9, 284 (1962)

Young, B. A.; C. P. Leblond: The light cell as compared to the follicular cell in the thyroid gland of the rat. Endocrinology, 73, 669 (1963)

Zechel, G.: Observations on the follicular cycle and on the presence of the »macrothyrocyte« in the human thyroid. Anat. Rec. 56, 119 (1933)

Zimmermann, K. W.: Beiträge zur Kenntnis einiger Drüsen und Epithelien. Arch. mikrosk. Anat. 52, 552 (1898)

Zimmermann, L. M.; D. H. Wagner; H. M. Perlmutter; G. D. Amromin: Benign and malignant epithelial tumors of the thyroid gland. Arch. Surg. 60, 1183 (1950)

Zukschwerdt, L.: Schilddrüse, Epithelkörperchen, Speicheldrüsen. Pathologisch-physiologische Grundlagen der Chirurgie; Bd. IV. Leipzig 1940.

–: Die hyperthyreote Struma. Z. f. ärztl. Fortb. 52, 598 (1963)

–: Chirurgie der Schilddrüsenerkrankungen. Die Therapiewoche 14, 912 (1964) und Die Therapiewoche 14, 1189 (1964)

AUTORENVERZEICHNIS

Abbat, J. D.
  s. Sinclair, W. K. 161
Abbes, M. 127, 128
  s. Prat, P. T. 127
Abelin, J. 73, 152
Abello, J. 128
Abrams, H. L.
  s. Bron, K. 127
  s. Baum, St. 128
Addison, H.
  s. Boatman, J. B. 40
Adler, L. 38
Albert, A. 17
Albertini, v., A. 147, 158
Altman, D.
  s. Viamonte, M. 127
Altmann, H. W. 22
Amiragova, M. G. 27
Amromin, G. D.
  s. Zimmermann, L. M. 161
Anderson, E. M.
  s. Collip, J. B. 30
Andrijushin, J. N.
  s. Semeina, N. A. 127
Archer, G. W.
  s. Sabiston, D. C. 127
Arico, J. M.
  s. Lindsay, St. 20
Arndt, H. J. 20
Arnett, F.
  s. Bakke, J. 138
Aron, M. 33, 36
  s. Benoit, J. 47
Aschkenasy, A. 35
Astwood, E. B. 38
  s. Dempsey, E. W. 41
Atkinson, R. J.
  s. Perez-Tamayo, R. 128
Aubar, M.
  s. Levitus, A. 34

Baber, E. C. 22
Bachrach, D. 27
Bahner, F.
  s. Schönthal, H. 137
Bakke, J. L. 138
Bargmann, W. 15, 16, 21, 25, 27, 31, 35, 172
Bartels, P. 114, 123, 130
Batsakis, J. G.
  s. Nishiyama, R. H. 160
Bauer, F. X.
  s. Glenn, W. W. L. 127
Bauer, K. H. 156

Baum, H.
  s. Ellenberger, W. 16
Baum, St. 128
Baumann, Th.
  s. König 30
Bay, V. 181, 183
  s. Kirschner, H. 18
Bayer, R.
  s. Capelle, W. 35
Beahrs, O. H. 163
  s. Woolner, L. B. 159, 163, 164
Becher, H. 42
Becker, W. 125, 128
Bengmark, S. 156
Bennett, W. A.
  s. Mortensen, J. D. 99, 162
Bennhold, H. 30
Benninghoff, D. L.
  s. Herman, P. G. 128
Benoit, J. 47
Berencsi, G. 89
Berg, O.
  s. Gorbman, W. E. 45
Bergfeld, W. 42
Berilacqua, M.
  s. Viamonte, M. 127
Bertelsen, A. E. 161
Biedl, A. 16
Billion, H.
  s. Kühne, P. 113
Bitan, A. H. 166
Biwer, A.
  s. Wurmbach, H. 16
Black, B. M.
  s. Walt, A. J. 159
  s. Woolner, L. B. 159, 163, 164
Blahut, R. J.
  s. Ditchek, Th. 128
Blalock, A.
  s. Sabiston, D. C. 127
Bliznakow, K.
  s. Garapétrov, G. 111
Blum, E.
  s. Viamonte, M. 127
Blum, F. 27, 35, 38
Boatman, J. B. 40
Boeke, J. 27
Börner, R. 17
Börner, W. 113
Bondy, P. K. 162
Bradbury, J. T.
  s. Hodges, R. E. 103

Bram, J. 166
Brands, K. H. 35
Breitfort, J. 158
Brolin, S. E. 39
Bron, K. M. 127, 128
  s. Baum, St. 128
Brooks, Fr. P.
  s. Horn, R. C. 158, 161
Brull, L. 162
Bucksteeg, W.
  s. Wurmbach, H. 16
Büngeler, W. 135
Bungart, H. 49, 58, 62
Bunting, C. H. 127
Buono, del, M. S.
  s. Fisch, U. 128
  s. Rüttimann, A. 128
  s. Wellauer, J. 127
Burstone, M. S.
  s. Wollman, S. H. 20

Cahn, J. 40
Calmettes, D.
  s. Garnier, H. 161, 176
Canadell, J. M. 17, 31
Capelle, W. 35
Carlson, L. D. 39
  s. Cottle, M. 40
  s. Woods, R. 40
Casperson, T.
  s. Gersh, J. 21
Castro, F. de 27
Catz, B. 39
Caylor, H. D.
  s. Mahorner, H. R. 123
Ćehović, G. 44
Chaikoff, J. L.
  s. Koneff, A. A. 81, 103
Chapman, E. M. 103
Chassard, J. L.
  s. Papillon, J. M. 128
Chesney, A. M. 37
Chimines, H.
  s. Bitan, A. 166
Chow, Ch. C. T.
  s. Hunter, O. B. 108
Christensen, E.
  s. Bertelsen, A. 161
Clark, E. L.
  s. Clark, E. R. 115
Clark, E. R. 115
Clark, R. L.
  s. Russel, W. O. 114, 163, 164

Clawson, T. A.
  s. Chesney, A. 37
Cockrell, Don, D.
  s. Kochakian, Ch. 15
Cohrs, P. 16, 45
Colcher, R. E.
  s. Shallow, T. A. 162
Cole, W. H.
  s. Majarakis, J. D. 162
Collip, J. B. 30
Colombo, F.
  s. Rilke, F. 183
Comsa, J. 29, 35, 46, 138
Cordier, G.
  s. Garnier, H. 161, 176
Cori, G. 39
Corner, G. N.
  s. Chapman, E. M. 103
Cottle, M. 39, 40
Courtice, F. C.
  s. Yoffey, J. M. 127
Cramer, W.
  s. Ludford, R. J. 38
Cresson, S. L.
  s. Glenn, W. W. L. 127
Cunningham, R. M.
  s. Pochin, E. E. 162
Czeizel, E. 134

Daalgard, J. P. 154
Dahlgren, S. 126
Daniel, P. M. 26, 29, 132, 133, 172
Daniels, A. C. 135
Dargent, M.
  s. Papillon, J. 128
Dempsey, E. W. 19, 20, 27, 39, 41, 42
Dent, J. W.
  s. Dodd, J. M. 42
Der Kinderen, P. J. 17
Develey, Ch. 15
Dhom, G.
  s. Wernze, H. 17
Dierick, W. S. 127
Dietrich, S. 39, 138
Dietz, W. 134
Diezel, P. B. 20, 21
Diller, W.
  s. Meissner, J. 85
Ditchek, Th. 128
Documenta Geigy
Dobyns, B. M. 17, 29, 31, 137, 176
Dodd, J. M. 42
Dodd, G.
  s. Horn, G. A. 158

Doering, P. 162
Downs, A. W. 35
Drinker, C. K. 127
Dubrasquet, M.
  s. Cahn, J. M. 40
Duchen, L. W.
  s. Daniel, P. M. 172
Dupas, M.
  s. Redon, H. 156
Dzvonyár, J.
  s. Lampé, L. 103, 108
Dyke, van, J. H. 88

Ebner, von, V. 130
Eddy, N. B.
  s. Downs, A. W. 35
Edgecomb, J.
  s. Sanders, R. J. 88, 99, 158
Eggert, B. 20, 21, 35, 137
Eickhoff, W. 15, 18, 19, 23, 25, 26, 30, 32, 33, 34, 35, 36, 43, 44, 75, 83, 99, 103, 115, 119, 120, 123, 129, 131, 133, 136, 137, 164, 167, 182, 183, 189, 190
  s. Kracht, J. 18, 26, 137
  s. Sunderplassmann, P. 30
Eisler, B.
  s. Schittenhelm, A. 27
Eitel, H. 30
Elkelund, V.
  s. Bertelsen, A. 161
Ellenberger, W. 16
El-Rawi, J.
  s. Catz, B. 39
Etkin, W. 172
Evans, R. D.
  s. Leblond, C. P. 40
  s. Chapman, E. M. 103
Ewers, H.
  s. Eickhoff, W. 189, 190

Falconer, J. R. 113
Farran, H. E. H.
  s. Sinclair, W. K. 161
Feyrter, F. 22
Field, M. E.
  s. Drinker, C. K. 127
Fisch, U. 128
Fischer, E. 114
Fischer, H. W. 127
Fitzegerald, P. J. 162
Flemming, F. 128

Földi, M. H. 25, 135
  s. Rusznyak, J. 18, 130, 131
Foote, F. W.
  s. Wozencraft, P. 161
Fortune, P. Y. 42
Frazell, E. L.
  s. Wozencraft, P. 161
Freedberg, A. S.
  s. Hamolsky, M. W. 109
Freinkel, N.
  s. Ingbar, S. H. 137
Friedgood, H. B. 47
Fuchs, W. A. 128

Gale, M. M.
  s. Daniel, P. M. 26, 29, 132, 133, 172
Gansau, H. 127
Ganse, R. 154
Garapétrov, G. 111
Garbsch, H. 122
Garnier, H. 161, 176
Gaupp, E. 16
Geiger, E.
  s. Catz, B. 39
Gellért, A. 130
  s. Poberai, M. 131
Georges, G.
  s. Cahn, J. M. 40
Gerhartz, H. 37
Gerota, G. 114
Gersh, J. 21
Gilbert, J. W.
  s. Sanders, R. J. 88, 99, 158
Glenn, W. W. L. 127
Goldstein, F.
  s. Glenn, W. W. L. 127
Golodetz, A.
  s. Hamolsky, M. W. 109
Gorbmann, A. 42, 45, 108
Gordon, A. H. 28
Grab, W. 21, 28, 29, 30, 35, 40, 62, 168, 172
Greer, M. A. 27, 47
Gricouroff, G. 156
Griem, W. 16
Griesbach, W. E. 35, 38
Gross, J. 28
  s. Gordon, A. H. 28
  s. Leblond, C. P. 40
Grützner, R.
  s. Blum, F. 27

Hahn, G. A. 128
Hales, J. B.
  s. Myhill, J. 162

Hamolsky, H. W. 109
Hamperl, H. 22, 32, 135, 155, 181
Hanesók, M.
 s. Czeizel, E. 134
Harrington, C. R. 28
Harris, E. B.
 s. Sinclair, W. K. 161
Harris, G. W. 166, 172, 173
Hatchett, R. F.
 s. Threefoot, S. A. 126
Haubold, H. 89, 188, 189
Hazard, B. 159
Healey, J. E.
 s. Glenn, W. W. L. 127
Hedge 30
Heimann, P. 162, 180
 s. Bengmark, S. 156
Hellman, T. 130
Hennig, K. 156, 193
Herberhold, C. 26, 28, 115, 129, 131, 132, 133, 137
 s. Eickhoff, W. 119, 120, 129, 133, 137
Herman, P. G. 128
Herren, Ch.
 s. König, M. P. 30
Herzog, E. 27
Hess, M. 37
Hess, R. 134
Hesselberg, C. 110
Hettche, H. O. 89, 179, 189
Hetzel, B. S.
 s. Wellby, M. L. 132
Heyn, R. 21
Hildebrandt, F. 39
Hill, R. F.
 s. Fitzegerald, P. J. 162
Hillmann, G. 29, 30
Hilton, G.
 s. Pochin, E. E. 162
Hirsch, E. Z.
 s. Dobyns, B. M. 29, 137
Hodges, R. E. 103
Hoffman, M. M.
 s. Wilansky, D. L. 113
Hoffman, O.
 s. Glenn, W. W. L. 127
Holler, G. 189
Hollwich, F. 42
Horn, R. C. 158, 161
Horst, W. 28, 183
 s. Eickhoff, W. 15, 18, 26, 131, 136, 137
 s. Kracht, J. 15, 18, 26, 137
Horster, F. A. 17, 28, 31

Houtstralanz, M
 s. Der Kinderen, J. P. 17
Howard, M. A. 160
Hudack, S.
 s. McMaster, P. D. 127
Huguenin, B. 48
 s. Welti, H. 160, 162
Hunter, O. B. 108
Hürthle, K. 22
Huston, J.
 s. Bunting, C. H. 127

Ibanez, M. L.
 s. Russel, W. O. 114, 163, 164
Ingbar, S. H. 28, 137
Iversen, K. 189

Jackson, A. S. 162
Jackson, L.
 s. Hahn, G. A. 128
Jääskeläinen, V.
 s. Uotila, U. 20
Jeanmarie, R. Z.
 s. May, R. M. 158
Jellinek, H.
 s. Földi, M. 25, 135
Jenks, P. R.
 s. Lindsay, St. 20
Jentzer, A. 40
Johnson, N. 99, 136, 181
Johnson, R. W. P. 160
Judmaier, F. 161

Kaindl, F. 127, 130
Kaiserling, H. 25
 s. Fischer, E. 114
Keating, jr.
 s. Woolner, L. B. 159, 163, 164
Keettel, W. C.
 s. Hodges, R. E. 103
Kemper, F. 17
Kent, U. T.
 s. Threefoot, S. A. 126
Kenyon, A. T. 38, 42
Kerkhof, P. R. 155
Kertész, L.
 s. Lampé, L. 103, 108
Ketcham, A. S.
 s. Pomerantz, M. 128
King, W. L. M. 159
Kinmonth, J. B. 127
Kirschner, H. 18
Kittleson, A. C.
 s. Ditchek, Th. 128

Kladenko, D. P. 27
Klein, Chr. 60, 152
Klein, E. 28, 113, 165, 167
 s. Horster, F. A. 17, 28, 31
Klein, K. H.
 s. Sandritter, W. 22, 23, 32
Kleine, H. O. 154
 s. Paal, H. 38
Klinck, G. H.
 s. Silliphant, W. M. 162
Klose, H. 35
Klotz, H. P.
 s. Bitan, A. 166
Kochakian, Ch. 15
König, M. P. 30
Kolmer, W. 13, 48
Koneff, A. A. 81, 103
Kopf, R. 30
 s. Hess, M. 37
Korpássy, B. 103, 109
Kozma, M.
 s. Poberai, M. 131
Kracht, J. 18, 26, 137
 s. Eickhoff, W. 15, 18, 26, 131, 136, 137
 s. Kirschner, H. 18
 s. Meissner, J. 85
Kracht, U. 48
 s. Kracht, J. 48
Kraus, H. 115
Krause,
 s. Bargmann, W. 16
Kubik, J. 127
Kühnau, J. 28, 29, 30
Kühne, P. 113
Kulenkampff, H. 33, 137
Kuschinsky, G. 38
Kurz, G. 81

Labhart, A. 180
Lamerton, L. F.
 s. Sinclair, W. K. 161
Lampé, L. 103, 108
Langhans, T. 48
La Roche, G. 42
Lassmann, G. 27
László, A.
 s. Bachrach, D. 27
Lauche, A. 48
Laumonier, R.
 s. Nassif, N. 160
Lauweryns, J. 138
Lawrence, N.
 s. Bakke, J. 138

Leblond, C. P. 40, 42
  s. La Roche, G. 42
  s. Nadler, N. J. 28, 29
  s. Young, B. A. 22
Lechner, H. 15, 152
Legait, E. 27
Legait, H.
  s. Legait, E. 27
Lehninger, A. L. 20
Leicher, F. 110
Lemmon, M. L.
  s. Woolner, L. B. 159, 163, 164
Lennert, K. 126
Lennox, B. 155
Levitin, M. S.
  s. Silliphant, W. M. 162
Levitus, A. 34
Liebermeister, K.
  s. Rein, H. 137
Lindsay, St. 20
Lippai, J.
  s. Gellért, A. 130
  s. Poberai, M. 131
Lissitzky, S.
  s. Gorbman, A. 108
Löhning, A. 43
Loeschke, E. 31
Loeser, A. 30
  s. Eitel, H. 30
  s. Hess, M. 37
  s. Kemper, F. 17
Long, P. J.
  s. Kerkhof, P. R. 155
Ludford, R. J. 38
Luciano, L. 23
Ludwig, K. S. 20, 22, 27, 111

MacFadden, W.
  s. Bakke, J. 138
Magnus, G. 114
Mahorner, H. R. 123
Majarakis, J. D. 162
Major, R. H. 136
Mall, G. D. 130
Maloof, F.
  s. Dobyns, B. M. 176
Mandelbrote, B. M. 1
Manheimer, E.
  s. Kaindl, F. 127, 130
Marine, D. 38, 102
Marshall, W. A. 158
Martin, E.
  s. Bitan, A. 166
Matthes, K.
  s. Berencsi, G. 89
May, R. M. 158

Mazza, E. 26
McMaster, P. D. 127
Medveczky, L.
  s. Lampé, L. 103, 108
Meillère, D.
  s. Garnier, H. 161, 176
Meissner, J. 85
Mellins, H. Z.
  s. Herman, P. G. 128
Méroz-Tydman, M. 111
Meyer, J. S. 162
Michel, E.
  s. Gorbman, A. 108
Michel, R.
  s. Gorbman, A. 108
Middlesworth, van, Ph. D. 109
Mills, C. A. 38
Missiroli, A. 37
Mitmaker, B.
  s. Nadler, N. J. 28, 29
Montag, C.
  s. Brands, K. H. 35
Mortensen, J. D. 99, 162
Most, A. 114, 123, 126
Müller, H. 48
Murray, J. 103, 104, 109
Myhill, J. 162

Nadal, J. W. 162
Nadler, N. J 28, 29
Nagy, J.
  s. Gellért, A. 130
  s. Poberai, M. 130
Nagy, S.
  s. Gellért, A. 130
  s. Poberai, M. 130
Nakamura, M.
  s. Yoshimura, F. 22, 111, 136
Nassif, N. 160
Nelson, J. H.
  s. Robbins, J. 109
  s. Herman, P. G. 128
Neumann, K. 20, 39, 102, 111, 138
Neumüller, O.-A.
  s. Herberhold, C. 28, 132, 133
Newsham, S.
  s. Wilansky, D. L. 113
Nichols, jr., C. W.
  s. Koneff, A. A. 81, 103
Nicod, J. L. 102, 103, 107, 108
Nieminen, U. 154
Nishiyama, R. H. 160

Nonidez, J. F. 21
Novinsky, W. W.
  s. Robertis, de E. 20
Numers, v., C.
  s. Nieminen, U. 154

Oberdisse, K. 175
  s. Grab, W. 35
O'Connor, D.
  s. Gordon, A. H. 28
Oddie, T. H.
  s. Myhill, J. 162
Okkels, H. 20, 47
Orator, V. 110, 111
Orbán, T.
  s. Radnót, M. 37, 42
Ottaviani, G. 25, 136, 137

Paal, H. 38
Palkovich, J.
  s. Czeizel, E. 134
Palkovits, M. 60
Pancoak, W.
  s. Leblond, C. P. 40
Papillon, J. 128
Parks, R.
  s. Viamonte, M. 127
Pechiai, L.
  s. Rilke, F. 183
Pemberton, J.
  s. Mahorner, H. R. 123
Pemberton, J. de J.
  s. King, W. L. M. 159
Pendergrass, R.
  s. Horn, R. C. 158, 161
Perez-Tamayo, R. 128
Perlmutter, H. M.
  s. Zimmermann, L. M. 161
Péter, F.
  s. Lampé, L. 103, 108
Peterson, R. R.
  s. Dempsey, E. W. 39
Pfleger-Schwarz, L.
  s. Kaindl, F. 127, 130
Pichotka, J. 39
Pierre, R.
  s. Cahn, J. M. 40
Pittman, J. A. 163
Pitt-Rivers, R. 27, 30, 132
  s. Gordon, A. H. 28
  s. Gross, J. 28
Poberai, M. 131
  s. Gellért, A. 131
Pochin, E. E. 162
  s. Rundle, F. F. 31

Pokorny, L.
  s. Bachrach, D. 27
Pomerantz, M. 128
Prat, P. T. 127
Pratt, O. E.
  s. Daniel, P. M. 26, 29, 132, 133
Pressman, J. J. 126, 127
Prichard, M. M. L.
  s. Daniel, P. M. 172
Puglionisi, A.
  s. Mazza, E. 26
Purves, H. D.
  s. Griesbach, W. E. 35, 38

Radnót, M. 37, 42
Rall, J. E.
  s. Robbins, J. 28
  s. Pitt-Rivers, R. 132
Rand, Ch. R. 39
Reale, E.
  s. Luciano, L. 23
Recher, L.
  s. Viamonte, M. 127
Redon, H. 156
Reichlin, S. 37
Reilly, T. D. 14, 15
Rein, H. 137
Reinwein, D. 29
Reynier, J.
  s. Garnier, H. 161, 176
Rhoads, J. E.
  s. Horn, R. C. 158, 161
Rice, C. A. 112, 113
Rickles, J. A. 162
Riggs, D. S. 137
  s. Rand, Ch. R. 39
Rilke, F. 183
Ring, G. C. 39
Robbins, J. 28, 109
Robertis, E. de 20, 21, 31, 35
Robertson, H. A.
  s. Falconer, J. R. 113
Robinson, D.
  s. Chapman, E. M. 103
Roche, J.
  s. Gorbman, A. 108
Rösler, H.
  s. Horst, W. 28
Romell, L. G. 89
Roos, B. 19
Rosenthal, W. 152
Roskelly, R.
  s. Starr, P. 39
Ross, R. C. 162
Rossi, F. 123

Rotter, W. 181
Roujeau, J.
  s. Welti, H. 160, 162
Rüttimann, A. 128
  s. Wellauer, J. 127
Rundle, F. F. 31
  s. Myhill, J. 162
Russel, W. O. 114, 163, 164
Rusznyak, J. 18, 130, 131

Sabiston, D. C. 127
Sacks, B. I.
  s. Pitt-Rivers, R. 132
Saha, N. C.
  s. Johnson, R. W. P. 160
Salimäki, K.
  s. Saxén, L. 16
Salter, W. T. 27, 38
Sanders, M. A.
  s. Dobyns, B. M. 17
Sanders, R. J. 88, 99, 158
Sandritter, W. 22, 23, 32
Sauerbruch, F. 171
Sauter, Chr. 21
Savoie, J. C.
  s. Garnier, H. 161, 176
Sawasaki, Y. 103
Saxén, L. 16
Saxén, E.
  s. Saxén, L. 16
Sbernini, C.
  s. Mazza, E. 26
Schärer, K.
  s. König 30
Schenk, P. 40
Schittenhelm, A. 27
Schleussing, H.
  s. Orator, V. 110, 111
Schlottbaum, L. F.
  s. Mahorner, H. R. 123
Schmidt, R. W.
  s. Nishiyama, R. H. 160
Schneider, D.
  s. Rein, H. 137
Schönthal, H. 137
Scholl, F.
  s. Holler, G. 189
Schümmelfeder, N.
  s. Eickhoff, W. 18, 23, 32, 35
Schwarz, F.
  s. Der Kinderen, P. J. 17
Schwarz, G.
  s. Schönthal, H. 137
Schwiegk, H.
  s. Dietrich, S. 39, 138

Sclare, G. 103, 107, 108
Sellers, E. A. 39
Selye, H. 20, 22
Semeina, N. A. 127
Seyderhelm, R.
  s. Hess, R. 134
Sfoungaris, K.
  s. Yannoulis, G. 128
Shallow, T. A. 162
Shanbron, E. 127
Shdanow, D. A. 26, 115, 126
Shmerling, M. D. 136
Silliphant, W. M. 162
Simon, M. B.
  s. Pressman, J. J. 126, 127
Sinclair, W. K. 161
Singer, M.
  s. Dempsey, E. W. 20
Skanse, B.
  s. Dobyns, B. M. 176
Slaughter, D. P.
  s. Majarakis, J. D. 162
Slingerland, D. W. 40
Smet, M. P. de 101, 102, 107
Sokal, J. E. 162, 163
Spicer, S. S.
  s. Wollman, S. H. 20
Starr, P. 39
Steelmann, S. L.
  s. Dobyns, B. M. 17, 31
Steiner, H. 22, 155
Steinhäuser, J. 182
Stevens, V. C. 75
Stöhr, Ph. jr. 26
Sträuli, P. 135
Sturm, A. 27
Suerbaum, P. 37, 38
Sugiyama, S. 24
Sunder-Plassmann, P. 20, 22, 26, 30, 31, 32, 46
Suomalainen, P. 41
Swarm, R. L.
  s. Sanders, R. J. 88, 99
Szabó, G.
  s. Földi, M. 25, 135
  s. Rusznyak, J. 18, 130, 151

Taki, A. 102
Talbot, N. B.
  s. Rand, Ch. R. 39
Tapley, D. F. 20
Tashiro, M. 23
Tata, J. R.
  s. Pitt-Rivers, R. 27, 30

Taylor, S. 99, 182
Tayot, J.
 s. Nassif, N. 160
Tengroth, B.
 s. Bengmark, S. 156
Tesseraux, H. 35
Thiele, H.
 s. Wurmbach, H. 16
Thomas, I. D.
 s. Myhill, J. 162
Thomas, N.
 s. Sellers, E. A. 39
Thornbury, J. R.
 Perez-Tamayo, R. 128
Threefoot, S. A. 126
Thurnher, B.
 s. Kaindl, F. 127, 130
Tilgner, S.
 s. Hollwich, F. 42
Tixier-Vidal, A. 102
Toivonen, S.
 s. Saxén, L. 16
Tonutti, E. 35
Toutain, J. 39
Traina, R. 37

Uno, Z. 35
Uotila, U. 20

Vaerenbergh, P. M. van
 s. Dierick, W. S. 127
Vallesi, E. 40
Viamonte, M. 127
Vogt, H.
 s. Klose, H. 35

Wagner, D. H.
 s. Zimmermann, L. M. 161
Wagner, F. B.
 s. Shallow, T. A. 162
Wahlberg, J. 20

Wallace, S.
 s. Hahn, G. A. 128
Waller, U. 19
Walt, A. J. 159
Ward, H. K.
 s. Drinker, C. K. 127
Warnke, H.
 s. Flemming, F. 128
Watson, D. 38
Watzka, M. 24, 139
Webster B.
 s. Chesney, A. 37
Wegelin, C. 21, 48, 89, 99, 103, 112, 147, 152, 162
 s. Langhans, T. 48
Weiss, B. 40
Wellauer, J. 127
Wellby, M. L. 132
Welsh, L. W. 128
Welti, H. 160, 162
Welti, R. F.
 s. Horn, R. C. 158, 161
Werner, S. C. 47, 174
Wernze, H. 17
Wernze, K.
 s. Wernze, H. 17
Wetteland
 s. Daalgard 154
Wexler, L.
 s. Baum, St. 128
White, E. C.
 s. Russel, W. O. 114, 163, 164
Widholm, O.
 s. Nieminen, U. 154
Wilansky, D. L. 113
Wilflingseder, P. 152
Williams, R. G. 35
Wissig, S. L. 19, 20, 28
Wittkover, E. D.
 s. Mandelbrote, B. M. 171

Wöckel, W. 162
Woitkewitsch, A. A. 39
Wolff, J.
 s. Koneff, A. A. 81, 103
Wollman, S. H. 20, 28
Woodruf, R. 159
Woods, J. W.
 s. Harris, G. W. 166, 173
Woods, R. 40
Woolner, L. B. 159, 163, 164
 s. Mortensen, J. D. 99, 162
 s. Walt, A. J. 159
Wozencraft, P. 161
Wright, A.
 s. Dobyns, B. M. 17
Wurmbach, H. 16

Yagawa, K. 164
Yannoulis, G. 128
Yoffey, J. M. 127
Yonetsu, T.
 s. Yoshimura, F. 22, 111, 136
Yoshimura, F. 22, 111, 136
You, S. S.
 s. Sellers, E. A. 39
Young, B. A. 22
 s. Nadler, N. J. 28, 29

Zechel, G. 22
Zheutlin, N.
 s. Shanbron, E. 127
Zimmermann, G. R.
 s. Fischer, H. W. 127
Zimmermann, L. M. 20, 161
Zukschwerdt, L. 46, 177, 181

STICHWORTVERZEICHNIS

Aberrierende Struma
s. Struma
Aberrierendes Schilddrüsengewebe (vgl. Dystopie des Schilddrüsengewebes) s. Schilddrüsengewebe
Abschilferung des Follikelepithels 21, 104 ff., 158, 175
ACTH 173
Adenom s. Strumaknoten
—, heißes 176, 185, 186
—, kaltes 176, 177, 185
—, toxisches 165, 170, 176
—, warmes 176
—, Zelladenom, parafollikuläres, argentophiles 22
Adrenalin 35, 40, 41
Akklimatisation 38, 40 ff.
Akzessorisches Schilddrüsengewebe s. aberrierendes Schilddrüsengewebe
Alanin 28
Albumin 183
Alpha-Naphtylesterase 21
Anästhesie s. Narkose
Anastomose, arteriovenöse 25
—, lymphovenöse 126 ff., 157
Angst 44 f., 83, 86, 92 f., 171, 173
Antiretikularisten 26
Antithyreotroper Schutzstoff 31
Appendizitis 134
A. bronchialis 15
A. carotis communis 14, 15, 137
A. thyr. ima 136
A. thyr. inf. 14, 15
A. thyr. sup. 14, 15
Atrophie der Schilddrüse 22, 112
Autoradiographie 33, 40, 162, 184

Balzzeit 80, 92
Basalmembran der Follikel s. Follikel
Basalmembran der Lymphkapillaren 115

Basedow s. Morbus Basedow
Basedow-Schilddrüse 174, 176
Basedow-Stich 166
Becken, knöchernes 158
Begutachtung 188, 192 f.
BEI 109
Bewegungseinschränkung 75 f., 91
Blattzeit 80
Blumenkohl 37
Blut, Transportfunktion 28, 30
Blutgehalt der Schilddrüse 14, 19, 38 f., 58, 62, 118, 146
—, Einfluß der Tötungsart 19, 58, 108
Blutung in den Follikel 21
Blutzucker 35, 84
Bösartigkeit s. Malignität
Brunft 79, 92
Brust-, Lendenwirbel 158

Carcinom s. Schilddrüsenkarzinom
Chenopodiaceae 38
Chromatographie
s. Dünnschichtchromatographie
Clavikel s. Klavikel
Colchizin 49
Compositae 38
Cruciferae 38
Cupuliferae 38
Cyste s. Strumaknoten

Dampfdichte 63
Danielssche LK-Biopsie 134 f.
Degeneration 37
Dermosomen 23
Desquamation s. Abschilferung
Dienzephalon 35, 42, 167
Dijodtyrosin 27 f., 132 f.
Domestikation 50, 55, 73, 93, 99 f., 173
Ductus jugularis 126
—, subclavius 126
—, thoracicus 126, 127, 135
—, thyreoglossus 15

Dunkelheit 44
Dunkle Zellen s. Zellen
Dünnschichtchromatographie 137 f.
Dysthyreose 169
Dystonie, vegetative 193
Dystopie des Schilddrüsengewebes 152 f.
—, Struma ovarii 153 f.
—, Zungenstruma 152 f.
Dystrophie als Strumaursache 190

Einlaßstomata der Lymphkapillaren 115
Einwanderungstheorie 32 ff.
Elektrischer Reiz 86, 172
Embolie 158
Eminentia mediana (Tuber cinereum) 166
Endometriose 156
Energieverbrauch 40, 75, 90
Entnervung der Schilddrüse 19
Enzyme s. Fermente
Enzymopathie s. Jodfehlverwertung 168
Epitheliom 158 f., 160, 164
—, okkultes, sklerosierendes 160
Epithelkörperchen 19, 24, 57, 88
Erfrierungstod 139
Ergastoplasmatisches Retikulum 39
Erkrankungen als Ursache des Schilddrüsenleidens 191 ff.
Ernährung, einseitige (vgl. Nahrung) 38, 189
Erschöpfungstod 83
Ertrinkungstod 139
Erythrozyten, T_3-Speicherung 109
Euthyreose 33, 186
Exophthalmus 17, 31, 83
—, produzierende Substanz 17, 31

Fäulnis 104 ff.
Faktorenauswahl 51, 55, 62, 73, 91

Feed-Back-Mechanism
  s. Rückkoppelungseffekt
Femur 158
Fermente 20, 21, 27 f., 139, 165, 184
Fettpolster 75 f., 91
Feuchtigkeit 63
Filamentbündel 23
Fleckfieber 191
Fluoreszenzversuch
  s. Vitalfluorchromierung
Fokalsanierung 193
Follikel, Basalmembran 19, 24 f., 59, 117, 158
–, Epithel 19, 21 ff., 25, 27 ff., 31 ff., 37, 39, 44, 46 ff., 59 ff., 84, 90, 101 ff., 110 ff., 122 f., 151, 155, 157, 164
–, frustrane Neubildungen 151, 176 f., 181 f.
–, Größe 59 f., 65, 70, 99, 111, 147, 174, 180
–, Kolloidgehalt 18 f., 21, 35, 55, 57, 60 f., 84, 93, 101 ff., 149, 162, 175, 179 f., 184
–, Lichtungsgröße 59 f., 65, 70, 82, 99, 111
–, Lumen (-Lichtung) 21 f., 28, 35, 60, 101, 104 ff., 180
–, Reorganisation 156
–, Läppchenbildung (Lobulus) 19, 21, 57, 99, 104, 105, 111, 117, 148, 180
–, Arterie 99, 135, 136, 148, 180
– und Umgebung, Topographie 21, 116, 117
–, Wand 19, 20, 23, 24, 29, 101 f., 106, 111, 117, 158
–, Zahl 59, 99, 180
Follikelbildung 24, 101 ff., 110, 135, 181
Follikelepithel, Aktivierung 33 f., 48, 77, 170, 174 f., 176 ff., 182, 184
–, Arbeitsteilung 33, 34, 180
–, Formwandel 31 f., 34, 82, 87
–, Funktionsaktivität 33, 145, 164 f., 182, 185

–, Funktionswechsel 31, 33, vgl. Funktionsfolge
–, Jahresschwankung
  s. Jahreszyklus
–, Proliferationsaktivität 33, 145, 174, 182, 185
–, Schichtwechsel 31 f.
Follikelgruppe 17, 33
Follikelpolymorphie 113
Follikelzysten 19, 88
Follikulose, thyreogene 156 ff., 161, 164
Formwandel d. Follikelepithel s. Follikelepithel
–, Kolloid s. Kolloidbildung
Freilebende Tiere
  s. Wildlebende Tiere
Frettchen 83
Frustrane Neubildung
  s. Follikel
Futter s. Nahrung

Ganglien, symathische des Halses 15, 46
Ganglienzellen 27
Gasvergiftung als Strumaursache 190
Gefäßnerven 19, 26
Gegenregulation auf TH-Reiz 30
Gehirn 158, 166, 171
Gelatine 118
Geologische Formationen 89
Globulin 183
–, Interalpha-Fraktion 28
Golgi-Apparat 23
Gonaden s. Keimdrüsen
Grenzstrang 15, 46, 83
Grundumsatz 40, 192
Gruppenereignis 191

Hämokrinie s. Hormonabfluß
Hafer 38
Hamolsky-Test 109
Hauptzellen 31
Helle Zellen s. Zellen
Hemithyreoidektomie 26
Herzkatheter 158
Herztod, akuter beim Schwein 16
Heteropie, heterotopes

Schilddrüsengewebe
  s. Schilddrüsengewebe, aberrierendes
Heu 38
Hibernation, pharmakologische 40
Hilus der Schilddrüse 15, 26, 32
Hirnrinde 27
Hitze s. Wärme
Hodentätigkeit 47
–, hämatogener 26, 28, 29, 136 ff.
Hormonabfluß, lymphogener 26, 28, 29, 49, 131, 132, 134, 136 ff.
Hormonabgabe (vgl. Schilddrüsensekretion) 28, 30, 39, 139
Hormonaufbau (-synthese) 27 ff., 47, 139, 165, 167, 171, 174, 176
Hormonbedarf (vgl. Hormonverbrauch) 29, 167
Hormone der Schilddrüse 28, 29, 131, 132, 134, 136, 137, 138, 167, 171, 176
–, Latenzzeit der Wirkung 137, 138, 139
–, Sofortbedarf 139
Hormonfehlverwertung 30
Hormonjod 26, 28, 29, 132, 136
Hormonkonzentration 26, 132, 167
Hormonmangel 31, 168
Hormonphase 27, 165
Hormonreservoir 137, 138, 139
Hormonsynthese, Histochemie 28
–, Morphokinetik 28
Hormonverbrauch (der Peripherie) 165, 167
Humerus 158
Hunger 37, 189
Hyaluronidase 29
Hydrolyse 29, 184
Hyperglykämie s. Blutzucker
Hyperplasie, knotige (vgl. Strumaknoten) 151
Hyperthyreoid 156
Hyperthyreoidismus 109
Hyperthyreoidose 86, 87, 94, 113

Hyperthyreoidose
—, reversible 87
—, Spontanerkrankung 87
—, transitorische 86, 87, 94, 172
Hyperthyreose 94, 95, 163, 166, 169, 170 ff., 174, 176, 178, 179, 180 ff., 189, 191, 192, 193
— und Basedow 94
—, echte 170 f., 174, 175, 178, 179, 180, 182 ff., 188, 191, 192, 193
—, Pseudo- 170, 171, 179, 180, 182, 187, 188, 191, 192, 193
—, Wesen 170, 171, 174, 179, 188
Hypophyse 30, 31, 34, 35, 42, 138, 165, 166, 167, 171, 172, 184, 185
Hypothyreose 165, 166, 167

Inanitionstod 37, 189
Infektion als Strumaursache 190
Infektionsausbreitung 127
Integrationsokular (Leitz) 60, 62
Interalpha-Fraktion der Globuline 28
Interkornealdistanz 17
Intraparenchymatöse Injektion 114, 119 f., 128, 139
Intravitalversuch 23, 33, 139, vgl. Vitalfluorchromierung
Involution 112, 113
Isthmus 13, 15, 18, 56, 101

Jahreszyklus 63 ff., 90, 91 f., 95
—, Aktivität der Schilddrüse 61, 62, 63 f., 72, 73 f., 90
— und Epithel-Kolloidgehalt 62, 63 f., 73 f., 90
— und Körpergewicht 67, 74
Jakobj'sches Gesetz 152
Jod, aktiviertes 27
—, anorganisches 30, 132
—, kompetitive Verdrängung 30

—, organisches 21, 26, 30, 132
—, proteingebundenes 21, 29, 40, 109, 132, 184, vgl. PBJ
—, Radiojod s. Radiojod
Jodabusus 171
Jodaminosäuren 132, 133
Jodangebot 90, 94, 167
Jodanreicherung s. Jodspeicherung
Jodase 27
Jodbasedow 167, 171
Joddefektbild 184
Jodeiweiß s. Jod, proteingebundenes
Jodfehlverwertung 165, 167, 180
Jodgehalt der Schilddrüse 40, 165
—, der Lymphe 26, 132
—, des Blutes 26, 132
Jodid 27, 31, 132
Jodidphase 27, 165
Jodinase 27, 31
Jodination 27, 30, 31, 167
Jodisation 27, 30, 167
Jodkonzentrationsvermögen 27, 31, 40
Jodmangel 89, 94, 168, 179, 189
Jodprotein s. Jod, proteingebundenes
Jodraum (peripherer) 167
Jodsalzprophylaxe 48, 89, 179
Jodspeicherung (-aufnahme) 27, 29, 30, 33, 35, 103, 108, 113, 162, 166, 176
Jodstoffwechsel (-umsatzhaushalt) 33, 40, 99, 113, 151, 165, 167, 169, 180
Jodthyronin 28, 30
Jodthyronyl 28
Jodtyrosin 27, 30, 132
Jodtyrosol 28
Jodzentrum (vgl. Jodspeicherung) 166
Juglandaceae 38
Jugularisblut 29
Junkmann-Schöller-Einheit 46

Kälte 38, 39, 40, 41, 42, 65, 73, 75, 77, 78, 82, 91, 109, 139

Kälteaktivierung 39, 40, 65, 74, 76, 92, 109
Kälteanpassung 38, 74, 75
Kältebiotop 65, 74, 78, 91, 92
Kälteeinwirkung 38, 39, 73, 74, 76, 91, 109
—, dauernde 77, 91
—, schnelle 41, 77, 91, 109
Kältesturz s. Kälteeinwirkung, schnelle
Kahle, nackte Schilddrüse s. Schilddrüse
Kalkospheriten 21, 113, 160, 183
Kaltblüter 16, 42
Kapsellymphbahnen s. Lymphbahnen der Schilddrüsenkapsel
Karotiswinkel 56
Karotten 38
Karzinom s. Schilddrüsenkarzinom
Keimdrüsen 35, 76, 80, 81, 92
Kerndoppelreihe der intrathyreoidalen Lymphbahnen 115
Kiemenbogen 152
Klavikel 158
Klima 38, 68, 73, 76, 78, 81 f.
Knochen 157, 158
Knotenstruma s. Strumaknoten
Körpergewicht 14, 74, 75, 90
— im Jahreszyklus 65, 67, 74, 90
— und Schilddrüsengröße 14
Körpergröße und Schilddrüsengröße 14
Körpertemperatur 39, 73, 75, 76
—, Reptilien 39
—, Seehund 76
Kohlenmonoxyd 30
Kohlkopf 37
Kolloid 14, 18, 20 ff., 29, 30, 31, 33, 34, 35, 37, 38, 39, 45, 46, 49, 57, 60, 61, 62, 63, 64, 67, 70, 71, 72, 77, 82, 84, 86, 101, 103 f., 106, 107, 108 ff., 110, 137, 162

Stichwortverzeichnis

Kolloidbildung 102
–, Formwandel 34, 82, 110
–, Gehalt im Jahreszyklus 62, 63, 65, 69, 71, 82, 90, 112, 113
– im Strumaknoten s. Strumaknoten
Kolloidstruma s. Struma colloides
Kolloidtropfen 14, 18, 20 ff.
Kolloidzellen 31
Kompetitive Verdrängung 30
Konstitution 50, 91, 93 ff.
Kontrastmittel 127, 128, 130, 139
Konzentrationsgradient 27
Krebsausbreitung s. Metastasierung
Kretinenschilddrüse 165
Kreuzblütler 37
Kristalline Ablagerung 21, 183
Kropf s. Struma
Kropfendemie s. Strumaendemie
Kropfepidemie s. Strumaepidemie
Kropfwelle s. Strumawelle
Kryostatschnitte 21
Küchenabfälle 48, 89, 94
Kuh s. Rindvieh

Laboratoriumstiere
–, Albinoratten 24
–, Belgisches Riesenkaninchen 37, 46
–, Cyprinus carpio 17
–, Carassius aureatus 17
–, Ente 37, 42, 45, 50
–, Erpel 42
–, Elritze 42
–, Fisch (allg.) 16, 31, 42, 45, 59
–, Frosch (allg.) 16, 39, 41, 42, 50, 59
–, Fundulus heteroclitus 17
–, Grasfrosch 39
–, Hamster 31
–, Hausmaus s. Maus
–, Huhn 81
–, Hund 15, 18, 26, 48, 56, 86, 104, 131 ff.

–, Igel 41
–, Kaninchen (allg.) 29, 31, 36 ff., 40, 78, 80, 81, 103
–, Katze 29, 40, 44, 86
–, Kaulquappe 16, 42, 172
–, Maulwurf 43, 45, 50, 56
–, Maus 13, 14, 18, 36, 44, 48, 50, 86, 113
–, Meerschweinchen 16, 31, 36, 37, 38, 39, 40, 46, 138
–, Nerz 45
–, Ratte 23, 32, 36, 38 ff., 40, 42, 46, 48, 89, 113, 138
–, Rhesusaffe 172
–, Schnellzuchthähnchen 43
–, Stallkaninchen 36, 37, 46, 56
Lebensalter 36
Lebensgewohnheiten 37
Lebensumstände 37, 190
Leber 158
Leguminosae 38
Leukämie 166
Leukoblasten 166
Licht (Strahlung) 37, 42 ff.
Lobulus s. Follikel
Luft 27, 126, 158
–, Injektion 126
Lunge 138
Lymphagogum 26
Lymphangiographie 120, 127, 128
Lymphausstrich 132, 134
Lymphbahndarstellung 114, 115, 121, 123, 124, 128, 129, 131, 136
–, intraoperative 121, 129, 139
–, intraparenchymatöse 114, 119, 121, 122, 123, 139
–, photographische 123, 131
–, röntgenographische 119, 121, 122, 127, 131, 139
Lymphbahnen, Austrittsstellen 120, 123, 124, 125
–, extrathyreoidale 15, 18, 114, 115, 119, 120, 122, 123, 131, 134
–, –, Kantengefäße 123, 124
–, –, Trabantengefäße 123, 124

–, Feinbau
–, – der extrathyreoidalen Lymphbahnen 129
–, – des Halses 130, 131
–, – der intrathyreoidalen Lymphbahnen 116, 117, 129
–, des Halses 15, 18, 25, 29, 114, 122, 125, 126, 127, 128, 130, 133, 134
–, Inhalt 124, 134
–, – des Halses 18, 131, 134
–, – der Schilddrüse 18, 131, 132, 134
–, intrathyreoidale 18, 25, 26, 57, 114, 115, 119, 120, 121, 122, 123, 129, 131, 136, 137, 138, 139
– der Schilddrüsenkapsel 118, 119, 121, 122, 123, 129, 130
– des Strumaknotens s. Strumaknoten
Lymphbahnfüllung, elektive 114, 119, 128
Lymphe
– des Halses 18, 122, 129, 131, 132, 133, 134
– der Schilddrüse 15, 26, 28, 122, 125, 131, 132, 133, 136, 137
Lymphgewinnung 122, 123, 129, 133, 136
–, intravitale 121, 129, 133
–, postmortale 131, 133, 137
Lymphkapillaren (intrathyreoidale) 25, 26, 115, 116, 117, 122, 136
–, Form 116, 117
–, Funktion 116, 117
–, intraepitheliale Fortsätze 116, 117
–, Kerndoppelreihe 115
–, perifollikuläre 115, 116, 117, 118, 119
–, trabekuläre 118, 119
–, Wandendothelien 115, 116
Lymphknoten 18, 123, 125, 126, 127, 128, 131, 133, 134, 155
–, mediastinale 158
–, Sammelknoten 15, 18, 26

Lymphknoten
—, zervikale 122, 154, 158
Lymphmenge 26
Lymphokrinie s. Hormon-
  abfluß
Lymphozyten 118, 127,
  133, 134, 166
Lymphstau 18, 25, 118,
  129, 133
Lymphuntersuchung 123,
  131 f., 134, 136
Lymphvorrat (bahnreser-
  voir) 138, 139
Lyosomen 23

Makrothyreozyt 22
Malignität 154, 155, 156,
  157, 159 ff.
Mangelernährung
  s. Nahrung
Mangelfaktor 168, 180
Massenverkropfung 189,
  190
Mastzellen 18, 23
Mauser 70, 78, 91
Mediastinallymphknoten
  158
Melanophorenhormon 42
Metamorphose 172
Metastasierung (allg.) 127,
  134, 135
— von Schilddrüsengewebe
  154 ff., 159 ff., 184
Methylthiourazil 23
Mikrovilli 20,
Milieu 37, 45, 50, 55, 72,
  90, 93, 109, 189,
Milz 35
Mischkost, antistrumi-
  gene 38
Mitochondrien 20, 23
Mitosen 48, 49, 60
Monojodtyrosin 27, 28,
  132
Morbus Basedow (vgl. thy-
  reotoxische Krise) 31, 32,
  34, 36, 84, 87, 93, 94 f.,
  100, 154, 166 f., 170, 171,
  172 ff., 176
—, forme fruste 176
—, postoperativer Basedowtod 139
Morphokinetik 20, 28, 49,
  87, 90, 92, 95, 146
Muttermilch des Seehun-
  des 75

Nahrung 27, 37, 38, 40,
  190, 191
—, eiweißreiche 38, 39
—, fettreiche 38, 39
—, kohlehydratreiche 38,
  39
—, strumigene 38, 39, 48,
  89, 90, 94,
Nahrungsabfall
  s. Küchenabfall
Nahrungsangebot 75, 138
Narkose 39
Nebenniere 35, 173
Nebennierenrindenhor-
  mon 31
Nerven, Schilddrüse 15,
  19, 26, 27, 172
—, Schilddrüsengefäße 19,
  26, 27
Nervensystem, parasym-
  pathisches s. parasym-
  pathisches Nerven-
  system
—, sympathisches s. para-
  sympathisches Nerven-
  system
Nervus glossopharyngeus
  15
— laryngeus sup. 15
Neurohormonale Zellen
  s. Zellen
Neuroplastische Fähigkeit
  32
Neurosekret 35, 172
Normaktivität 33
Nucleolus 23
Nucleus supra opticus 42

Ochsenfleisch 38
Ödemsklerose 18
Onkozyten 32, 155
Ophthalmopathie, endo-
  krine 31
Orbitales Fettgewebe 31
Os sacrum 158
Ovarialgeschwülste 154
Ovarialteratome 154
Oxydation s. Stoffwechsel

Paarungszeit 78 ff., 92
Pankreas 35
Papierchromatographie
  s. Dünnschichtchro-
  matographie
Papillom der Schilddrüse
  88

Parafolliküläres, argento-
  philes Zelladenom 22
Parafolliküläre Zellen
  s. Zellen 21, 23, 60, 111,
  136, 137
Parasympathisches Ner-
  vensystem 15, 19, 26, 46
Parenchymatöse Injektion
  s. intraparenchymatöse
  Injektion
Parenchymzellen 22
Perchlorate 30
Perikard 15
Perinatalzeit 36, 81, 83, 92,
  103 f.
Phagosom 28
Plummerung 27, 34
PBJ (vgl. Jod, protein-
  gebundenes) 29, 40, 108,
  132, 136, 184
Progressive Vorgänge (vgl.
  Schilddrüsengewebe) 21
Proliferation 30, 34, 47, 48
Propylthiourazil 40
Prosekretgranula 20, 28
Proteasen 29, 30
Proteolyse 29, 31
Protoplasmareiche Zellen
  22
Psammomkörper 21, 159,
  160
Pseudohalogen 30
Pseudohyperthyreose 131,
  171 f., 179, 180, 182,
  187, 188, 191 ff.
Psychischer Faktor 38, 44,
  45, 50, 55, 86, 87, 93, 94,
  166, 171, 191, 192

Radiojod 18, 27, 29, 33, 40,
  48, 81, 85, 103, 108, 109,
  113, 134, 136, 151, 162,
  165, 176, 184
Radiojodspeicherung
  s. Jodspeicherung
Radium 89
Radius 158
Ranzzeit 69
Rasse als schilddrüsenprä-
  gender Faktor 37
Rauschzeit 79
Regeneration 49, 135
Regressive Vorgänge
  s. Schilddrüsengewebe
Reizgewöhnung 36
Rektusscheide 158

Rente 189, 193
Resorptionsvakuolen
  s. Vakuolen
Retikularisten 26
Retina 42
Rhodanide 30
Rindvieh 15, 113
Rippe 158
Rosaceae 38
Rotkohl 38
Rückkoppelungseffekt
  30, 165, 166, 171, 172
Runkelrübe 38

Sacrum 158
Salat 38
Sapropeel 89
Sauerstoffverbrauch 38, 39
Seelisches Trauma
  s. Psychischer Faktor
Sekretgranula 28
Selbstinjektion 188
Serum-Allergie-Versuch 46
Sexualfaktor s. Schilddrüsenaktivität
Sofortbedarf s. Hormone der Schilddrüse
Sonnenscheindauer 63, 81
Spermiogenese 79, 92
Stallkuh s. Rindvieh
Steckrüben 37
Stoffwechsel 76, 90, 138, 166, 169, 186
Stoffwechselsteigerung 39, 40, 42, 76, 91, 172, 184, 185, 188
Strahlung s. Licht
Strapaze 170, 191, 192, 193
Stress 45, 138, 139, 173
Struma 18, 19, 22, 24, 25, 31, 35, 37, 38, 40, 42, 48, 88, 89, 90, 94, 95, 96, 99, 100, 103, 145, 146, 158, 160, 162, 163, 164, 168, 169, 170, 175, 179, 184, 188, 189, 190, 193
–, aberrierende 154 ff., 158, 160, 161, 164, 193
– und Alter s. Schilddrüse
– basedowificata 175, 185
– und Biotop 88
– colloides 148, 164, 180
– diffusa 146, 148, 158, 162, 176, 184, 185, 193
–, Entwicklung 169, 179, 180, 181, 189, 190

– formen 146, 169
– und Körpergewicht 14, 74, 75, 90
–, kriegsbedingte 189, 190, 191, 192
–, lymphomatosa (Hashimoto) 166
–, metastasierende Kolloidstruma 154, 157, 158, 164, 193
– nodosa 147, 162, 180
– und Notzeit 188, 189
– ovarii 153, 154
Strumadegeneration 148, 149, 150, 151, 155, 156, 157, 158, 159, 160, 161, 164, 176, 177, 178, 181 f., 184, 185, 192
–, Druck 181, 183
–, Formänderung 146, 147, 150, 165, 169, 177, 182, 193
–, Kapsel 146, 147, 152, 180
–, Kolloid 148, 182, 183
–, Lymphbahnsystem 182, 184
–, Narben 182
–, Proliferation 148, 151, 156, 158, 161, 177, 178, 180 ff., 185
Strumaendemie 189
Strumaepidemie 189
Strumaformen 159, 169, 180, 190
Strumaknoten 18, 19, 28, 95, 147, 148, 149, 154, 155, 156, 157 ff., 160 ff. 163 f., 176, 180, 185
–, Aussehen 146, 147, 151
–, Blutungen 181 f.
–, Charakter 162, 182, 183
–, Kolloidbildung 149, 151, 157, 180, 184
–, Zysten 147, 149, 150, 165, 176, 182 ff.
Strumanoxen 38, 48, 88, 89, 96, 99, 145, 146, 162, 168, 180, 191
Strumaoperation 159, 162
Strumatheorie 145, 169, 180
Strumaüberfunktion 190, 191, 192, 193
Strumawelle 189
Strumaursache s. Infektion
Strumigene Kost 37, 38, 48, 189

Strumitis 88, 100, 150, 166
Sulfonamide 30
Sympathisches Nervensystem s. parasympathisches Nervensystem
Synzytiales Keimgewebe 48
Szintigraphie 121, 122, 128, 176, 177, 184

Schädel 158
Schichtwechsel der Follikel
  s. Follikelepithel
Schilddrüse
–, Aktivierung (Stimulation) 29 ff., 34, 35, 36, 37, 38 f., 40 f., 44 f., 50, 63 f., 72 f., 78, 81, 83, 87, 91 f., 106 f., 108 f., 154, 170 ff., 175, 176 f.
– und Alter 58, 63, 99
–, Bindegewebe (Stroma) 21, 26, 60, 101, 104, 111
–, Blutgehalt (vgl. Schilddrüse, Hyperämie) 14, 38, 58, 62, 111, 118, 139, 147
–, Blutkapillaren, intrathyreoidale 25, 29, 58, 102, 104, 111, 115 f., 137
– und Endokrinium 34, 35, 46, 92, 165, 167, 169, 173
–, Entwicklung 16, 32, 100 ff., 110 f., 152
–, Farbe 14, 15, 18, 19, 57, 146
–, Fermentgehalt 20
–, Gefäßversorgung 15, 18, 21, 25, 57, 99, 114 f., 123, 136, 137, 139, 148, 150, 155
–, Gewebsmessung 60, 152
–, Gewebsrelation 60 f.
–, Gewicht 21, 39, 58, 62, 90, 111, 146
–, Größe 14, 18, 57, 90, 99, 152
–, Hemmung, Inaktivierung, Ruhigstellung 29, 30 f., 37, 38 f., 43, 47, 91, 113, 189
–, Hilus 15, 18, 22, 25, 26, 32
–, Hyperämie 18, 24, 29, 35, 38, 59, 62, 106, 108, 137 f.

Schilddrüse
-, Hypophyse 30, 31, 34, 35, 167
-, Jodaktivierungsvermögen 27
-, kahle, nackte 45, 83, 86
-, Körpergröße und -gewicht 14, 36, 57, 58 f.
- und Körpertemperatur 39 f., 75, 76 f.
-, Lage und Form 13, 16, 56, 90, 99
-, Lymphgefäße (allg.) 15, 18, 21, 25, 114 f., 129 f., 155, 158, 161, 184
-, Nerven 15, 19, 21, 26, 57, 117, 172
-, operativer Zugang 14, 16, 56, 99, 130
-, Organkapsel 15, 21, 101, 118, 121, 137, 160, 162
-, Parenchym (vgl. Follikelepithel) 19, 24, 57, 60, 90, 99, 152
- und Peristase 165, 185, 189
-, Refraktärwerden nach TSH-Reiz 30, 37, 47
-, Reizgewöhnung 36, 93, 191
-, Steuerung (Regulation) 30, 31, 34, 166 ff., 172, 173
- und Todesart 19, 58, 108
- und Zentralnervensystem 29, 30, 34 f., 94, 165 ff., 169, 171 ff., 175
Schilddrüsenadenom, s. Adenom
Schilddrüsenaktivität 12, 26, 31, 32, 39, 62, 63 ff., 73 f., 108 f., 113, 137, 166, 169, 171
-, aktive 19, 26, 31, 32, 62, 73, 107, 166, 169, 171
-, Altersabhängigkeit 70, 92, 108, 112, 113, 152
-, fetale 100 ff., 109
-, Geburtsperiode 81, 92, 107 f.
-, Geschlechtsabhängigkeit 64, 65, 72, 78, 92, 108
-, Jahreszyklus 63 ff., 70 ff., 82, 90 f., 95
-, Körpergewicht 67, 75
-, Mauser 78, 91
-, normaktive 33

-, Paarung 78 f., 92
-, perinatale 103 f.
-, ruhende 19, 21, 30, 31, 33, 36, 37, 38, 62, 67, 70, 71, 73 f., 82, 87, 90, 92
-, Schwangerschaft 80, 92, 100 ff.
-, Sexualfaktor 78 f., 92
-, Temperaturabhängigkeit 65 f., 73 f., 76 f., 91 ff.
-, Witterungsabhängigkeit 65 f., 73 f.
Schilddrüsenaplasie 88
Schilddrüsenatrophie, s. Atrophie der Schilddrüse
Schilddrüsenerkrankungen 145, 174 ff.
-, Begutachtung als WDB-Leiden 188 f.
-, Entzündung 88, 95, 100, 166
-, Explantat 47, 88, 100, 135, 158
-, Exstirpation (Thyreoidektomie) 14, 19, 40, 47, 162
-, Mißbildungen 88
Schilddrüsenfunktionsstörung 166 f., 168, 169, 188, 190, 193
-, extrathyreoidale 166 ff.
-, intrathyreoidale 164 ff.
-, kombinierte 167 ff.
Schilddrüsengeschwülste (Neoplasmen) 48, 88, 95, 100, 135, 147, 158, 159 ff., 166
Schilddrüsengewebe 167
-, akzessorisches, aberrierendes 14, 15, 19, 57, 85, 152
-, Altersdiagnose 167 f.
-, dystopisches, s. Dystopie
-, heterotopes 14, 15, 19, 57, 85, 152
-, Malignitätsdiagnose 15 ff.
-, Metastasierung 135, 147, 154, 156, 157, 158, 159 ff.
-, Ortsdiagnose 152 f., 156, 159
-, progressive Vorgänge 167, 175

-, Proliferationsfähigkeit 158, 178
-, regressive Vorgänge 167, 175
Schilddrüsenhemmtest 174
Schilddrüsenhyperplasie 38, 39, 174, 176, 178
Schilddrüsenhypertrophie 38, 39, 40, 42, 112
Schilddrüsenhypoplasie 88
Schilddrüseninvolution, s. Involution
Schilddrüsenkarzinom (Malignom) 147, 156, 158, 159 ff.
-, okkultes, sklerosierendes 159 ff.
Schilddrüsenpapillom 88
Schilddrüsenprägende Faktoren, Ernährung 14, 37, 38, 48
-, Geburtsvorgang 108, 109
-, Grenzstrangresektion 46, 83
-, Hunger 37, 38
-, Hypophyse 30, 31, 34, 35, 167
-, Hypothalamus 35
-, Keimdrüsen 35, 76, 80, 81, 92
-, Klima 38, 68, 73, 76, 81
-, Körpergewicht 36
-, Konstitution 36
-, Lebensalter 36, 100
-, Lebensgewohnheit 37
-, Lebensumstände 37
-, Licht 37, 42, 43, 81
-, Milieu 37, 45, 46
-, mütterliche Hormone 36, 76, 108, 109
-, Nebenniere 35
-, Pankreas 35
-, Psyche 38
-, Rasse 37
-, Schreck 44, 45, 83 ff.
-, Temperatur 38, 39, 40 ff., 43, 63 ff., 76, 81, 91
-, Thymus 35
-, Vagusresektion 46, 83
-, Verwilderung 46
Schilddrüsenresektion 174
Schilddrüsenruhebild 65 ff., 76, 78, 79, 82, 87, 90, 92

Schilddrüsenruhebild
—, Hyperfunktion 47, 76,
84, 87, 94, 95, 103, 109,
169, 170, 176, 178, 183 ff.,
188, 191
—, Hypofunktion 42, 87,
88, 113
—, Schwellung 146
—, Sekretion 39, 40, 139
—, Substanz (Extrakt) 42,
86, 132, 172, 175
—, Verkleinerung 38, 39
—, Zentren 171
Schilddrüsensekretion
(vgl. Hormonabgabe)
39, 40
Schilddrüsentätigkeit
(Funktion) 30, 31, 60,
145, 165, 166 ff., 171 f.
Schilddrüsenwucherungen
151
Schreckaktivierung 86, 93
Schreckbasedow 84, 85, 86,
93, 94, 168, 173
Schreckeinwirkung 87,
171, 173
Schreckexperimente 34,
36, 44, 49, 50, 84 ff., 86,
139
Schreckreaktion 35, 44,
84 ff., 94, 173
Schreckthyreotoxikose,
s. Schreckbasedow
Schreilymphozytose 134
Schüttler 192
Schwangerschaftstest 41
Schwefelharnstoff 31
Schwein 15, 16, 45
Schweineleber 38

TBG 28
TBPA 28
Temperatur 38, 40, 41, 42,
43, 63, 73 ff., 81, 91
Temperatursturz 39, 108
Terminalretikulum 26, 27,
31
Thiocynat 30
Thioharnstoff 30, 42
Thymektomie 35
Thymus 32, 35, 57
Thymusstraße 32
Thyreoglobulin 28, 29, 183
Thyreographie 121, 122
Thyreoidektomie 26, 35,
39, 40, 42, 47, 83, 162

Thyreoiditis 88, 100, 166
Thyreoidose, gutartige,
metastatische 156
Thyreoproliferin 47
Thyreostatika 34, 38, 47,
48, 165
Thyreosekretin 47
Thyreotoxikose,
vgl. M. Basedow
Thyreotoxische Krise 86
Thyreotroparea 27
Thyreotropin, s. TSH
Thyreozyt 20, 30, 31, 32, 33
Thyronin 28, 30
Thyroxin 27, 28, 29, 30, 35,
39, 40, 41, 42, 47, 109,
138, 172
Thyroxinersatz 40
Todesangst, s. Angst
Todesursachenstatistik
164
Tollwut 69
Tonsillen 128
Transformation des
Follikelepithels 34, 49
Trijodthyronin 28, 29, 108,
109, 132, 138
Trinkwasser, s. Wasser
Truncus cervicalis 15, 18,
26, 126, 131
Truncus thyreocervicalis
15
TSH 20, 23, 26, 27, 28, 30,
31, 33, 34, 35, 47, 86, 93,
109, 132, 138, 139, 156,
165 ff., 171, 172, 174, 176,
177
Tuber cinereum 166
Tumorzellen 135
Tusche 114, 115, 116, 118,
119, 123, 124
Tyrosin 27, 28, 30, 31, 132

Überfunktionskropf
s. Strumaüberfunktion
Ultimobronchialkörper
19, 23, 88
Umbelliferae 38
Unterkiefer 158
Uran 89
Urazil 18, 19, 22 f., 40, 49,
83, 84, 179
Urochrom 89, 94, 189
Uterus 158

Vagus 15, 19, 46, 83

Vagusresektion
s. schilddrüsenprägende
Faktoren
Vakuolen 21
Vegetation 82
Vegetative Dystonie 193
Vehikel der Schilddrüsen-
hormone s. Blut,
Transportfunktion 28
Venenwinkel 18, 122, 126,
127, 128, 134, 157
Verwilderung 46, 50
Vitalfluorchromierung
23, 35
Vitamin A 89, 94, 189
Vitamine 38
Vollbasedow, nervöser 171

Wachstum 67
Wachstumsfaktor s. Schild-
drüsenwucherungen
Wärme 38, 39, 40 ff.
Wärmeregulation
s. Körpertemperatur
Wärmeretention 75, 90, 91
Warmblüter (Homoio-
therme) 13, 39, 40, 41, 75
Wasser 27, 89, 189
Wasserhelle Zellen
s. Zellen
WDB-Leiden 189, 190
Weidekuh s. Rindvieh
Weißkohl 38
Wildlebende Tiere 99,
167, 173
—, Auerhahn 80
—, Birkhahn 69, 92, 96
—, Dachs 56, 63, 69, 89, 96
—, Eichhörnchen 56
—, Fasan 69, 70, 73, 77, 96
—, Fuchs 56, 63, 69, 89, 94,
96
—, Gemse 56, 57, 58, 59, 70,
71, 72, 74, 79, 80, 82, 88,
89, 94, 96
—, Hase 56, 57, 61, 63, 65,
67, 68, 69, 70, 73, 74, 75,
80, 81, 96
— —, Alttiere 67
— —, Jungtiere 67, 69, 76,
78
—, Hirsch 56, 57, 58, 62, 70,
71, 73, 79, 80, 81, 89, 96
—, Kaninchen 44, 56, 57, 58,
60, 71, 75, 83, 96
—, Maulwurf 56, 57, 92

Wildlebende Tiere
-, Reh 56, 57, 70, 72, 80, 81, 96
- -, Bock 72, 80
- -, Ricke 72, 80
-, Schneehase 57, 63, 64, 65, 66, 67, 74, 75, 76, 89, 96
-, Seehund 56, 59, 72, 74, 75, 76, 81, 90, 94, 96
-, Wildkaninchen 44, 56, 57, 58, 60, 63, 65, 67, 71, 73, 74, 75, 81, 83, 84, 85, 86, 87, 89, 92 ff.
-, Wildschwein 56, 57, 70, 71, 74, 79, 80, 89, 94, 96
Wildschilddrüse 37, 62, 66, 68, 72, 73, 74, 76, 78, 80, 81, 82, 84, 86, 87, 91, 92, 93, 94, 95, 88, 90, 96
-, Aktivierungsrate 63, 65, 67, 70, 72, 73, 75, 77, 78
-, Epithel-Kolloidgehalt 60, 63, 67, 68, 69, 70, 71, 72, 77, 79, 82, 86, 90, 93
-, Jahreszyklische Untersuchungen 62, 67, 69, 70, 71, 72, 73, 78, 79, 90, 95, 96
-, Vorteile der Untersuchung 55
-, Ziel der Untersuchung 72
Winterpelz 75, 76, 92
Wirsing 38

Zelladenome, parafollikuläre, argentophile, s. Adenome
Zellen, dunkle 20, 31 ff.
-, helle 22, 31 ff.
-, neurohormonale 20, 22, 31 ff.
-, parafollikuläre 22, 23
-, wasserhelle 20, 31 ff.
Zentriolen 23
Ziege 113
Zuckerstich 166
Zungenbein 16
Zungenstruma s. Dystopie
Zwischenhirn s. Dienzephalon
Zyste in der Struma s. Strumaknoten

MIX
Papier aus verantwortungsvollen Quellen
Paper from responsible sources
FSC® C105338

If you have any concerns about our products,
you can contact us on
ProductSafety@springernature.com

In case Publisher is established outside the EU,
the EU authorized representative is:
**Springer Nature Customer Service Center GmbH
Europaplatz 3, 69115 Heidelberg, Germany**

Printed by Libri Plureos GmbH
in Hamburg, Germany